U0198643

大肠
EMR·ESD

操作基础及技巧

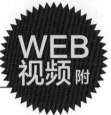

肠镜名师
答疑解惑

监修 （日）田中信治　编著 （日）永田信二　冈　志郎

主审　张澍田　吴　静　李　鹏

主译　孟凡冬　刘揆亮　翟惠虹　周安妮

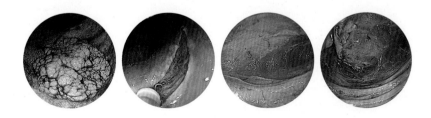

辽宁科学技术出版社
·沈阳·

「大腸EMR・ESDの基本とコツ」田中信治／監，永田信二，岡 志郎／編
Copyright © 2020 by YODOSHA,CO., LTD.
All rights reserved.
Original Japanese edition published in 2020 by YODOSHA, CO., LTD.

©2022辽宁科学技术出版社
著作权合同登记号：第06-2020-82号。

说明：本书中刊载的药剂在保险制度上，可能存在日本和中国大陆之间使用标准不一致的情况。

图书在版编目（CIP）数据

大肠EMR·ESD操作基础及技巧／（日）田中信治监修，（日）永田信二、（日）冈 志郎编著；孟凡冬等主译.—沈阳：辽宁科学技术出版社，2022.2（2022.12 重印）
ISBN 978-7-5591-2326-8

Ⅰ. ①大…　Ⅱ. ①永…　②冈…　③孟…　Ⅲ. ①大肠—肠疾病—内窥镜检　Ⅳ. ①R574.604

中国版本图书馆CIP数据核字（2021）第231306号

出版发行：辽宁科学技术出版社
　　　　　　（地址：沈阳市和平区十一纬路25号　邮编：110003）
印 刷 者：辽宁新华印务有限公司
经 销 者：各地新华书店
幅面尺寸：185 mm×260 mm
印　　张：18.5
插　　页：4
字　　数：420千字
出版时间：2022年2月第1版
印刷时间：2022年12月第2次印刷
责任编辑：郭敬斌
封面设计：图格设计
版式设计：袁　舒
责任校对：王春茹

书　　号：ISBN 978-7-5591-2326-8
定　　价：278.00元

编辑电话：024-23284363　13840404767
E-mail：guojingbin@126.com
邮购热线：024-23284502
http://www.lnkj.com.cn

执笔者一览

■ 监修

田中　信治　広島大学大学院医系科学研究科内視鏡医学
　　　　　　広島大学病院内視鏡診療科/IBDセンター

■ 编著

永田　信二　広島市立安佐市民病院消化器内科

岡　　志郎　広島大学病院消化器・代謝内科

■ 执笔者（按书中出现的顺序）

田中　信治　広島大学大学院医系科学研究科内視鏡
　　　　　　医学
　　　　　　広島大学病院内視鏡診療科/IBDセンター

山村　健史　名古屋大学大学院医学系研究科消化器
　　　　　　内科学

藤城　光弘　名古屋大学大学院医学系研究科消化器
　　　　　　内科学

佐野村　誠　北摂総合病院消化器内科

堀田　欣一　静岡県立静岡がんセンター内視鏡科

樫田　博史　近畿大学医学部消化器内科

岡　　志郎　広島大学病院消化器・代謝内科

上杉　憲幸　岩手医科大学医学部病理診断学講座

菅井　　有　岩手医科大学医学部病理診断学講座

田中　秀典　広島大学病院消化器・代謝内科

山野　泰穂　札幌医科大学医学部消化器内科学講座

朝山　直樹　広島市立安佐市民病院消化器内科

永田　信二　広島市立安佐市民病院消化器内科

中繁　忠夫　岸和田徳洲会病院・内視鏡センター

豊永　高史　神戸大学医学部附属病院光学医療診療部

桑井　寿雄　呉医療センター・中国がんセンター消化
　　　　　　器内科

中田　　昂　群馬大学大学院医学系研究科消化器・
　　　　　　肝臓内科学

浦岡　俊夫　群馬大学大学院医学系研究科消化器・
　　　　　　肝臓内科学

久保　俊之　札幌医科大学医学部消化器内科学講座

斎藤　彰一　がん研究会有明病院下部消化管内科

平賀　裕子　県立広島病院内視鏡内科

竹内　洋司　大阪国際がんセンター消化管内科

鴫田賢次郎　広島市立安佐市民病院内視鏡内科

吉田　直久　京都府立医科大学消化器内科

高丸　博之　国立がん研究センター中央病院内視鏡科

斎藤　　豊　国立がん研究センター中央病院内視鏡科

田中　寛人　群馬大学大学院医学系研究科消化器・肝
　　　　　　臓内科学

根本　大樹　福島県立医科大学会津医療センター小
　　　　　　腸・大腸・肛門科

愛澤　正人　福島県立医科大学会津医療センター小
　　　　　　腸・大腸・肛門科

冨樫　一智　福島県立医科大学会津医療センター小
　　　　　　腸・大腸・肛門科

池松　弘朗　国立がん研究センター東病院消化管内視
　　　　　　鏡科

松田　尚久　国立がん研究センター中央病院内視鏡科

河村　卓二　京都第二赤十字病院消化器内科

田丸　弓弦　呉医療センター・中国がんセンター消化
　　　　　　器内科

二宮　悠樹　広島大学病院内視鏡診療科

林　　武雅　昭和大学横浜市北部病院消化器センター

迫　　智也　大阪府済生会中津病院消化器内科

關谷　真志　群馬大学大学院医学系研究科消化器・肝
　　　　　　臓内科学

今井健一郎　静岡県立静岡がんセンター内視鏡科

平田　大善　佐野病院消化器センター

佐野　　寧　佐野病院消化器センター

吉井　新二　札幌医科大学医学部消化器内科学講座

审译者名单

■ 主　审

张澍田　首都医科大学附属北京友谊医院

吴　静　首都医科大学附属北京友谊医院

李　鹏　首都医科大学附属北京友谊医院

■ 副主审

冀　明　首都医科大学附属北京友谊医院

吴咏冬　首都医科大学附属北京友谊医院

王拥军　首都医科大学附属北京友谊医院

■ 主　译

孟凡冬　首都医科大学附属北京友谊医院

刘揆亮　首都医科大学附属北京友谊医院

翟惠虹　首都医科大学附属北京友谊医院

周安妮　首都医科大学附属北京友谊医院

■ 参　译（排名不分先后）

牛应林　王拥军　李　鹏　李　巍　刘揆亮

吕富靖　吴　静　吴咏冬　张澍田　孟凡冬

周安妮　俞　力　翟惠虹　冀　明

推荐序

在我国，消化道恶性肿瘤是严重威胁人民身体健康的疾病，结直肠癌的发病率在恶性肿瘤中居第三位，发病率和死亡率均不断上升。通过内镜切除肠镜下发现的腺瘤和早期癌，对于降低结直肠癌的发病率和死亡率具有重要意义。近年来，我国结肠镜下的诊断和治疗开展广泛，诊疗水平也不断提高，但是，内镜规范化普及的程度与日本等一些国家相比还存在一定差距，在诊疗操作的精细化和规范化方面还有待进一步提高。

他山之石，可以攻玉。日本学者的内镜著作一直以来是我国内镜医生值得学习的参考书。本书是日本新近出版的一本关于大肠内镜治疗的专著，由日本数十位专家共同编写，各位专家在各自擅长的领域总结了大肠 EMR/ESD 的学习方法、适应证、器械、设备、操作过程以及并发症的处理。对于学习曲线较长的大肠 ESD 的学习难点也进行了详细讲解。还对临床实践中内镜医生们所关注的重点问题以提问和回答的形式进行了全面阐述。最后，为了帮助大家灵活运用所学的知识，还提供了多个精彩病例。

首都医科大学附属北京友谊医院作为国家消化系统疾病临床医学研究中心，消化分中心团队一直致力于消化道早癌的早诊早治和消化内镜医生的规范化培训。通过翻译本书，希望能为国内的内镜医生、护士和技师提供一本有益的参考书。对于初学者，学习本书有助于大家在入门阶段养成良好的操作习惯，缩短学习曲线，快速提高肠镜治疗水平；对于具有一定操作经验的高年医生，阅读本书则可以进一步提高操作技巧，博采众长，开阔思路，精益求精。

衷心希望大家通过学习本书有所收获，成为大肠内镜治疗的高手。最后，也衷心感谢为本书的翻译和出版辛苦付出的北京友谊医院消化内科团队的各位医生和辽宁科学技术出版社的编辑们！

2021 年 12 月

原书序

　　大肠肿瘤的内镜诊断和治疗有 3 个要素：即"内镜的进镜手法、诊断方法以及治疗技术"，三者缺一不可。如果不能顺利进镜，就无法准确进行诊断和治疗。而仅熟练掌握进镜手法尚且不够，还必须学会正确的诊断方法，才能选择合适的治疗手段。此外，如果操作技术不熟练，也无法完成规范的治疗。在此背景下，羊土社于 2019 年出版了《大肠内镜诊断基础及技巧》这本关于大肠内镜诊断的实用入门专著。该书采用提出临床问题与解答的形式，通俗易懂。感谢各位编者毫无保留地为年轻医生传授实用的技术和诀窍，不仅获得读者的广泛好评，也深受广大内镜医生的喜爱。

　　此次，《大肠 EMR·ESD 操作基础及技巧》作为上本书的姊妹篇，与上一本诊断篇相同，由我负责策划和监修，永田信二教授（広島市立安佐市民病院）和冈 志郎教授（広島大学）担任主编。该书主要内容包括：内镜治疗的辅助、基础知识培训、内镜治疗的适应证（基于不同操作类别）、内镜治疗所需的设备和器械、操作技术（息肉切除术、EMR、ESD）等。相关专家结合自己的临床经验，介绍各种操作中可能遇到的问题与解决办法，让年轻医生知道需要了解的相关知识、操作技巧与可能遇到的误区，能较好地解决年轻医生日常工作中遇到的问题。该书有望成为迄今为止内镜诊疗实践中最具实用性的指导用书。与上一本诊断篇相似，本书亦通过案例形式检测学习和理解程度。相信从事大肠肿瘤内镜诊疗的医生们若经常阅读此书，对今后提升临床诊疗技术将有很大帮助。此外，若本书能对日常专研大肠内镜诊疗的年轻医生有所裨益，也是由衷的欣慰。

　　最后，我要衷心感谢所有在百忙之中愉快地接受执笔撰写书稿任务的各位专家，同时，也对给我此次机会的羊土社的诸位同仁表示深深的谢意。

広島大学大学院医系科学研究科 内視鏡医学

広島大学病院 内視鏡診療科 /IBD センター

田中信治

2020 年初秋

缩略语列表

缩略语	全称	中文
APC	argon plasma coagulation	氩等离子体凝固术
BLI	blue laser imaging	蓝激光成像技术
EMR	endoscopic mucosal resection	内镜黏膜切除术
ESD	endoscopic submucosal dissection	内镜黏膜下剥离术
IEE	image enhanced endoscopy	图像增强内镜检查术
LCI	linked color imaging	联动成像技术
LST	laterally spreading tumor	侧向发育型肿瘤
LST-G	LST-granular type	颗粒型LST
LST-NG	LST-non granular type	非颗粒型LST
NBI	narrow band imaging	窄带成像技术
NT tube	non-traumatic tube	无创喷洒管
SMT	submucosal tumor	黏膜下肿瘤
SSA/P	sessile serrated adenoma/polyp	锯齿状腺瘤/息肉
UC	ulcerative colitis	溃疡性结肠炎

缩略语	解释
Tis	癌局限在黏膜内，未浸润至黏膜下层
T1a	癌浸润至黏膜下层，浸润深度≤1000μm
T1b	癌浸润至黏膜下层，浸润深度>1000μm，但未累及固有肌层
T2	癌浸润至固有肌层，但是未突破
T3	癌浸润并突破固有肌层

附录视频的使用方法

附录视频收录了大量本书相关视频。扫描二维码即可直接观看视频。视频下有目录，点击目录可以进入相关视频的播放页面直接观看。此为一书一码，此二维码提供两次扫描机会，扫描两次后，二维码不再提供免费观看视频机会。购买本书的读者，一经扫描，即可始终免费观看本书视频。该视频受版权保护，如因操作不当引起的视频不能观看，本出版社均不负任何责任。切记，勿将二维码分享给别人，以免失去自己的免费观看视频机会。

NcJ3s

大肠 EMR·ESD 操作基础及技巧

目 录

第1章　内镜治疗前准备

第2章　内镜治疗的适应证

第3章　内镜治疗需要的设备及器械

第4章　息肉切除术

第7章 解决 EMR·ESD 操作中可能遇到的困难

第8章 病例讨论

内镜治疗的辅助及培训

山村健史，藤城光弘

本文主要以 ESD 为中心，介绍助手训练的技巧。

1 助手和术者的位置、学习技巧

1）助手和护士的位置

助手应站在术者的右侧至后方，传递附件。内镜图像显示器应位于术者的左侧或与术者相对的病床的另一侧（图 1Ⓐ）。护士应一边留意观察患者的表情，一边评估者的镇静水平和疼痛程度，监测生命体征（血压、脉搏、SpO_2 等）。除了主显示器以外还可放置副显示器，就能方便地观察患者的生命体征以及电子病例中的既往图像和记录内容（图 1Ⓑ）。

2）学习技巧

大肠内镜治疗是通过①理论学习→②观摩→③辅助→④术者这 4 个步骤循序渐进地进行学习的。

① 理论学习

毫无疑问，首先，应自学大肠管壁的组织学构造、内镜治疗方法、进镜步骤等相关知识。关于设备方面，应了解不同高频电装置的原理和设定各有不同，还应了解各种不同类型的附件等。关于用药方面，应牢记基本镇静药、镇痛药的种类和使用方法以及发生频繁体动和镇静过深时的处理方法。

② 观摩

观摩实际的操作手法，明确学习要点，努力解决面临的新问题。观摩时，应一边设想如果自己是术者时，怎样才能顺利地进行内镜操作，一边观看术者的操作手法，这才是提高的捷径。应一边观摩一边思考，如术者下一步要做什么、正在处理哪个层次、如何暴露操作视野等。另外，不要只盯着显示器上的内镜图像，还要注意术者的手法和姿势。有一定经验的操作者不仅要关注术者精妙的操作手法，还应关注如何保持操作视野稳定。

③ 辅助

做 ESD 助手时，主要任务是传递附件和进行黏膜下注射。除此以外，术者在全神贯注地治疗时，也有无法顾及的地方，这就需要助手予以关注，如调整高频电装置的参数设置、清除切开刀前端的附着物，以及确认患者的生命体征和意识状态。具有一定内镜操作经验的医生，则应观察经验丰富者的操作手法，找出个人的差距，从而自我完善。虽然是做助手，但也要有明确的学习目标。

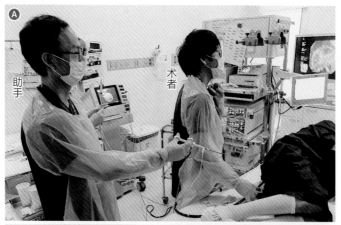

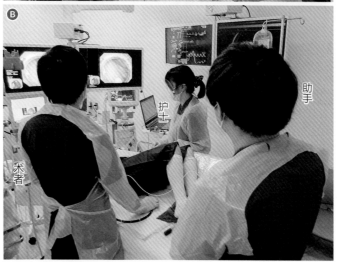

图1 术者、助手和护士的位置

Ⓐ）术者左侧是显示器，助手位于术者的右侧。也有一些医疗机构把显示器放在病床的另一侧，这时助手位于术者的右后方。

Ⓑ）辅助护士应在旁边观察患者的表情和状况，并做好记录。除主显示器以外，还有显示生命体征和电子病历的副显示器。

2　参加内镜诊疗培训的资质、既往操作的例数

1）完成内镜诊断

治疗前明确诊断是决定治疗适应证的基础。内镜诊断包括白光观察、窄带成像技术（narrow band imaging，NBI）和蓝激光成像技术（blue laser imaging，BLI）等图像增强内镜检查术（image enhanced endoscopy，IEE）观察、靛胭脂喷洒和结晶紫染色进行腺管开口形态（pit pattern）诊断，据此判断肿瘤性病变（腺瘤或癌）的

性质与浸润深度。

为了正确进行诊断，拍摄高质量、有价值的照片是非常重要的。白光内镜下先进行整体观察，对于可疑癌变的部位和浸润最深处（关注区域），应逐渐接近病变进一步观察。使用图像增强放大内镜观察后，进行靛胭脂喷洒和结晶紫染色，采用色素法放大观察。这时，需要在同一焦距和放大倍数下连续拍照，这就要求术者熟练掌握如何巧妙地注气、吸气和使用无创喷洒管（non-traumatic tube，NT tube）辅助的技巧，以便调整观察肿瘤病变的角度。在肠道蠕动和肠管屈曲部位，不容易连续进行拍照，此时可利用白光观察法、图像增强内镜检查术、色素内镜检查术分别进行拍照，从而实现与病理标本的逐一对应，这对病理组织学复原至关重要。

2）熟练完成内镜治疗（息肉切除术、EMR）

通过轴保持短缩法插入肠镜是学习 ESD 前必须掌握的技术。另外，息肉切除术和 EMR 是肠镜治疗的基础，还需掌握如何控镜、稳定镜身和获得视野等基本操作。

EMR 和 ESD 的黏膜下注射方法是一样的。如果不能准确地将注射液注入黏膜下层，黏膜就无法隆起。穿刺时应注意，注射针的穿刺角度不同，针尖穿刺到达的位置也会不同。首先，要将注射液确切地注入黏膜下层，若能在黏膜下隆起最高处进行圈套切除，操作就比较容易。此时，应一边设想注射完成后的全貌，一边追加黏膜下注射。

3）实施 ESD 必备的知识

对于初学者来说，实施 ESD 必备的基础知识包括：①内镜、透明帽、附件、高频电装置等，应了解其种类、功能和特性（参照第 3 章）；②大肠的解剖学特点（肠壁薄弱、管腔狭窄、屈曲部）；③镇静药的种类和不同使用方法；④ ESD 不同部位的治疗策略（参照第 6 章）；⑤术后管理和并发症的处理（参照第 7 章）等。

市面上有各种各样的附件和透明帽，应根据各自的作用区分使用。高频电装置的种类和设置也因医疗机构和术者而有所不同，应根据个人需要进行适当的调整和设定。

另外，最近开发了许多牵引装置，有市售的，也有自制的。有效地利用这些器械不仅可帮助术者安全迅速地完成操作（图 2），还可作为疑难病例治疗的补救方法。

4）关于胃 ESD 的经验

既往的主流观点认为，与大肠相比，胃 ESD 更安全，故推荐优先学习胃 ESD，再尝试大肠 ESD。但实际上，即使能顺利完成胃 ESD，在进行大肠 ESD 时，也会发生结肠穿孔、操作困难、无法完成治疗的情况。这与大肠管壁薄、有褶皱，黏膜下层识别困难有关（图 3）。

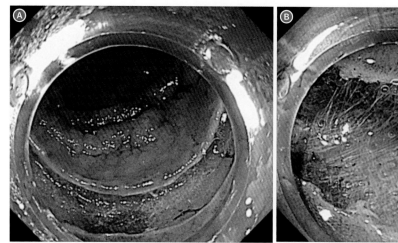
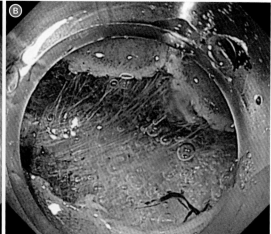

图2 牵引装置的使用

Ⓐ）一旦接近病变，就变成与病变正面直视，无法钻入黏膜下层。

Ⓑ）用带线的金属夹提起并进行牵引，可暴露视野，清楚地识别黏膜下层。

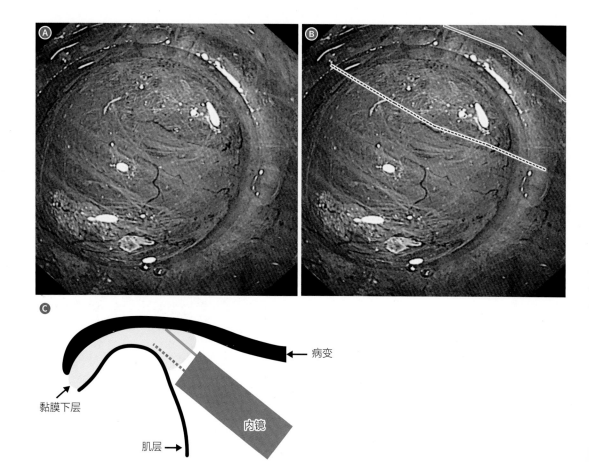

图3 跨越皱襞病变的黏膜下层的识别

Ⓐ）由于跨越皱襞，接近时病变变成正面直视。

Ⓑ）---是在内侧透见的白色肌层上缘的界限。——是病变的下缘。

Ⓒ）---以下部分其深层为肌层，如果用先端系附件钩着剥离，会导致穿孔。

另外，在胃癌发生率较低的西方国家，先学习大肠 ESD 的也很多。近年来，与胃癌相比，日本的大肠癌患病率增加，因此，ESD 学习之初就挑战大肠 ESD 的医疗机构并不少见。据这些医疗机构报道，对胃 ESD 毫无经验的内镜医生，若具有足够的肠镜检查和大肠 EMR 的经验，即使从大肠开始学习 ESD，也可安全操作。有胃 ESD 的经验固然好，即使没有，也不影响大肠 ESD 的学习。

3 提高的诀窍

1）利用研讨会

在掌握基本知识后，下一步就是进行实际操作。实际操作中有许多问题需要关注，包括：如何进行黏膜下注射、如何倒镜操作、从哪里切开、周边切到哪里、如何尽快钻入黏膜下层、如何施加牵引有效剥离等。现在市面上有很多关于 ESD 的书籍和 DVD，随时都可以学习。

另外，如能参加 ESD 培训班等，就可随时随地观摩专家们的操作手法，还可以聆听他们的讲解。除此以外，还可参加一些能进行实际操作的研讨会、学会和研究会等，进行手把手地学习。通过内镜实际操作学习技巧是一种很好的学习途径。手把手研讨会经常使用动物脏器模型作为操作对象（图 4）。据报道，随着动物模型操作的经验积累，日后在实际大肠 ESD 中，从初始阶段就可达到较高比例的独立完成操作和整块完全切除，应充分利用这种学习机会。

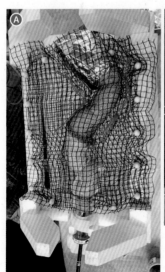
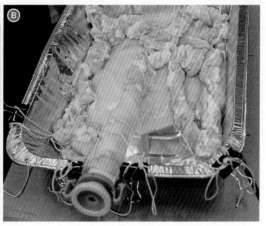

图4　使用离体的猪大肠进行培训

Ⓐ）部分猪大肠。
Ⓑ）较完整的猪大肠。

2）制订策略

应根据肿瘤的部位、形态和大小制订治疗策略，也可参考类似的病例进行操作。另外，提前制订个人的 ESD 策略是很有必要的。建议 ESD 操作前，与上级指导医生讨论自己设想的方案。不过，在实际操作时，常会遇到与先前预想不同的情况，也常出现不能像熟练者一样准确地切开和剥离的情况。解决这些问题、打开局面，正是提高的关键。自行处理困难、层次识别错误、穿孔风险增加时，应请教上级指导医生，哪怕获得一些指点也是有帮助的（可以换一下手，但最好是暂时的）。之后，要牢记遇到这种困难情况应如何处理。初学者和熟练者最大的区别在于**视野暴露**的程度，熟练者能充分地暴露视野，以肌层为标识，清晰地辨别层次，识别哪里是最妨碍剥离的纤维，从而高效地进行剥离（图5）。

ESD 结束后，应趁热打铁，回顾自己的 ESD 操作视频。如果时间有限，不能观看全部视频，起码应看一下操作不顺利的部分，避免将来犯同样的错误，这是很重要的。

3）学习曲线

据报道，有关大肠 ESD 术者经验与操作水平之间关系（学习曲线）的研究显示，完成 20 例大肠 ESD 后，操作速度加快，整块切除率、整块完全切除率增加，穿孔率降低。

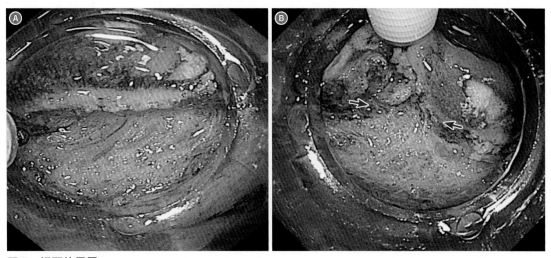

图5　视野的暴露
Ⓐ）即使切开黏膜，也无法钻入黏膜下层。
Ⓑ）提起病变，可见纤维粘连（➡）。切断纤维后，病变就会抬起，能看清黏膜下层。

表　疑似合并纤维化的病变

• LST-G nodular-mixed type（结节混合型）
• 较大的隆起型（0-Is 型）病变
• T1b 癌
• 直径超过 30mm
• 活检后
• 伴皱襞纠集的病变
• 残留复发的病变
• 墨汁标记后的病变
• 溃疡性结肠炎相关肿瘤

4　初次施行大肠 ESD 时应选择的病例

　　初次施行 ESD 时应选择对初学者来说穿孔发生率低，可独立操作、整块切除的**病变**。适合的部位是内镜操控较为稳定的**直肠**。但是，应注意直肠乙状结肠交界部，内镜操控有时不稳定。还应尽量避免肛门齿状线上的病变，此部位管腔狭窄，伴有痔静脉，出血风险高。除此以外，对初学者来说，直径超过 5cm 的肿瘤，操作时间延长会增加患者的风险。总之，初学者学习 ESD，应尽可能避免增加患者的风险。

　　对初学者来说，应避免选择合并重度纤维化的病变。另外，当内镜操控性不佳时，即使病变无纤维化，操作难度也会增加，也应尽量回避。疑似合并纤维化的因素如表所示。若观察到这些表现，就要尽量避免（图6）。

　　内镜的操控性仅靠术前图像是很难判断的。ESD 的术前精查应由术者完成，并判断内镜的操控性。结肠屈曲部（肝曲、脾曲、降乙交界、直乙交界 – 乙状结肠）内镜操控不稳定，乙状结肠过长和术后粘连也容易造成内镜操控不稳定。另外，邻近膈肌的部位，受呼吸运动影响也会增加手术难度。对于那些仅凭内镜图像无法判断的因素，在术前精查中应予以关注，并详细记录在检查报告中。

Q1 在日常内镜检查中，如何练习 ESD 操作？

A1 有意识地练习 ESD 角度控制操作

　　即使在内镜操控不佳的情况下，也能稳定地控制内镜，继续进行 ESD，这一点是最重要的。

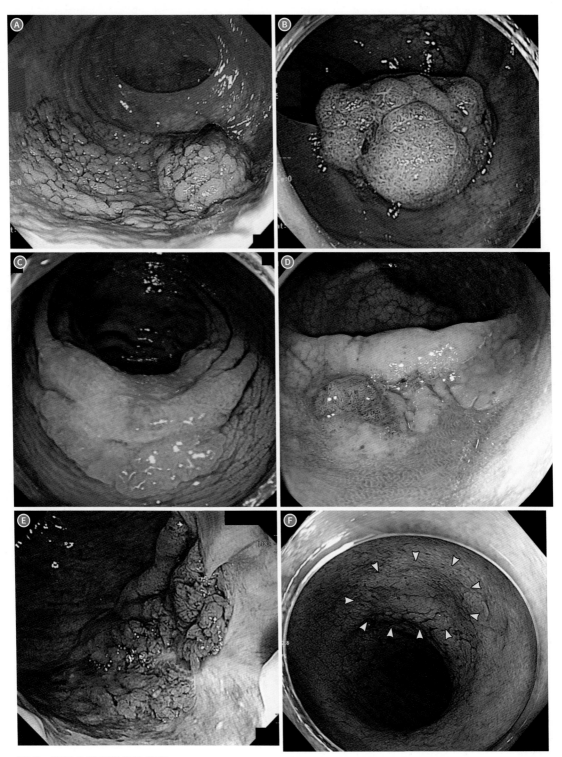

图 6 疑似合并纤维化的病变

Ⓐ）LST-G 结节混合型；Ⓑ）隆起型病变；Ⓒ）伴皱襞纠集的病变；Ⓓ）墨汁标记后的病变；Ⓔ）残留复发的病变；

Ⓕ）溃疡性结肠炎相关肿瘤。

初学者经常出现内镜控制不佳的情况，右手一旦松开内镜，视野就会变得不稳定。这时，可用右手固定内镜，仅靠左手调控附件进出活检孔道以及上下左右角度钮（图7Ⓐ）。也可用右手一边固定内镜，一边调节附件（图7Ⓑ）。色素内镜检查中使用无创喷洒管，息肉切除、EMR中使用治疗附件时，都应用心控制好内镜。

作为ESD的操作练习，内镜精查时可使用无创喷洒管进行模拟（视频）。实际内镜操作时，应训练自己精确地调控附件。不过，此练习的不足之处是不能模拟ESD黏膜下注射后的样子，也不能模拟钻入黏膜下层进行剥离。

ESD中，黏膜下注射后立刻收针，确认剥离线（哪里是肌层，哪里是剥离线）并模拟

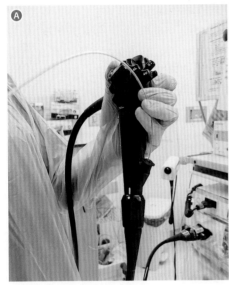
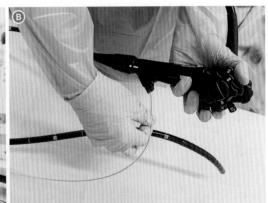

图7 右手握住内镜时，不得不用左手调节附件的进出

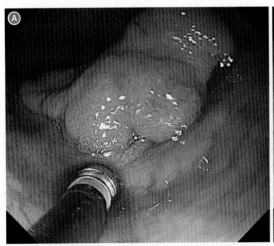
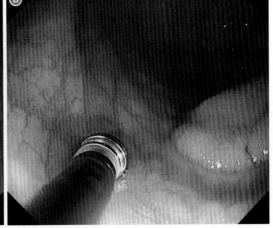

视频 使用无创喷洒管进行模拟（ESD操作）

切开路径，可使术者和助手之间达成默契，防止因助手未能领会术者意图所导致的失误。但是，应注意模拟切开路径时，有时会出现拔针后隆起消失的情况。

Q2 长时间ESD操作，如何防止术者疲劳？

A2 保持良好的姿势，可轻松驾驭内镜

ESD 操作时，由于术者的精力集中在技术上，经常会忽略个人的姿势。尤其是初学者，大多会把注意力全部放在内镜操作上。建议术者在操作结束后，回顾自己的 ESD 录像，检查个人的操作和姿势，尤其应注意有无错误的姿势（图 8ⒶⒷ）。有经验的术者善于利用着力点和支点稳定控镜，轻松地将力量传递到内镜前端（图 8Ⓒ），姿势保持正确，就不易感到疲劳。

笔者医院也允许坐着进行 ESD 操作（图 9），这种方法可缓解长时间站立导致的双下肢疲劳。最近有研究报道，实行站立和坐位交替工作（sit-stand work-station）可缓解骨骼肌肉系统的损伤。以此为基础，还开发了高位椅子，以便减少站立和坐位的高度差（图 10）。但是，即使操作时保持正确的姿势，内镜操作时间过长，还是会增加身体负担，造成疲劳和控镜能力下降。这时，还是需要休息一下的。短暂的休息可放松心情，还能利用休息的间歇，静下心来思考下一步的对策。

▮ 参考文献

[1] Shiga H, et al：Feasibility of colorectal endoscopic submucosal dissection（ESD）carried out by endoscopists with no or little experience in gastric ESD. Dig Endosc, 29 Suppl 2：58-65, 2017.

[2] Boda K, et al：Real-world learning curve analysis of colorectal endoscopic submucosal dissection：a large multicenter study. Surg Endosc：doi：10.1007 / s00464-019-07104-2, 2019.

[3] Ohata K, et al：Usefulness of training using animal models for colorectal endoscopic submucosal dissection：is experience performing gastric ESD really needed? Endosc Int Open, 4：E333-E339, 2016.

[4] Tsunemi M, et al：Sit-stand endoscopic workstations with wobble stools for the endoscopist, assistant, and endoscopy nurses in an endoscopy unit. Endoscopy：doi：10.1055 / a-1122-8020, 2020.

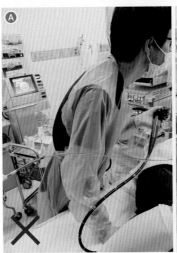
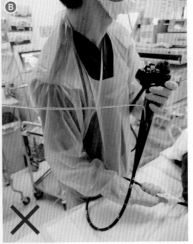

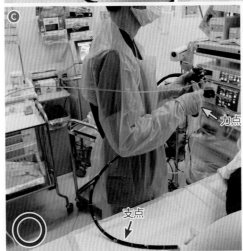

力点

支点

图 8　正确姿势和错误姿势

Ⓐ）前倾姿势易疲劳。

Ⓑ）由于没有支点，无法在内镜上施力，力量难以传递到内镜前端。

Ⓒ）保持正确的姿势，找好支点，就容易把力量传递到内镜前端。

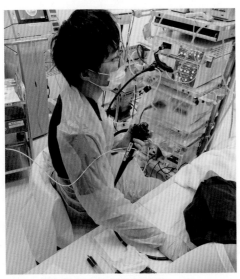

图 9　坐在椅子上进行内镜治疗

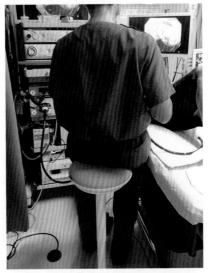

图 10　站立和坐位交替工作（sit-stand work-station）

② 术前·术后管理

佐野村　誠

1 患者知情同意

在开展 EMR 和 ESD 时，**知情同意是必不可少的**。除了治疗的适应证和治疗方法以外，还要向患者告知术前给药和抗血栓药的风险，出血、穿孔等并发症，以及内镜治疗后的计划，这些内容均需详细说明并获得患者的充分理解。

尊重患者的决定权、知情同意是医疗的基础，为了促进这一理念，日本厚生劳动省制订了《关于提供诊疗信息等相关指南》（2003 年 9 月 12 日，医政发第0912001 号），作为基本原则，要求医务人员必须对患者耐心、细致地说明以下内容。

①目前的病情、诊断和疾病名称；

②预后；

③处理和治疗方案；

④处方药的药名、服药方法、疗效和需要关注的不良反应；

⑤有替代疗法时，应说明具体方法和利弊（患者所需的费用差别较大时，应说明每种方法的费用）；

⑥对于手术或有创性检查，应告知治疗概况（包含主刀医生和助手的姓名）、风险，以及不进行此治疗的风险和并发症；

⑦如果涉及治疗目的以外的临床试验或研究等，应交代研究目的和内容。

进行 EMR 和 ESD 时，需要说明该方法与腹腔镜手术、开腹手术等其他方法相比的优缺点。特别是在 ESD 的知情同意中，要与 EMR 进行详细比较，例如：与EMR 相比，ESD 的整块切除率高，但是操作难度大；还要对可能发生的并发症详细说明。应向患者客观地交代 EMR 和 ESD 的利弊，在治疗方法的选择上，充分尊重患者的意见。大肠内镜治疗的并发症发生率参考表 1。

另外，当存在淋巴结转移风险时，应向患者告知，为清扫淋巴结可能需要追加外科手术。还应告知患者淋巴结转移风险需要待切除标本的病理诊断结果出来后才能判断，需要得到患者的理解。

表 1　大肠内镜治疗的并发症发生率

	术中穿孔发生率（%）	迟发性出血发生率（%）
息肉切除术	0.05	1.6
EMR	0.58~0.8	1.1~1.7
ESD	2~14	0.7~3.1

Q1 如何进行治疗后的随访及监测？

A1 综合评价病理组织学（腺瘤、Tis 癌、T1 癌）和内镜根治度等因素，决定内镜治疗后的随访

根据《大肠息肉诊疗指南（2020）》（修订第 2 版），大肠腺瘤性息肉内镜切除术后，内镜随访时间为术后 3 年内。根据日本大肠息肉研究（Japan Polyp Study）的结果，腺瘤性息肉切除后，3 年后进行首次内镜随访也是允许的。但是，在随访方面，发生息肉的风险不仅取决于前次检查结果，也与首次检查的内镜表现相关，若把随访时间统一定为 3 年后，无法充分保证安全性。因此，希望今后随着循证经验的积累，建立更加精确的风险分层。

关于根治度的判断，局部无腺瘤残留即为根治。Tis 癌（原位癌）既无淋巴结转移也无其他脏器转移，癌灶切除后，切缘阴性即可判定为根治。内镜治疗后经病理诊断为 pT1 癌时，根据《大肠癌治疗指南（2019）》（医师版，大肠癌研究会编写）决定后续治疗方案。经内镜完全切除后，病理学所见：①垂直切缘阴性；②乳头状腺癌、管状腺癌、髓样癌；③ pT1a（黏膜下层浸润深度不超过 1000μm）；④无脉管侵犯；⑤出芽（budding）BD1。如果以上均满足，则淋巴结转移、残留、复发的可能性极小，可随访观察。

大肠 ESD/EMR 术后随访的目的在于早期发现局部残留、复发、转移和异时性病变。目前，内镜治疗术后随访观察的循证依据在日本尚未达到共识，因此应结合治疗方法、根治度评价、危险因素、并发症等综合决定处理方案。腺瘤或原位癌，因分片切除或切缘不清而无法正确评估内镜根治度时，建议大约 6 个月复查肠镜。据报道，pT1 癌内镜治疗术后，复发和转移一般发生在 3~5 年内，在此期间应严密进行随访观察。虽然 pT1 癌内镜治疗术后的具体监测方法和间隔时间尚无共识意见，但复查肠镜和定期全面检查都是必要的。

2 术前给药

大肠蠕动有时会妨碍治疗，当确认无禁忌证时，可根据需要选择静脉注射或肌肉注射解痉剂。

关于镇静药、镇痛药的使用，在《内镜诊疗中有关镇静的处理指南》中有详细记载。其中指出"实施镇静时，应特别注意镇静对呼吸、循环系统的影响，人员、仪器设备的保障和监测是非常重要的"。镇静下进行内镜操作时，应注意观察患者，监测其意识水平和呼吸循环状况。从内镜操作结束至患者意识恢复正常这段时间应继续进行观察。大肠 ESD/EMR 中，有时需要变换体位，不宜镇静过度。除此以外，使用二氧化碳注气可使患者的腹胀减轻。

大肠 ESD/EMR 中主要使用的药物如下。

1）镇静药

苯二氮䓬类：具有催眠、镇静、抗焦虑、遗忘、抗痉挛、肌肉松弛的作用。拮抗药为氟马西尼（アネキセート®）。

① 地西泮（セルシン®，ホリゾン®）：作为苯二氮䓬类药物的代表，低于催眠量的

剂量可抗焦虑，无镇痛作用。可导致痛觉与触觉分离。

② 咪达唑仑（ドルミカム®）：无血管疼痛，起效快，作用持续时间短（2~6h），半衰期为地西泮的 1/10，有一过性呼吸抑制，应注意舌根后坠所致的呼吸抑制等。

③ 氟硝西泮（サイレース®）：作用是地西泮的 10 倍，有强力催眠、镇静作用。半衰期为 7h，对循环系统几乎无影响。

2）镇痛药

① 盐酸哌替啶：类似吗啡，为阿片受体激动剂，具有中枢性镇静作用，镇痛效果是吗啡的 1/5~1/10。

② 喷他佐新（ソセゴン®）：具有较强的镇痛作用和较弱的阿片拮抗作用，镇痛作用是吗啡的 1/2~1/4。

3 对口服抗血栓药患者的处理原则

在口服抗血栓药患者的消化内镜诊疗方面，2012 年发表了《口服抗血栓药患者的消化内镜诊疗指南》；2017 年发表了《含直接口服抗凝药（direct oral anticoagulant：DOAC）在内的抗凝药相关增补 2017》。大肠 ESD/EMR 按出血风险分类属于"出血风险高的消化内镜操作"，以下对各种抗血栓药的处理结合声明进行概述。

1）阿司匹林

在内镜诊疗出血风险高的情况下，若血栓栓塞性疾病风险高且单独服用阿司匹林，建议继续服药，无须停药。血栓栓塞性疾病风险低时，可酌情停药 3~5 天。鉴于单独服用阿司匹林时，不能停药的情况并不多，笔者医院的做法是与开具处方的医生进行确认，若允许停药，则停药 3 天。

2）阿司匹林以外的抗血小板药

内镜诊疗出血风险高时，原则上应停用除阿司匹林以外的抗血小板药，具体时间为：噻吩吡啶衍生物停药 5~7 天，噻吩吡啶衍生物以外的抗血小板药停药 1 天。血栓栓塞性疾病风险高的患者可考虑用阿司匹林或西洛他唑进行替代。

3）华法林

对于华法林，虽然建议进行肝素替代，但增补版的治疗指南指出，对于出血风险高的内镜诊疗，服用华法林的患者若进行肝素转换可导致迟发性出血的风险增加。作为肝素转换的替代方法，若 PT-INR 在治疗范围内，可继续服用华法林；对于非瓣膜病性房颤，可考虑临时改为 DOAC，进行内镜手术。

4）DOAC

对于出血风险高的内镜诊疗，DOAC 应持续服药至手术前 1 天，手术当天早晨开始停药。第 2 天早晨重新开始服药。从血栓性疾病发生的风险看，DOAC 若每日给药 2 次，停药 1 天时，停药时间为 36h。若每日给药 1 次，则停药时间为 48h，建议不要超出此界限。尤其是对于血栓栓塞性疾病发生风险高的患者，也可术后立即服用 DOAC 或第 2 天早上服用华法林。

5）联合抗血栓药

对于联合口服抗血栓药，基本原则是将内镜手术时间尽量推迟至允许停药的时候。如不能停药，可根据上述相应组合进行处理。

Q2 如何降低服用抗血栓药患者迟发性出血的风险？

A2 术后金属夹封闭创面是有效的。服用华法林的患者不进行肝素转换，可酌情改为临时口服 DOAC

《大肠 ESD/EMR 指南》（第 2 版）指出，对于较小病变，EMR 术后行预防处理，其作用是有限的。但是，对于较大病变、抗血栓治疗等术后出血风险高的患者，术后使用金属夹封闭创面是有效的。另外，据报道，肝素转换会增加患者术后迟发性出血的风险，可酌情改为临时口服 DOAC。如果 PT-INR 在治疗范围内，也可继续服用华法林。

4 术后禁食时间及抗生素使用

对于直径小于 20mm 的病变，可在门诊行 EMR。门诊手术时，应告诉患者限制饮酒、外出旅行和运动，并进行低渣饮食的指导。另外，若患者回家后出现腹痛、出血，应及时与医院联系，联系方式应提前记录在手册上。

对于直径超过 20mm 的病变，建议住院行 EMR 或 ESD。在笔者医院，直径超过 10mm 的病变行 EMR 时，需要住院治疗，如果术后无特殊情况，第 2 天即可出院。ESD 一律需要住院，根据我们的临床路径，住院后第 3 天就可开始恢复进食（表 2）。

笔者医院采用预防性使用抗生素的方法。但是，有些医院则不预防性使用抗生素，而是在术中发生穿孔或有穿孔风险时，在治疗中或治疗后即刻给予抗生素治疗。

Q3 炎症反应加重或发生穿孔时，如何进行术后管理？

A3 怀疑息肉切除术后电凝综合征（postpolypectomy electrocoagulation syndrome）和迟发性穿孔时，建议进行 CT 检查

息肉切除术后电凝综合征是由电凝所致，在息肉切除术后发生的不伴穿孔的腹膜炎。几乎都可以保守治疗，考虑到可能会进展为迟发性穿孔，必须慎重处理。

迟发性穿孔是指术后延迟发生的肠道穿孔（图），根据腹痛、腹部体征、发热、炎症反应等进行诊断。大部分发生在术后 24h 内，有 1/3 的病例于 24h 以后才能确诊。CT 可发现

单纯X线片无法发现的腹腔内游离气体。因此，如果怀疑迟发性穿孔，要积极进行CT检查。由于需要外科手术的可能性很高，因此应尽快与外科医生联系。据报道，ESD迟发性穿孔的发生率为0.1%～0.4%。

Q4 体内植入金属物的患者，如何安全地进行EMR和ESD？

A4 只要处理得当，也能安全地进行内镜治疗

对于安装心脏起搏器的患者，在进行内镜治疗时，若能事先确保安全，也可以不使用双极圈套器，可使用单极圈套器。术中可与心脏起搏器专科医生共同确认设备和各种参数的设定，以保证无意外情况发生。高频电圈套器和负极板的部位应与起搏器本身距离15cm以上。设定为非同步模式或可保证自主心律的模式，进行心电监护。对于经皮冠状动脉介入治疗（percutaneous coronary intervention，PCI）后，动脉瘤弹簧圈栓塞后，人工关节、人工骨骼植入的患者，内镜治疗部位和贴敷的负极板之间不能有金属物体。

表2 大肠ESD临床路径（大阪医科大学附属医院消化内镜中心）

	第1天	第2天	第3天	第4天	第5天	第6天	第7天
检查	住院 抽血化验 心电图 胸腹部X线	ESD	抽血化验 胸腹部X线		抽血化验		出院
饮食	检查餐	清醒后可饮水		午饭开始低渣稀粥（5分粥）	低渣稠粥（全粥）	低渣米饭	
活动		步行上厕所	病房内步行	医院内步行			

📖 参考文献

[1] 日山　亨，他：インフォームド・コンセントの重要性．「症例で身につける消化器内視鏡シリーズ 大腸EMR・ESD改訂版」（田中信治/編），pp174–175，羊土社，2014.

[2] 田中信治，他：大腸ESD/EMRガイドライン（第2版）. Gastroenterol Endosc，61：1321–1344，2019.

[3] 「大腸ポリープ診療ガイドライン2020（改訂第2版）」（日本消化器病学会/編），南江堂，2020.

[4] Matsuda T, et al：Randomized comparison of surveillance intervals after colonoscopic removal of adenomatous polyps：Results from the Japan Polyp Study. Gastroenterology, 146（5）Suppl 1：S161–S162, 2014.

[5] 小原勝敏，他：内視鏡診療における鎮静に関するガイドライン．Gastroenterol Endosc，55：3822–3847，2013.
（https://www.jstage.jst.go.jp/article/gee/55/12/55_3822/_pdf）

[6] 藤本一眞，他：抗血栓薬服用者に対する消化器内視鏡診療ガイドライン．Gastroenterol Endosc，54：2075–2102，2012.
（http://minds4.jcqhc.or.jp/minds/gee/20130528_Guideline.pdf）

[7] 加藤元嗣，他：抗血栓薬服用者に対する消化器内視鏡診療ガイドライン直接経口抗凝固薬（DOAC）を含めた抗凝固薬に関する追補2017．Gastroenterol Endosc，59：1547–1558，2017.

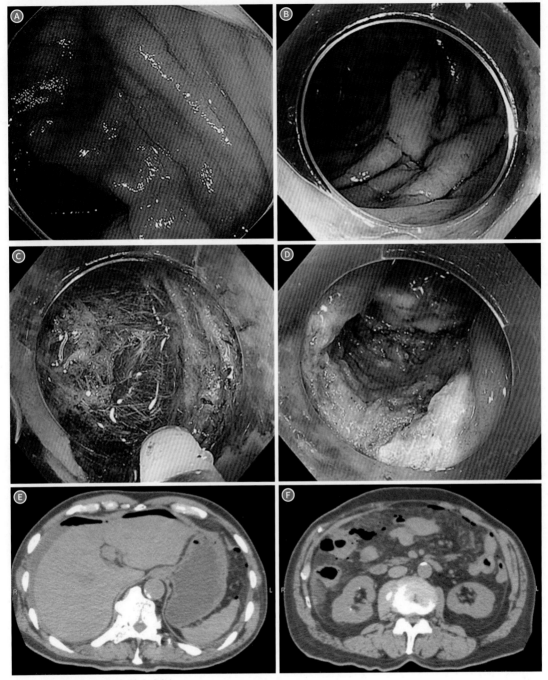

图 大肠 ESD 迟发性穿孔病例

(A) 横结肠直径 35mm，0-Ⅱa（LST-NG）病变。

(B) 靛胭脂染色像。

(C) 黏膜下层伴轻度纤维化。

(D) ESD 术后创面由于止血处理电凝过度。

(E) 8h 后出现腹痛、腹胀，行腹部 CT 检查，发现肝脏表面可见游离气体和腹水。

(F) ESD 操作部位周边可见游离气体，诊断为迟发性穿孔，行急诊手术。

1 活检和息肉切除术的适应证

堀田欣一

1 息肉切除术的种类

近年来，随着冷息肉切除术（cold polypectomy）的开展，常规通电切除方法的名称也发生改变。首先分为不通电法（cold，冷切除术）和通电法（hot，热切除术），进一步分为使用钳子的方法和使用圈套器的方法。另外，使用圈套器的方法再根据是否预先行黏膜下注射进一步区分（图）。

2 冷活检钳息肉切除术（cold forceps polypectomy，CFP）

这种方法是对微小病变采用类似活检的办法将息肉完整切除。以前经常采用活检钳钳除息肉的方法，目前在临床上还在使用，称为冷活检术（cold biopsy）。现在，由药监部门认证的 Jumbo 钳子被开发出来，称为**冷活检钳息肉切除术（cold forceps polypectomy，CFP）**。

此种方法的**适应证**为直径 **3~4mm** 的腺瘤。根据美国和欧洲的指南，由于与冷圈套器息肉切除术（cold snare polypectomy，CSP）相比，不完全切除率较高，因此，不建议用于治疗微小腺瘤，仅作为 CSP 操作困难时的替代治疗。但是，荟萃分析显示，对于直径小于 3mm 的病变，CFP 与 CSP 的不完全切除率大致相等。其实，

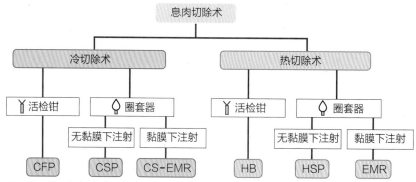

图 息肉切除术的种类

CFP: cold forceps polypectomy（冷活检钳息肉切除术）；CSP: cold snare polypectomy（冷圈套器息肉切除术）；CS-EMR: cold snare endoscopic mucosal resection（冷圈套器内镜黏膜切除术）。
HB: hot biopsy（热活检术）；HSP: hot snare polypectomy（热圈套器息肉切除术）；
EMR: endoscopic mucosal resection（内镜黏膜切除术）。

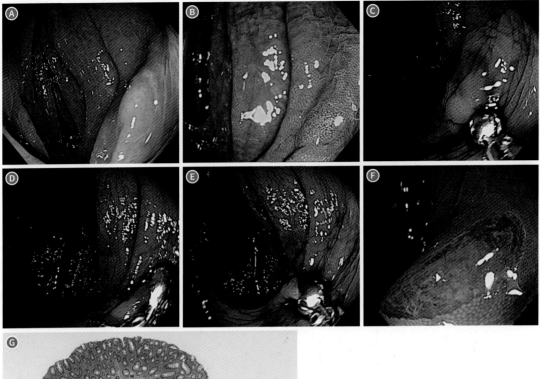

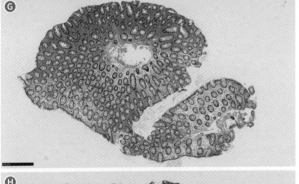

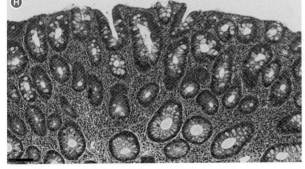

视频1 冷活检钳息肉切除术（cold forceps polypectomy）

Ⓐ）降结肠可见 0-Ⅱa 病变。

Ⓑ）NBI 下诊断为 JNET 分类 Type 2A。

Ⓒ）用 Jumbo 钳子（Radial JawTM4，波士顿科学公司，日本）比较，判断直径为 3mm。

Ⓓ）将 Jumbo 钳子张开，与肠壁平行。

Ⓔ）抓住整个息肉。

Ⓕ）确认创面无残留。

ⒼⒽ）病理所见为切除标本的低倍观察（Ⓖ）、中倍观察（Ⓗ）下诊断为低级别管状腺瘤，切缘阴性。

只要钳子能夹住病变就能将其切除。**这种方法对于因受到心跳和呼吸运动等影响、圈套操作困难的情况非常有用。**另外，对圈套器切除操作困难的微小残留病变也有效。与 CSP 相比，这种方法具有标本回收方便、可靠的优点，几乎未出现严重迟发性出血的报道。

3 热活检术（hot biopsy）

使用可以通电的热活检钳（hot biopsy forceps）切除息肉的方法称为热活检术（hot biopsy）。此技术在冷息肉切除术出现以前，曾经经常用于治疗微小病变。其操作方法是，钳住直径小于 3mm 的息肉，使之抬离周边黏膜形成假蒂，通电后凝固切除。

热活检术虽有穿孔和迟发性出血的风险，但发生率很低。随着冷息肉切除术的普及，这种方法不再作为息肉切除术使用。根据美国和欧洲的指南，因该方法不完全切除率和并发症的风险较高，不建议作为息肉切除的方法。

4 冷圈套器息肉切除术（cold snare polypectomy，CSP）（视频 2）

这种方法是使用圈套器套住病变周边黏膜，不通电而切除息肉，主要适用于**直径小于 10mm 的肿瘤**。该方法于 1992 年首次报道，此后仅有零星的病例报告。从 21 世纪 10 年代前期至中期开始出现大样本的观察性研究和随机对照试验（RCT）的报道，此方法迅速开展并普及。日本也从 2010 年中期开始，在很多医疗机构中逐渐开展该治疗。针对该技术的圈套器的研发也逐步兴起。2018 年开展的以日本消化内镜学会认定的教学医院为研究对象的大数据调查显示，大约有 60% 的医疗机构已经开展此治疗，尚有 20% 的医疗机构计划将要开展。目前推测开展该治疗的医疗机构还会进一步增加。

根据日本进行的 RCT 研究和荟萃分析显示，对于小于 10mm 的腺瘤，冷切除术的不完全切除率与热圈套器息肉切除术（hot snare polypectomy，HSP）大致相当，但并发症的发生率更低。美国和欧洲的指南虽然建议对直径小于 10mm 的息肉采用 CSP，但是，与 HSP 相比，完全切除率的循证依据并不充分，因此仅为弱推荐。

CSP 适合于无蒂性（0-Is）、亚蒂性（0-Isp）、平坦隆起性（0-IIa）等病变，适用范围较广。因此，对于肠镜中发现的大多数小病变均适合。但是，也有报道认为，这种方法从切除标本的角度看，也存在一定缺陷，主要在于切除标本通常仅能切到黏膜肌层，**不能充分切除黏膜下层**，因此不适合凹陷型肿瘤和怀疑原位癌（Tis 癌）的病变。而且由于**带蒂性病变（0-Ip）**术后出血风险高，此法**并不适合**。

近年来，对于直径大于 10mm 的病变**适应证**扩大，通过黏膜下注射进行冷圈套 EMR（cold snare EMR）的方法也相继报道。在日本开展的 RCT 研究显示，将大肠肿瘤直径小于 10mm 且接受抗凝治疗的患者分为"持续抗凝治疗 +CSP 组"和"肝素替代 +HSP 组"，两组相比，前者的严重出血率与后者相比（4.7% vs 12.0%）并未增加。虽然尚未证明 CSP 的优势，但是，"持续抗凝治疗 +CSP 组"的出血率降低了一半以上（非劣效设计）。亚组分析显示，"持续抗凝治疗 +CSP 组"中，华法林组的出血率为 0，DOAC 组为 7.3%，因此治疗时不建议继续服用 DOAC。

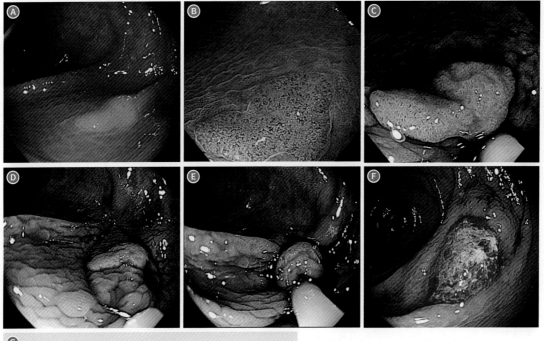

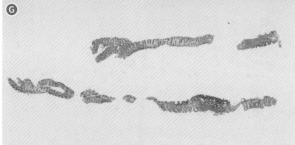

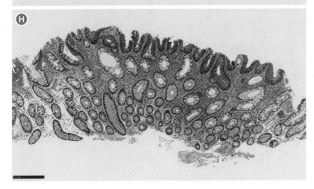

视频2 冷圈套器息肉切除术

Ⓐ）乙状结肠可见 0-Ⅱa 病变。

Ⓑ）NBI 下诊断为 JNET 分类 Type 2A。

Ⓒ）靛胭脂喷洒染色，pit pattern 为Ⅲ_L型，与圈套器相比，判断病变直径为 8mm。

Ⓓ）张开直径为 10mm 的圈套器（Captivator™ COLD，波士顿科学公司，日本）。

Ⓔ）套住病变及其周围组织。

Ⓕ）勒紧后切除，确认创面无残留。

Ⓖ）病理图像可见标本破碎，切缘评价困难。

Ⓗ）低倍镜下诊断为低级别管状腺瘤。

5 热圈套器息肉切除术（hot snare polypectomy，HSP）（视频3）

　　以前仅有息肉切除术的说法（既往的息肉切除术不强调冷切除和热切除，因为现在有了冷息肉切除术，以前不行黏膜下注射而直接通电圈套切除的方法就改称为 HSP，译者注），自从冷息肉切除术出现后，也出现了 HSP 的说法。在日本，行黏膜下注射后切除息肉的方法称为 EMR，而在欧美国家，EMR 也属于 HSP 中的一种方法。因此，EMR 也可算作是伴黏膜下注射的 HSP。CSP 开展以后，HSP 主要适用于带蒂病变和直径大于 10mm 的病变。

与 CSP 相比，HSP 时黏膜下层由于热凝固所致的损伤，发生迟发性出血、电凝后综合征（post coagulation syndrome）、穿孔等并发症的风险增加。近年来，水下 EMR（underwater EMR）（虽然称为 EMR，但不进行黏膜下注射）、双极（bipolar）HSP 等从 HSP 派生出来的方法不断被开发出来。值得期待的是，这些方法对于无蒂、亚蒂、平坦隆起性等病变的治疗比传统的 HSP 更加安全，并且效果与 EMR 相当。

Q1 是否有必要进行"结肠清除"？

A1 综合考虑成本效益比和并发症，建议进行结肠清除

首先，结肠清除（cleaning colon）是日式英语，西方一般不这么说。意思是对大肠的肿瘤性病变全部切除，但不包括无蒂锯齿状病变（sessile serrated lesion）、增生性息肉这类病变。根据《大肠息肉诊疗指南（2020）》，推荐对直径超过 6mm 的大肠肿瘤进行内镜切除。直径小于 5mm 的隆起性病变既可内镜切除，也可随访观察。关于是否有必要进行结肠清除，大致应从以下 3 点考虑：①降低大肠癌发病率和死亡率的效果；②息肉切除及随访的费用；③息肉切除的安全性。

① 降低大肠癌发病率和死亡率的效果

高质量的观察性研究显示，结肠清除可降低大肠癌的发生率和死亡率。反之，若对微小腺瘤留置不处理，则没有证据证明可达到同样效果。因此，欧美国家的指南推荐进行结肠清除。但近期日本的体检机构研究报道，对直径小于 5mm 的腺瘤仅随访不处理，5 年后短期随访观察显示，进展性肿瘤（advanced neoplasia）的发生率与初诊时无腺瘤组基本相同。需要注意的是，此时随访观察的对象为低危腺瘤（low risk adenoma），与较大腺瘤同时并存的微小腺瘤并不符合这一标准。此外，在随访观察期间，患者必须接受内镜检查。但临床实践中，总会存在一定比例的患者在随访中脱落。

② 息肉切除和随访的费用

息肉切除的费用取决于病变部位和大小，与数量无关。例如，切除直径大于 6mm 的息肉后，对直径小于 5mm 的息肉切除和留置观察的医疗费用几乎相同。根据笔者医院的资料，在 2527 例门诊息肉切除术的患者中，平均每例患者的息肉数量为 3.2 个，小于 5 个的占 84%，6~10 个的占 12%，超过 11 个的占 4%。虽然息肉数量增加，但是需要花费更多精力和时间完成结肠清除的患者比例并不高。研究结果显示，以结肠清除为目标时，平均检查时间为 27.5（SD13.4）min。95% 的患者只需一次检查就可达到结肠清除。实际上，以结肠清除为基本原则实施肠镜检查，在各医疗机构中，即便术者为年轻医生，也几乎不存在问题。现在制订的随访流程是以初次进行高质量检查和结肠清除为前提的。欧美国家的指南与日本消化内镜学会最新发布的《大肠内镜筛查和随访指南》在这方面是一致的。无法实行结肠清除时，就需要缩短随访间隔，增加检查次数，医疗费用也相应增加，这显然是不利的。在日本国内的医疗费用方面，初次实施结肠清除，3 年后随访与不处理息肉，每年进行一次内镜随访，花费基本相同。随访次数减少，自然就降低了患者和医疗机构的负担。也有一些

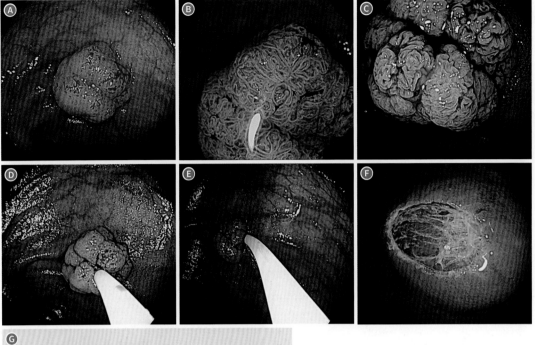

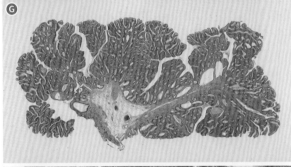

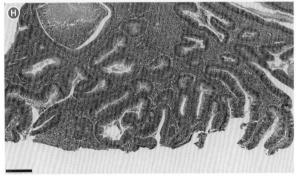

视频 3 热圈套器息肉切除术

Ⓐ）盲肠可见色调发红的 0-Is 病变。

Ⓑ）NBI 下诊断为 JNET 分类 Type 2A。

Ⓒ）靛胭脂喷洒染色，pit pattern 诊断为Ⅳ型。

Ⓓ）通过与圈套器比较，判断病变直径为 12mm。

Ⓔ）用直径 15mm 的圈套器（Snare Master Plus 15mm，奥林巴斯公司）圈套。

Ⓕ）设置为"自动电切模式（Autocut），效果 1，10W（VIO 300D）"进行切除，确认创面无残留。

Ⓖ）病理图像显示标本包含黏膜下层，切缘阴性。

Ⓗ）低倍镜下诊断为高级别管状腺瘤。

研究结果认为不必进行结肠清除，但是，笔者觉得这些研究在随访效果和医疗费用等方面的探讨还不够充分。

③ 息肉切除的安全性

在息肉切除的安全性方面，由于开展了 CSP，即使切除息肉的数量较多，出血风险也很低，无穿孔风险，门诊治疗也可放心。尤其是对于直径小于 5mm 的息肉，几乎无并发症发生。随着 CSP 的开展，曾经担心的结肠清除的安全性问题也得到了有效解决。

综上所述，结肠清除对于医患双方来说，获益远远大于风险。

Q2 如何区分使用CFP和CSP？

A2 直径3mm以下、CSP困难的病变建议选择CFP，直径4mm以上的病变选择CSP

　　如本文所述，CFP与CSP相比，不完全切除率增加，一般不推荐使用。但是，对于直径3mm左右的病变，两者不完全切除率大致相同，CFP也是允许的。尤其是在CSP操作困难的部位，适合进行CFP。笔者的经验是，对于圈套器圈套困难的残留、复发等病变，CFP优于CSP。对于直径大于4mm的病变原则上应选择CSP。

Q3 治疗0-Ip型病变等隆起型肿瘤时，HSP与EMR的应用有何区别？

A3 长蒂病变选择HSP，短蒂病变选择EMR

　　蒂较长时，垂直切缘不会出现问题，若能保证与肠壁保持安全距离，即使不进行黏膜下注射，HSP也可以。只有在希望使用肾上腺素起到止血效果时，才需要进行黏膜下注射。蒂较短时，若内镜下怀疑T1癌，蒂部浸润（stalk invasion），建议采用进行黏膜下注射的EMR。为预防出血，事先应使用金属夹或尼龙圈夹住蒂部，再进行切除。这种情况下，由于黏膜下注射会导致蒂部肿胀、金属夹和尼龙圈闭合困难，不建议进行黏膜下注射。对于带蒂病变，出血、穿孔风险在HSP和EMR是相同的。

📖 参考文献

[1] Kaltenbach T, et al : Endoscopic Removal of Colorectal Lesions-Recommendations by the US Multi-Society Task Force on Colorectal Cancer. Gastroenterology, 158 : 1095-1129, 2020.

[2] Ferlitsch M, et al : Colorectal polypectomy and endoscopic mucosal resection（EMR）: European Society of Gastrointestinal Endoscopy（ESGE）Clinical Guideline. Endoscopy, 49 : 270-297, 2017.

[3] Kawamura T, et al : Indications for Cold Polypectomy Stratified by the Colorectal Polyp Size : A Systematic Review and Meta-Analysis. J Anus Rectum Colon, 4 : 67-78, 2020.

[4] Tappero G, et al : Cold snare excision of small colorectal polyps. Gastrointest Endosc, 38 : 310-313, 1992.

[5] Hotta K, et al : Large-scale questionnaire on the usage of cold snare polypectomy for colorectal polyps in Japanese clinical practice. Dig Endosc : doi : 10.1111/den.13748, 2020.

[6] Kawamura T, et al : A comparison of the resection rate for cold and hot snare polypectomy for 4-9 mm colorectal polyps : a multicentre randomised controlled trial（CRESCENT study）. Gut, 67 : 1950-1957, 2018.

[7] Suzuki S, et al : Width and depth of resection for small colorectal polyps : hot versus cold snare polypectomy. Gastrointest Endosc, 87 : 1095-1103, 2018.

[8] Takeuchi Y, et al : Continuous Anticoagulation and Cold Snare Polypectomy Versus Heparin Bridging and Hot Snare Polypectomy in Patients on Anticoagulants With Subcentimeter Polyps : A Randomized Controlled Trial. Ann Intern Med, 171 : 229-237, 2019.

[9] Zauber AG, et al : Colonoscopic polypectomy and long-term prevention of colorectal-cancer deaths. N Engl J Med, 366 : 687-696, 2012.

[10]Sekiguchi M, et al : Incidence of Advanced Colorectal Neoplasia in Individuals With Untreated Diminutive Colorectal Adenomas Diagnosed by Magnifying Image-Enhanced Endoscopy. Am J Gastroenterol, 114 : 964-973, 2019.

[11]斎藤　豊, 他 : 大腸内視鏡スクリーニングとサーベイランスガイドライン. Gastroenterol Endosc, 62 : 1519-1560, 2020.

[12]竹内洋司, 七條智聖 : 5 mm以下のポリープ（1）経過観察を推奨する根拠が乏しいと考える立場で. 臨床消化器内科, 34 : 1075-1081, 2019.

② EMR 的适应证

樫田博史

1 EMR 的优点和缺点

当讨论 EMR 的适应证时，应先了解 EMR 的优缺点。一般认为，带蒂病变圈套器易于套住，而平坦凹陷型病变圈套困难。因此，针对后者发明了黏膜下注射后使病变抬起再切除的方法，即 EMR。与不行黏膜下注射的息肉切除术相比，EMR 的优点：①容易套住病变（虽然通常这样认为，但是有些病例情况并非如此）；②与周边正常黏膜一并切除，水平切缘阴性（虽然通常这样认为，但是有些病例情况并非如此）；③切除深度包括黏膜下层，垂直切缘阴性；④由于黏膜下注射液的压迫作用，切除时出血少；⑤病变抬起后通电，固有肌层不易被卷入，热损伤较小。因此，术中穿孔及迟发性穿孔发生率低。与不通电的息肉切除术相比，由于电灼效应，病变残留可能更少。

EMR 的缺点：①由于通电引起热损伤，组织修复慢，有时可引起迟发性出血。②虽然进行黏膜下注射，有时也会套住固有肌层，不能完全避免热损伤。因此，无法完全避免术中穿孔和迟发性穿孔。

2 各种内镜治疗方法使用的基本原则 (表)

有关 EMR 的适应证，根据 1 中所述特点，还要分为热圈套器息肉切除术、冷圈套器息肉切除术和 ESD 实际应用。对于带蒂病变（0-Ip），如果可排除黏膜下层浸润癌，原则上应进行热圈套器息肉切除术。而对于无蒂病变（0-Is）和平坦凹陷型病变（0-IIa、0-IIc），应选择冷圈套器息肉切除术、EMR 或 ESD。

冷息肉切除术可能增加切缘阳性的风险，一般适用于直径小于 10mm 的病变。考虑到可能存在垂直切缘阳性的风险，对怀疑为癌的病变不推荐使用。与之相对，直径大于 10mm 的病变和体积虽小但是怀疑癌的病变则应选择 EMR。

就 ESD 来说，自 2012 年 4 月开始，直径 20～50mm 的早期大肠恶性肿瘤就已经纳入 ESD 的保险范围。从 2018 年 4 月起，最大直径超过 2cm 的早期癌（详略），病变需行整块切除者也纳入 ESD 保险范围。此外，对于合并纤维化的早期癌，即使最大直径小于 2cm 也纳入 ESD 保险范围。日本消化内镜学会官网有如下表述：

表　息肉切除法的分类使用

形态	怀疑癌变	肿瘤直径（mm）				
		≤ 3	4 ~ 5	6 ~ 9	10 ~ 19	20 ≤
0-Is/Isp IIa/LST	无	C forceps （H forceps）	C snare （H snare） （H forceps）	C snare （H snare） EMR	EMR	pEMR ESD
	有	EMR	EMR	EMR	EMR ESD	ESD
0-Ip			H snare （C snare）	H snare	H snare	H snare

C forceps：cold forceps polypectomy（冷活检钳息肉切除术）；H forceps：hot forceps polypectomy（热活检钳息肉切除术）；C snare：cold snare polypectomy（冷圈套器息肉切除术）；pEMR：piecemeal EMR（分片内镜黏膜切除术）；H snare：hot snare polypectomy（热圈套器息肉切除术）。

在大肠 ESD 的保险付费中，对腺瘤和早期大肠癌的处理原则

①大肠 ESD 的保险适用范围为大肠早期恶性肿瘤。术前内镜所见或病理诊断为早期大肠癌而施行 ESD 时，可算作 ESD。

②术前诊断为腺瘤时，无论病变大小均不算作 ESD，而算作 EMR。

也就是说，EMR 的适应证为小于 2cm 的腺瘤，以及大于 2cm 但不怀疑为癌的病变。大肠肿瘤多为腺瘤，无法 EMR 整块切除时可 EMR 分片切除。

Q1　对如何切除直径较大的特殊病变感到苦恼，怎么办？

A1 术前诊断腺瘤时，无论病变大小，保险适应证均为 EMR。分片 EMR 也是允许的，还可尝试先端刺入法（见后文）和预切开 EMR

如前所述，大肠 ESD 的保险适应证为大肠早期恶性肿瘤，术前诊断为腺瘤时，不论病变大小，保险适应证均为 EMR。但是，直径超过 2cm 的病变，EMR 整块切除难度大，可能需要分片切除。实际上，对于直径 1.5 ~ 2cm 的病变，最终需要分片切除的病例也不少见。即使是良性病变，有时也会存在内镜治疗后复发、活检后以及合并纤维化的情况。如果确定为腺瘤、SSL 等良性病变，分片 EMR 也是允许的，但内镜医生还是更倾向于进行整块切除。为实现此目标，应注意以下 5 点：

①使用 3cm 以上的大号圈套器 [Captivator™ II33mm（波士顿科学公司），33mm DuaLoop®（MEDICO'S HIRATA INC.）等]。

②黏膜下注射液不使用生理盐水，而选择透明质酸和海藻酸，也可将二者分别与生理盐水混合。

③黏膜下注射后，用圈套器的前端将病变口侧黏膜切开一个小切口，然后将圈套器的前端刺入小切口，圈套病变（先端刺入法）。

④实行预切开 EMR，即黏膜下注射后，用圈套器前端或针状切开刀环周切开病变周边黏膜，再次黏膜下注射后圈套切除的方法。

⑤施行混合 ESD。此法与预切开 EMR 相似，不仅环周切开，还要进行部分黏膜下层剥离，最后再用圈套器切除。如果使用 ESD 用的切开刀和圈套器，会增加费用。对于典型的腺瘤和 SSL 施行混合 ESD 时，按照 ESD 申请保险时，保险不一定理赔。这种情况下，若使用 SOUTEN®（KANEKA 公司），切开刀与圈套器合二为一，可以节省费用。对于最大直径小于 2cm，伴纤维化的早期癌（简称早癌）来说，ESD 是纳入保险范畴的。即使不施行标准的 ESD，混合 ESD 也是可以的。

3 分片 EMR 的适应证 （图 1）

　　根据上述的保险范围，即使病变直径超过 2cm，只要不怀疑为癌，就应选择 EMR。但是，直径超过 2cm 的病变，EMR 一次性整块切除有时较为困难，常需分片切除。根据指南，腺瘤和部分腺瘤内癌，如果分片 EMR 处理得当，也是允许的。但是，治疗前必须充分进行放大内镜观察，特别应注意癌灶部分不能分片切开。若将癌灶分片切开，对 T1（SM）癌来说，会造成浸润深度、脉管侵犯等病理诊断难度增加，还可能错过追加治疗的时机。换言之，对于**怀疑癌的超过 2cm 的病变**，**与分片 EMR 相比，更推荐进行 ESD 整块切除**。肿瘤直径越大，分片数量越多，局部复发的风险越高。

　　指南中还指出，随着肿瘤直径增大，T1（SM）癌的比例增加。分片切除标本的病理组织学重建困难，病理诊断难度增加，局部残留、复发的风险增加。对于超过半周的较大病变要尽量避免分片 EMR，应根据术者的操作水平，医院的治疗条件，患者情况以及病变本身的特点尽可能选择 ESD，操作困难时也可选择外科手术。

Q2 日本和西方国家对分片 EMR 的看法有何不同？

A2 在西方国家，分片 EMR 比 ESD 更受欢迎

　　在西方国家，EMR 的操作时间比 ESD 短，穿孔等并发症低，分片 EMR 更受青睐。ESD 在西方国家不像日本那么普及，主要是因为能够开展 ESD 的医疗机构数量有限，而且 ESD 大多未纳入医疗保险范围。

　　在日本，大肠 ESD 的保险适用条件为大肠早期恶性肿瘤。值得注意的是，这里的大肠早期恶性肿瘤也包含 Tis 癌。在西方，只有浸润至黏膜下层的病变才能定义为癌，日本的 Tis 癌在西方认为是腺瘤。因此，即使是较大的 LST，在西方也大多认为是腺瘤，不选择 ESD 而选择分片 EMR 也是可以的。

　　为了预防局部复发，建议用圈套器的前端、APC 等对分片 EMR 术后创面小心进行烧灼。

　　与热切除相比，也有个别医疗机构对较大的 LST 采用分片冷切除的方法，这种做法是不合适的。

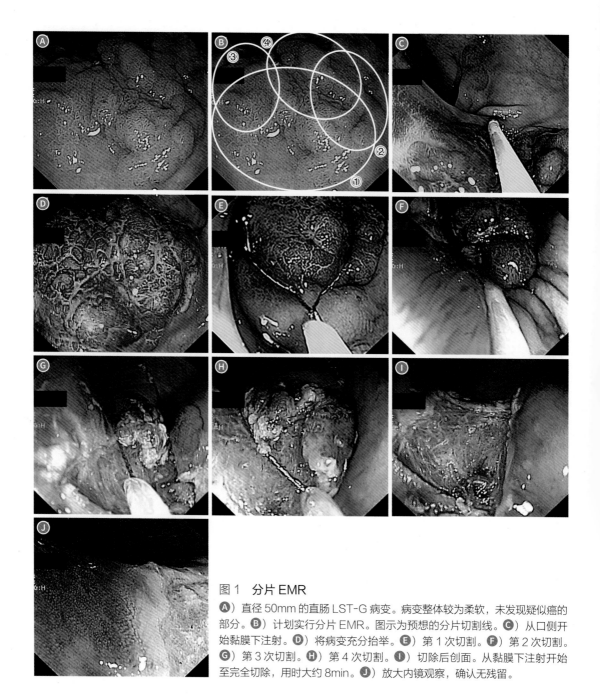

图 1　分片 EMR

Ⓐ）直径 50mm 的直肠 LST-G 病变。病变整体较为柔软，未发现疑似癌的部分。**Ⓑ**）计划实行分片 EMR。图示为预想的分片切割线。**Ⓒ**）从口侧开始黏膜下注射。**Ⓓ**）将病变充分抬举。**Ⓔ**）第 1 次切割。**Ⓕ**）第 2 次切割。**Ⓖ**）第 3 次切割。**Ⓗ**）第 4 次切割。**Ⓘ**）切除后创面。从黏膜下注射开始至完全切除，用时大约 8min。**Ⓙ**）放大内镜观察，确认无残留。

4　针对黏膜下肿瘤（SMT）和 SMT 样病变的 EMR

对于平滑肌瘤、颗粒细胞瘤等 SMT，神经内分泌肿瘤（NEN）等 SMT 样病变，不要说息肉切除术，即便采用 EMR，不完全切除的可能性也很高。近年来，常选择以下方法。

1）透明帽辅助内镜黏膜切除术（EMR with Cap，EMR-C）

这种方法是利用透明帽联合吸引完成的 EMR，透明帽分为直帽和斜帽，有多个不同大小的型号。透明帽和圈套器价格均很便宜，这种方法治疗时间最短。需要术者具备一定操作经验并与助手配合。

2）套扎辅助内镜黏膜切除术（EMR-L）、套扎辅助内镜黏膜下切除术（ESMR-L）

套扎辅助内镜黏膜切除术 [EMR with（band）ligation，EMR-L]、套扎辅助 EMR（ligation-assisted EMR）、套扎辅助内镜黏膜下切除术 (endoscopic submucosal resection with a ligation device，ESMR-L）是利用内镜下食管静脉曲张套扎术中使用的器械 [Pneumatic EVL Device®（住友电木公司）] 进行切除的方法。这种方法是将橡皮圈（O 形圈）安装于内镜前端，吸引病变至透明帽后，用套扎圈紧贴病变下方进行套扎，然后用圈套器在套扎圈底部切除病变（图 2）。2018 年，市面上已经开始出售结扎大肠憩室出血点用的器械 [EBLdevice（住友电木公司）]，与 Pneumatic EVL Device® 构造相同。前端透明帽和橡胶圈不在保险范围内，保险不能理赔。这种方法的操作时间仅次于 EMR-C，理论上垂直切缘极少会出现阳性。

从 2018 年 4 月开始，ESD 的适应证范围也扩大到直径为 5mm ~ 1cm 的 NEN。当然，还需要从切除的安全性和有效性方面对 ESM-L、EMR-C 的适应证进一步探讨。

Q3　EMR-L 的适应证是什么？

A3 原则上为小于 10mm 的 SMT（样病变）

在使用气动式 EVL 装置（Pneumatic EVL Device）时，前端透明帽的内径为 10.5 或 12mm，适合直径小于 10mm 的病变。如果使用 EBL 装置时，前端透明帽有 3 种内径，分别为 12.0mm、13.0mm 和 13.8mm。从转移发生率的角度看，直肠 NEN 的内镜治疗适应证为局限于黏膜下层、直径小于 10mm 的病变。由于这类病变占多数，因此认为 EMR-L 是可以切除病变的。操作时需要在内镜前端先安装透明帽，再插入内镜。与结肠相比，病变在直肠时操作更容易，而 NEN 的好发部位是直肠，故不会有问题。

参考文献

[1] 樫田博史，他：ポリペクトミー，コールドポリペクトミー，EMR，分割 EMR.「消化器内視鏡ハンドブック改訂第 2 版」（日本消化器内視鏡学会 / 監，日本消化器内視鏡学会卒後教育委員会 / 責任編集），pp394–405，日本メディカルセンター，2017.

[2] 樫田博史：大腸ポリペクトミー・コールドポリペクトミー・EMR のコツ. Gastroenterol Endosc, 59：311–325, 2017.

[3] 田中信治，他：大腸 ESD/EMR ガイドライン（第 2 版）. Gastroenterol Endosc, 61：1321–1344, 2019.

[4] 樫田博史：Ⅲ．実際の治療　3．内視鏡的黏膜切除術（EMR）.「消化器内視鏡技師のためのハンドブック改訂第 7 版」（日本消化器内視鏡学会 / 消化器内視鏡技師制度委員会 / 監），pp166–175，医学図書出版，2016.

[5] 樫田博史：大腸 NET に対する内視鏡治療の適応と実際. 消化器内視鏡, 28：1802–1809, 2016.

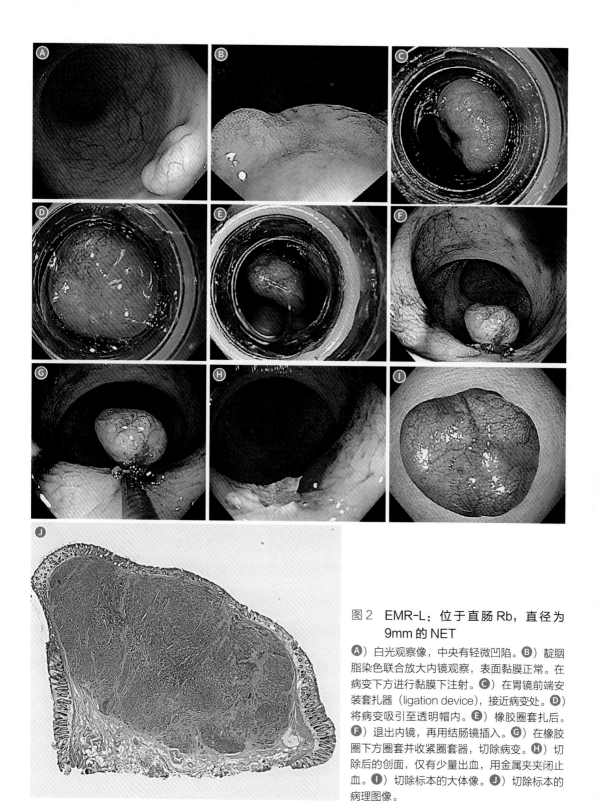

图2　EMR-L：位于直肠 Rb，直径为9mm 的 NET

Ⓐ）白光观察像，中央有轻微凹陷。Ⓑ）靛胭脂染色联合放大内镜观察，表面黏膜正常。在病变下方进行黏膜下注射。Ⓒ）在胃镜前端安装套扎器（ligation device），接近病变处。Ⓓ）将病变吸引至透明帽内。Ⓔ）橡胶圈套扎后。Ⓕ）退出内镜，再用结肠镜插入。Ⓖ）在橡胶圈下方圈套并收紧圈套器，切除病变。Ⓗ）切除后的创面，仅有少量出血，用金属夹夹闭止血。Ⓘ）切除标本的大体像。Ⓙ）切除标本的病理图像。

③ ESD 的适应证

冈 志郎，田中信治

1 ESD 的定义

ESD 是指首先在肿瘤的黏膜下层注射透明质酸钠等溶液，然后用切开刀将病变周边黏膜切开，剥离黏膜下层，最终整块切除病变的技术。与 EMR 相比，有以下不同：①切开病变周围黏膜；②进行黏膜下层剥离。根据日本消化内镜学会《大肠 ESD/EMR 指南》（第2版），不使用圈套器，全程进行黏膜下层剥离者，属于狭义的 ESD。

另外，使用以平尾等的 ERHSE 为原型的切开刀，或使用圈套器的前端将病变周边黏膜切开后，不进行黏膜下层剥离而直接圈套切除的方法称为预切开 EMR（precutting EMR）（图1）。用切开刀或圈套器的前端将病变周边的黏膜切开后，进行黏膜下层剥离，最后用圈套器切除的方法，称为混合 ESD（hybrid ESD）（图2）。换句话说，预切开 EMR 是用预切开作为辅助的 EMR，混合 ESD 则包含在广义的 ESD 内。

2 大肠 ESD 的适应证

ESD 内镜治疗适应证为需要**整块切除**而 EMR 会造成分片切除的病变。根据日本消化内镜学会《大肠 ESD/EMR 指南》（第2版）的描述，具体包括以下情况：圈套器整块切除困难的非颗粒型 LST（non-granular type：LST-NG），尤其是假凹陷型；具有 Vi 型 pit pattern 的病变；黏膜下层轻度浸润癌（T1 期癌）；较大的凹陷型肿瘤；疑似癌的较大的隆起型病变；因活检、病变蠕动造成的伴有黏膜下层纤维化的黏膜内肿瘤；以溃疡性结肠炎等慢性炎症为背景的散发的局灶肿瘤；内镜切除术后局部残留的早癌等。

根据 2018 年 4 月修订的诊疗费用报销规定，在日本，大肠 ESD 的保险适用条件更改为"最大直径超过 2cm 的早癌，最大直径为 5mm ~ 1cm 的神经内分泌肿瘤，以及最大直径小于 2cm 的伴纤维化的早癌"。另外，大肠 ESD 的保险适用条件中**术前诊断为早期大肠癌**，并不要求术前必须有活检病理诊断。早期大肠癌中，腺瘤内癌居多，用活检钳取活检存在漏诊的可能。另外，如果术前诊断为早期大肠癌，即使 ESD 切除标本的病理诊断为腺瘤，也可申请医疗保险报销。

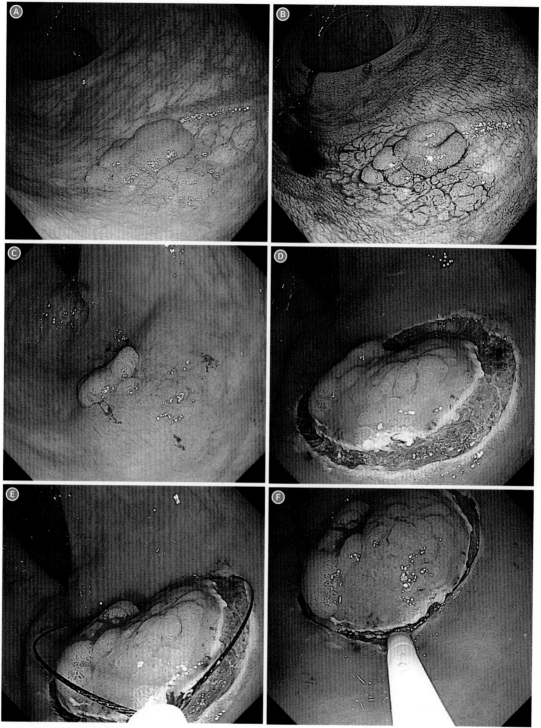

图 1　预切开 EMR 的操作顺序

Ⓐ）白光观察，可见直肠 Rb 直径 20mm 的 0-Is+IIa 病变。

Ⓑ）色素内镜图像（靛胭脂染色）。

Ⓒ）黏膜下注射后，最初拟行 EMR，但病变无法充分抬举，最终改为 precutting EMR。

Ⓓ）用 SOUTEN®（KANEKA 公司）进行环周黏膜切开。

Ⓔ）黏膜下注射后，不剥离黏膜下层，改为圈套器圈套切除。

Ⓕ）用螺旋形圈套器（奥林巴斯公司）将病变勒紧后圈套切除。

（图 1：续下页）

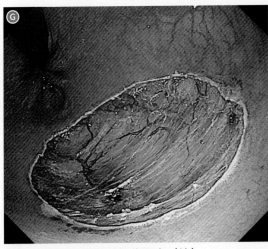 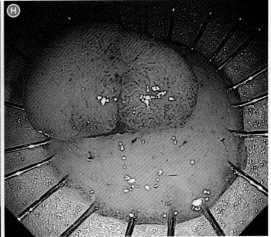

图 1　预切开 EMR 的操作顺序（续）

Ⓖ）切除后创面。

Ⓗ）切除标本。

 Q1 预切开 EMR 和混合 ESD 的适应证及注意事项是什么？

A1 根据病变大小和部位选择治疗方法，圈套的时机很重要

　　预切开 EMR 的适应证是直径小于 20mm、符合 EMR 适应证的病变。也包括因纤维化造成病变黏膜下注射后抬举不佳，以及圈套时圈套器打滑难以勒紧的情况。

　　混合 ESD 的适应证首先应符合 ESD 的适应证，从病变大小来说，应为可确切地用圈套器整块切除、最大直径小于 3cm 的病变。在进行混合 ESD 时，把握好从黏膜下层剥离改为圈套器切除的时机是最重要的。应将黏膜下层纤维充分剥离至固有肌层上方。需要注意的是，若黏膜肌层未剥离开，或黏膜下层有纤维粘连，牵拉剩余的病变时，圈套切除可导致切除不全，最终需要分片切除（图 3）。

　　在圈套器的使用上，为使圈套器紧贴固有肌层，避免前端翘起，应尽可能选择质地较硬的圈套器。对伴有重度纤维化的病变进行圈套切除时，哪怕病变只有一点收缩，也容易造成甜甜圈式的分片切除（中央残留，译者注），这时，应停止圈套切除，追加黏膜下层剥离。

 Q2 对 cT1b 癌可否进行以切除活检为目标的 ESD？

A2 只有能确保术前诊断、ESD 操作技术、病理诊断等精细化管理质控达标的临床中心才可开展

　　大肠 cT1b 癌的治疗原则是在充分考患者的个体条件、社会背景、个人意愿等的基础上，根据各种淋巴结转移风险因子、病变的预计转移风险和手术不利因素等综合决定的。但在现阶段，术前准确评价浸润深度以及完全切除 cT1b 癌的内镜技术尚未达到标准化，对这

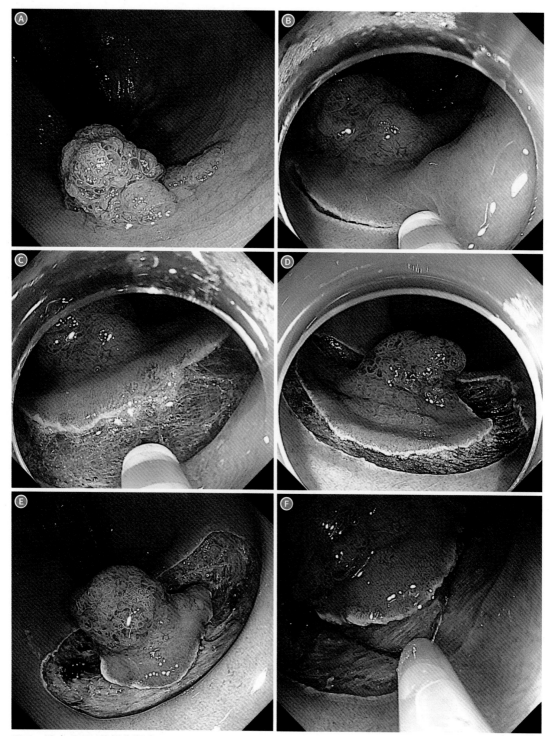

图2　混合ESD的操作顺序

Ⓐ）白光观察，直肠Rb可见直径25mm的0-Is+Ⅱa病变。

Ⓑ）黏膜下注射甘油果糖后，用Dual J刀（奥林巴斯公司）在病变肛侧进行黏膜切开。

Ⓒ）用Dual J刀在病变肛侧追加黏膜下层剥离。

Ⓓ）在病变肛侧进行黏膜切开。

Ⓔ）修整周边黏膜下层，使病变缩小，剥离充分后改用圈套器切除病变。

Ⓕ）用螺旋形圈套器进行圈套切除。

（图2：续下页）

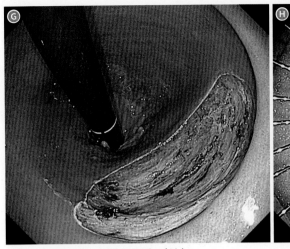
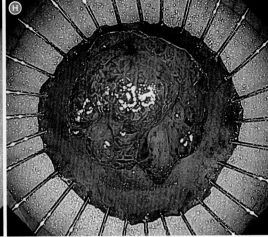

图2 混合 ESD 的操作顺序（续）

Ⓖ）切除后创面。

Ⓗ）切除标本。

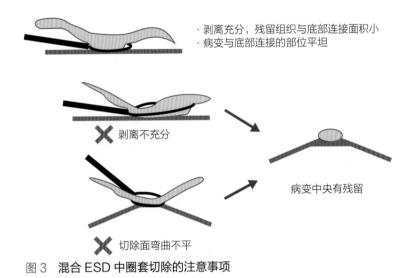

· 剥离充分，残留组织与底部连接面积小
· 病变与底部连接的部位平坦

✖ 剥离不充分

✖ 切除面弯曲不平

病变中央有残留

图3 混合 ESD 中圈套切除的注意事项

些病变不宜随意尝试行 ESD。术前通过超声内镜判断肿瘤黏膜下层浸润深度、客观评价固有肌层是否受累等是非常重要的。此外，对 ESD 术后标本进行恰当的切片、准确的病理诊断也是必需的。如果切除术后为完全切除，且垂直切缘阴性，内镜切除几乎不影响追加外科手术以后的转移、复发及预后。

Q3　哪些病例初次治疗应选择外科手术而不是ESD？

A3 预计行 ESD 非常困难的病变

　　如前所述，即使符合 ESD 的适应证，也应根据术者的技术水平、病变位置（如延伸至阑尾内的病变等）、内镜操控难易程度、医疗花费、预计治疗时间等进行综合评价，外科手术也应作为选项之一来考虑。大肠 ESD 的困难因素包括内镜的操控性及病变的纤维化程度，尤其是内镜操控性不佳、伴有重度纤维化的病变，ESD 是非常困难的。当然，如果术前精查明确诊断为 cT1b 癌或进展期癌时，应首选手术治疗。

■ 参考文献

[1] 田中信治，他：大腸 ESD/EMR ガイドライン（第2版）. Gastroenterol Endosc，61：1321–1344，2019.

[2] 平尾雅紀，他：胃の腫瘍性病変に対する内視鏡的切除法. Gastroenterol Endosc，25：1942–1953，1983.

[3] 岡　志郎，他：大腸 T1（SM）癌に対する内視鏡的摘除の現況と将来展望. Gastroenterol Endosc，58：1311–1323，2016.

[4] Yamashita K, et al：Preceding endoscopic submucosal dissection for T1 colorectal carcinoma does not affect the prognosis of patients who underwent additional surgery：a large multicenter propensity score–matched analysis. J Gastroenterol, 54：897–906, 2019.

[5] Hayashi N, et al：Predictors of incomplete resection and perforation associated with endoscopic submucosal dissection for colorectal tumors. Gastrointest Endosc, 79：427–435, 2014.

4 切除标本的处理及追加手术的墨标

上杉憲幸，菅井 有

1 概述

肠镜切除标本的病理诊断，不仅可以确定病变的组织学诊断，在病理与内镜所见对比以及确定内镜切除术后是否需要追加手术切除方面具有重要作用。为获得准确的病理诊断，应对切除标本进行正确处理。

本文将对如何准确处理肠镜切除标本、正确进行病理诊断，以及如何判定带蒂病变的黏膜下层浸润深度进行概述。同时，也对追加肠切除手术时如何进行正确的墨标，通过实际病例的病理所见为例进行阐述。

2 内镜切除标本的处理要点

正确处理内镜切除标本的要点：①标本处理后能进行正确的病理诊断；②适合与内镜所见进行充分对比；③切除标本能满足免疫组化染色和遗传基因分析的需要。除以上3点外，下面几点也很重要：**①防止切除标本干燥**；**②切除标本应适度伸展**；**③切除标本应适当固定**；**④进行正确的切片（切割）**。下面将进行详细阐述。

1）防止切除标本干燥

为了防止内镜切除后回收的新鲜标本干燥，应使用浸有生理盐水的纱布覆盖在标本表面。以前也曾经有过将整个标本直接浸泡在生理盐水的做法，但这样会造成组织内含有过多水分，因此并不推荐。在后面所述的伸展标本时，也应特别注意不要使标本干燥，伸展标本需花费较长时间时，可在标本上滴上生理盐水或在表面覆盖纱布，以防止干燥。

2）适度伸展切除标本

对于带蒂和无蒂病变，切除标本的处理略有不同。对于**带蒂病变**，有时会出现蒂部的断端未能正确固定导致切缘诊断困难的情况。用细针固定茎部时，注意不要使蒂部卷曲（图1）。

对于**无蒂病变**，应将标本适度伸展。伸展标本时，为避免伸展过度和伸展不充分，应参考内镜图像。如果条件许可，建议由内镜医生和病理医生共同完成（图2、图3）。另外，应尽量减少对黏膜的接触和摩擦，以免造成黏膜损伤。固定时还应注意避免标本边缘的黏膜卷曲，这会对标本切缘的病理诊断造成困难（图4）。固定时，使用镊子等工具夹住标本边缘的黏膜，并用细针把周围正常黏膜固定在橡胶板或软

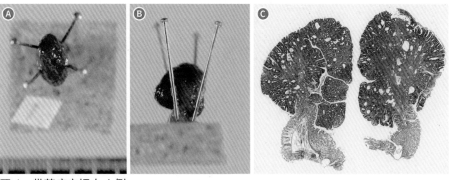

图 1　带蒂病变标本 1 例

Ⓐ Ⓑ）福尔马林固定前的标本。将带蒂病变的蒂部保持平整，不要卷曲，用细针沿四周固定在软木板上。Ⓒ）同一标本的 HE 染色像，蒂部显示清晰，易于进行切缘的病理诊断。

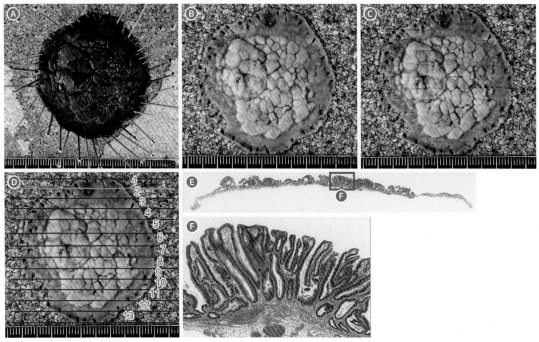

图 2　无蒂病变标本 1 例

Ⓐ）福尔马林固定前的内镜切除标本。LST-G 颗粒均一型病变，间隔约 3mm 用细针固定，适度伸展病变。Ⓑ）同一标本福尔马林固定后。Ⓒ）切片后重新组合的标本。此状态下摄片，之后有助于病理组织学图像和内镜图像的准确比对。Ⓓ）以 Ⓒ 为基础制作的有切割线的图像。Ⓔ）同一标本的 HE 染色像。Ⓕ）HE 标本低倍镜下观察，诊断为低级别管状腺瘤。

　　木板上，固定时应注意避免标本边缘的黏膜向标本内侧卷曲。

　　标本的伸展和固定应尽量使用较细的不生锈细针，应均匀用力伸展标本。细针的数量与固定间隔应参考标本大小决定。伸展标本的技巧是先大致扎上几枚，然后一边伸展一边均匀地扎入细针。分片切除的标本应尽可能将其重建后再固定，但切缘的诊断大多比较困难。

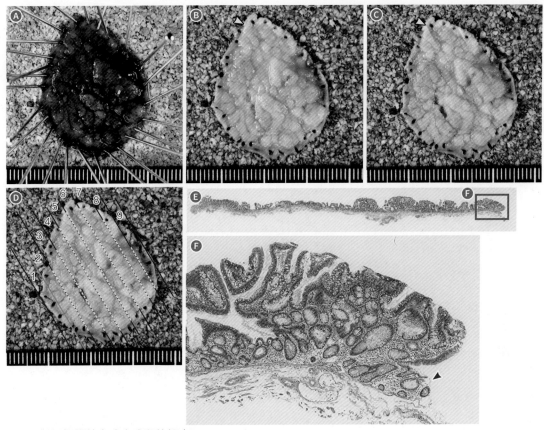

图3　邻近切缘处有病变残留的标本

Ⓐ）福尔马林固定前的内镜切除标本。LST-G 颗粒均一型病变，病变靠近水平切缘。**Ⓑ**）同一标本福尔马林固定后。**Ⓒ**）切片图像。经病变邻近切缘处进行切片（▷）。**Ⓓ**）病变的复原图，病变靠近切缘。**Ⓔ**）同一标本的 HE 染色像。**Ⓕ**）邻近切缘处的高倍镜像。水平切缘（▶）可见 2~3 个肿瘤腺管与正常腺管相混杂。

3）正确固定切除标本

　　从活体采集的组织，自标本离体后即开始发生组织自溶，因此，为了将切除标本的组织自溶控制在最小限度，应尽快进行标本固定。切除后的标本应及时放在福尔马林溶液中固定。固定液以 **10% 福尔马林缓冲液为宜**。考虑到可能进行免疫组化染色和基因检测，应尽量控制好固定时间，避免固定时间过长。福尔马林液可通过蛋白交联而掩盖抗原，这种作用不仅导致免疫组化染色时抗体反应性降低，也可促进 DNA 和 RNA 的断裂。根据标本的大小，合适的固定时间为 6~48h。

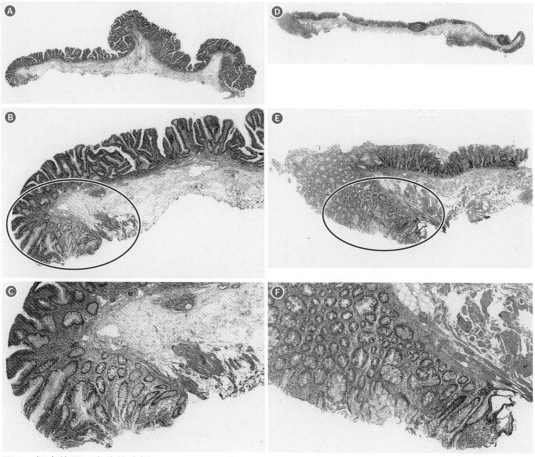

轻中度异型管状腺瘤　　　　　　　　　　　　　　　SSA/P

图4　标本伸展不充分的病例

Ⓐ Ⓓ）HE 染色的病理组织像。**Ⓑ Ⓔ**）HE 染色的低倍放大像。固定时黏膜向内侧卷曲（○）。**Ⓒ Ⓕ**）染色的中倍放大像，由于黏膜卷曲，无法做出正确的切缘诊断。

4）对切除标本进行正确的切片处理（切割）

　　切除标本在切片时应注意以下 3 点：①对所关注的区域进行恰当的组织形态学观察（能够与内镜下所见进行对比）；②正确诊断浸润深度；③正确诊断水平和垂直切缘。

　　首先，对福尔马林固定后的标本应使用清水充分清洗。切割标本时，尽量避免接触和摩擦黏膜面。标本一般应间隔 2 ~ 3mm 进行切割。另外，在切开状态下**将切片重新组合后摄片**对事后与内镜图像进行对比是非常重要的（图2**Ⓒ**、图3**Ⓒ**、图5**Ⓒ**）。此外，无论是带蒂病变还是无蒂病变，在切片时均应特别注意，切片会对切割线附近的组织表面造成影响，因此切割线应尽量避开**最想观察的病理组织区域**。

　　为了与内镜图像进行正确对比，在充分确认内镜图像的基础上，将切除的标本在实体显微镜下进行观察，确定最关注的部位后再进行切片是很关键的。此外，在

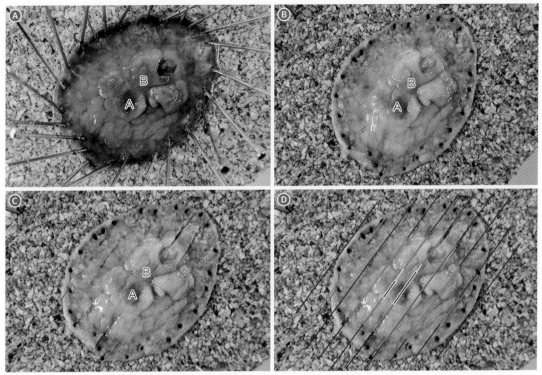

图5　LST-G 结节混合型病例①

Ⓐ）福尔马林固定前的切除标本肉眼像。可见局部发红、呈结节状（关注部位 A），周边可见局部轻度发红，呈扁平状的区域（关注部位 B）。Ⓑ）福尔马林固定后的标本。Ⓒ）切片后重建的图像。Ⓓ）复原图。━ : SSA/P, ━ : SSA/P 伴异型增生（with cytological dysplasia），━ : 腺癌。

实体显微镜下观察时，与内镜下观察相同，建议喷洒色素，以便对表面结构充分观察（图2Ⓐ、图3Ⓐ、图5Ⓐ）。

为了判断切缘，需沿着病变边缘距离标本切缘最近的部位进行改刀切片。为了判断浸润深度和垂直切缘，应从预计浸润最深部位，以及病变靠近水平切缘最近的部位进行切片。为此，需在实体显微镜下确认这些部位后再进行切片（图5~图7）。

条件允许时，建议由内镜医生和病理医生共同进行切片，对观察所见进行充分讨论和交流，并对与病理诊断相关的内镜及病理所见进行准确的比对、复原，这对获得准确的病理诊断是很有帮助的。

要点

补充：用于基因检测的标本的处理

在笔者研究室，从内镜切除标本中获取的新鲜组织可用于基因检测。除非病变本身很小，影响病理诊断，通常可使用活检钳对肿瘤黏膜和非肿瘤黏膜分别进行取材。对于内镜下关注的区域，可在包括关注区域在内的多个不同位置分别进行活检（图8）。对于已经活检后的标本进行切片时，应从取活检的位置进行切片，这样可明确活检取材部位的组织学诊断。另外，如能确认邻近取材位置的切片中包含肿瘤组织，则可确认取样准确。

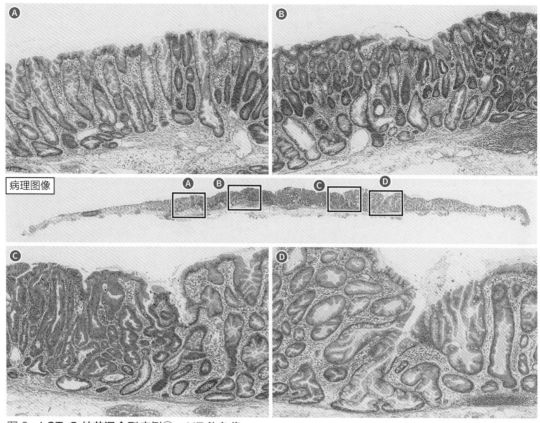

图6　LST-G 结节混合型病例②：HE 染色像

Ⓐ）从图5的关注部位 B 至其外侧，与相当于 SSA/P 的锯齿状病变相连续，考虑为类似管状腺瘤的成分。Ⓑ）从图5的关注部位 B 至 A，与腺瘤样成分相连续，考虑为分化型腺癌。Ⓒ）从图5的关注部位 A 至其外侧区域，与腺癌成分连续，考虑为相当于 SSA/P 的锯齿状病变。Ⓓ）SSA/P。根据以上所见，考虑为 SSA/P 癌变。

3　大肠带蒂病变黏膜下层浸润深度的诊断标准及要点

　　根据《大肠癌处理规范》第9版，不论肉眼分型，黏膜下层浸润距离的测量方法为：对能确定或推测黏膜肌层走行的病变，从黏膜肌层下缘开始测量；无法确定或推测黏膜肌层走行的部位，从病变表面开始测量。另外，对带蒂病变中黏膜肌层错综分布的病变，黏膜下层的浸润距离以头部（头部与蒂部的交界处）为基准线，测量头部至浸润最深处的距离（图9）。对带蒂病变中黏膜肌层错综分布的病变，若浸润仅局限于头部，则记录为头部浸润（head invasion）。Matsuda 等报道的多中心研究显示，在 384 例带蒂型早期大肠癌（头部浸润 240 例，蒂部浸润 144 例）中，头部浸润病例的淋巴结转移率为 0，蒂部浸润病例的淋巴结转移率为 6.2%，复发率分别为 0 和 0.8%。另外，据 Kitajima 等报道，即使存在头部和蒂部浸润，在无淋巴管侵犯的情况下，若黏膜下层浸润深度小于 3000μm，无淋巴结转移。

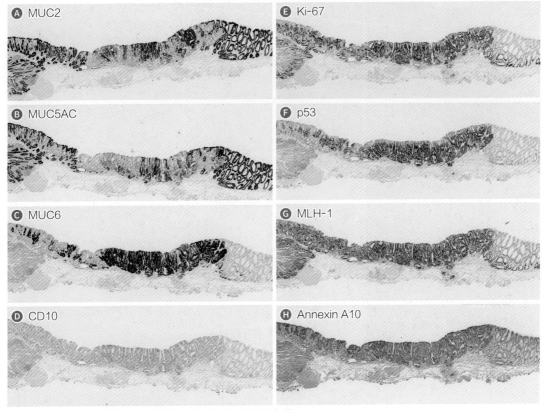

图7 LST-G 结节混合型病例③：免疫组织化学染色像

所有组织成分中，MUC2、MUC5AC 和 MUC6 均为阳性；而在腺癌中，MUC6 呈弥漫性阳性。SSA/P 中 Ki-67 染色仅在腺体底部呈阳性，而在腺癌中呈弥漫性阳性。p53 在腺癌中呈阳性。未见 MLH-1 表达缺失。Annexin A10 在所有组织中均呈阳性。

根据这些报道，**如果癌的浸润仅局限于头部，几乎不会复发和出现淋巴结转移**，提示内镜治疗可达到治愈性切除。但是，在实际临床工作中，经常出现病理诊断难以判断是头部浸润还是蒂部浸润的情况。这时，不仅应考虑浸润深度，还要参考脉管侵犯、肿瘤出芽等其他因素来决定是否需要追加肠切除手术。不只是带蒂病变，联合应用弹性纤维（Elastica van Gieson，EVG）、Desmin 以及 D2-40 免疫组化染色，对准确诊断黏膜下层浸润深度和脉管侵犯都是非常重要的（图9**B**，**D**）。

4 在肠切除术中进行墨标的目的及要点

肠切除术中墨标的目的是为了在内镜切除术后追加手术以及腹腔镜下肠切除手术时，通过肉眼从浆膜面确定病变的位置。要点：①黏膜下注射生理盐水；②黏膜下注射墨汁的剂量；③墨标的位置和数量。

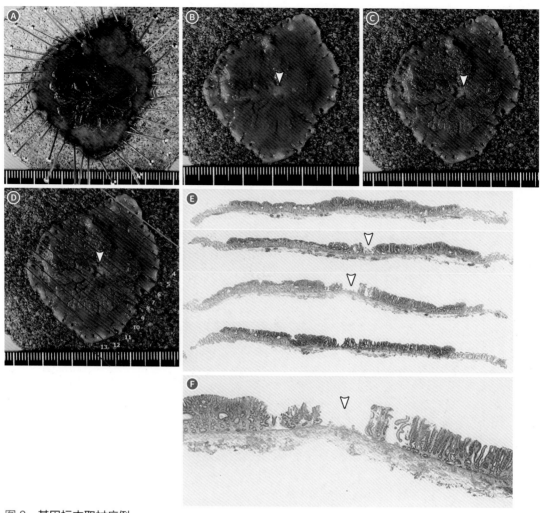

图8　基因标本取材病例

Ⓐ）LST-NG 假凹陷型病变。Ⓑ）从▷部分取材。Ⓒ）切片图像，经过取材部位进行切片。Ⓓ）带切割线的图像。
Ⓔ）HE 染色像，经取材部位制作的切片（▷），邻近取材部位前后的切片确认存在相同的肿瘤组织。Ⓕ）HE 染色的
高倍像，确认取材部位（▷）周边为肿瘤组织。

　　根据《大肠癌治疗指南》，为了确切进行淋巴结清扫和保证切缘阴性，对于切除肠管的长度规定如下：对于结肠癌，应距离病变口侧和肛侧各 10cm；对于直肠癌，肛侧切除的长度针对直肠乙状结肠交界处（直肠 Rs）癌和直肠上段（直肠 Ra）癌应为 3cm，针对直肠下段（直肠 Rb）癌为 2cm。一般来说，肠管的切除线应参照此标准在手术中决定。但内镜切除术后、腹腔镜下大肠切除术中，通过肉眼很难从浆膜面确定病变位置，因此，术中确认病变部位是非常重要的。目前，除了采用术前行肠镜墨标以外，也采用色素注射、内镜下金属夹标记结合 X 线透视的方法。也有人采取术中内镜确认病变的方法，其中墨标法较为简便，应用广泛。

1）墨标的合适剂量和方法

墨标剂量不恰当的情况并不少见。标记量过少会导致术中无法确认病变；反之，标记范围过大也会造成病变辨认困难（图10）。墨标时，注射0.1~0.2mL进行标记就足够了。应使用灭菌墨汁。墨汁漏到肠腔内时，即使量很少，也会造成观察视野变黑，影响定位。应先在注射针内充填少量生理盐水，确认是否漏液。一旦发现漏液，应重新穿刺。另外，在黏膜下层注入生理盐水后会形成膨隆，便于注入墨汁，几乎不会向管腔内漏出，可维持良好的观察视野。墨汁标记的时间一般为术前1天至术前1个月。也有报道认为，最好在手术前1天或手术当天进行标记。

2）合适的标记位置和标记数量

为了在腹腔镜下从浆膜面可以辨认墨标的位置，一般应避免在肠系膜附着侧进行墨汁标记。很多术者在标记位置和数量方面下了很大功夫，积累了很多经验。有报道称，应在病变同一水平，尽可能相距180°，在两处分别标记。也有报道称，在肠管的2~3个不同方向进行标记，或者分别在口侧和肛侧两个位置标记，以及其他各种在肠管相对侧不同位置进行标记的方法。总之，事先应与外科医生充分讨论，按照各医院的习惯来决定标记方法，事实上，无论采用哪种方法差别都不大。

■参考文献

[1] 上杉憲幸，菅井 有：大腸内視鏡切除標本の病理診断における断端の問題点．大腸癌FRONTIER，4：69-73，2011.

[2] 田邉 寛，岩下明徳：大腸癌の病理検査・診断 内視鏡切除標本の取り扱い方 – 正確な病理診断のために – 日本臨牀（増刊），73：341-345，2015.

[3] 山里哲郎，他：内視鏡切除で得られた検体の取り扱い．消化器内視鏡，28：946-952，2016.

[4] 「ゲノム診療用病理組織検体取扱い規程」（日本病理学会 ゲノム診療用病理組織検体取扱い規程策定ワーキンググループ／作成），日本病理学会，2019.

[5] 「大腸癌取扱い規約 第9版」（大腸癌研究会／編），金原出版，2018.

[6] Matsuda T, et al：Risk of lymph node metastasis in patients with pedunculated type early invasive colorectal cancer: a retrospective multicenter study. Cancer Sci, 102：1693-1697, 2011.

[7] Kitajima K, et al：Correlations between lymph node metastasis and depth of submucosal invasion in submucosal invasive colorectal carcinoma: a Japanese collaborative study. J Gastroenterol, 39：534-543, 2004.

[8] 石原聡一郎，他：大腸癌の術前内視鏡に外科医が求めるもの．消化器内視鏡，28：1992-1998，2016.

[9] 「大腸癌治療ガイドライン医師用2019年版」（大腸癌研究会／編），金原出版，2019.

[10] 遠藤俊吾，他：腹腔鏡補助下大腸切除術における病変部位同定のための点墨の工夫．日本大腸肛門病会誌，52：372-373，1999.

[11] 松本主之，飯田三雄：点墨法．胃と腸，31：289，1996.

[12] 濱崎尚子，他：下部消化管内視鏡下点墨法の工夫–点墨法と点墨剤の検討．日本大腸肛門病会誌，52：369-171，1999.

[13] 金川泰一朗，他：腹腔鏡補助下大腸切除術のための点墨法の工夫．日鏡外会誌，7：676-679，2001.

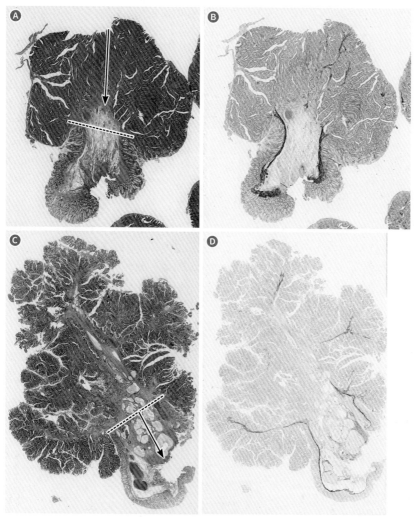

图 9　伴黏膜下层浸润的腺瘤内癌变的带蒂病变

Ⓐ）癌细胞浸润未越过 Haggitt 线（---），诊断为头部浸润。这时应测量从表面至浸润处的距离（原文如此，指南中此种情况应为不测量，译者注）。Ⓑ）Desmin 免疫组化染色像，显示黏膜肌层完全断裂。Ⓒ）癌细胞浸润越过 Haggitt 线，诊断为蒂部浸润。这时应测量 Haggitt（---）线至浸润最前端的距离。Ⓓ）Desmin 免疫组化染色像。

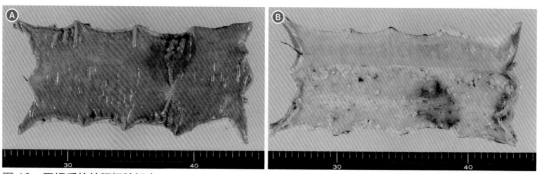

图 10　墨标后的结肠切除标本

Ⓐ）与病变同一水平处只有 1 个标记点。Ⓑ）同一标本从浆膜面观察。标记部位可清晰辨认。

内镜切除术后的随访

堀田欣一

1　随访目的

随访原本的意思是对高危人群进行监测。大肠肿瘤内镜切除术后随访的目的是**发现局部复发**和**发现异时性大肠肿瘤**，最终降低大肠癌的发病率和死亡率。据美国大肠息肉长期队列研究（National polyp study）的结果显示，与普通人群相比，大肠息肉切除术可使大肠癌的累积发病率降低76%～90%。2012年的数据报告显示，经过15.8年的长期随访，与普通人群相比，大肠癌的死亡率也降低了53%。

2　发现局部复发（残留复发）

1）复发风险

大肠肿瘤内镜切除术后的病理显示，分片切除或水平切缘阳性时，局部复发（残留复发）的风险增加。这种情况下，应对内镜切除术后的瘢痕使用色素喷洒、NBI等图像增强内镜检查术进行诊断。一般来说，残留复发的病变边界清晰，诊断较为容易。直径小于10mm的腺瘤残留可使用冷活检钳息肉切除术（cold forceps polypectomy）、冷圈套器息肉切除术（cold snare polypectomy）、EMR、热圈套器息肉切除术（hot snare polypectomy）进行治疗（图1）。但是，如果残留病变在内镜下诊断为癌或直径超过10mm，则ESD更为有效（图2）。

2）发生率和时间

分片切除后的局部复发率在2年内大多为9.1%～27.5%。在日本开展的直径20mm以上的大肠肿瘤多中心队列研究显示，EMR、ESD整块切除术后，局部复发率分别为2.3%和0.7%，但分片切除术后则分别为14.9%和13.9%。无论何种治疗方法，分片切除术后的局部复发率会增加。另外，局部复发的时间间隔平均为6.8个月。

3）随访间隔

据日本国立癌研究中心中央医院的前瞻性队列研究报道，对572例直径10mm以上的大肠肿瘤行内镜切除术（不含ESD）后（观察的中位时间为21个月）随访观察，EMR术后的残留复发率中，整块切除者为2.5%，分片切除者为24.0%，后者复发率增加，差异显著。由于部分残留复发病例在为期3个月的短期随访时尚不

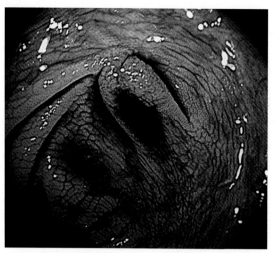

图1 分片EMR切除术后，残留复发的直径为8mm的病变

EMR整块切除，诊断为高异型度腺瘤，切缘阴性。

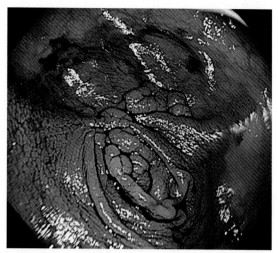

图2 分片EMR切除术后，残留复发的直径为30mm的病变

ESD整块切除，诊断为低异型度腺瘤，切缘阴性。

能诊断，因此，对于分片切除的病例，**首次随访时间最好为术后6个月**。尽管预计水平切缘阳性的整块切除病例的局部复发风险低于分片切除者，但由于尚缺乏准确的数据，为保证安全，目前的处理办法与分片切除术后的处理相同。尤其是大肠癌切除术后，为保证安全，随访间隔时间不宜过长。初次内镜切除前，如果病变范围判断不清，建议提前复查，以便确认是否存在病变残留。

根据《欧洲胃肠内镜学会（European Society of Gastrointestinal Endoscopy，ESGE）指南》《美国结直肠癌多学科工作组（US Multi-Society Task Force，US-MSTF）指南》（直径20mm以上的肿瘤）、日本《大肠癌治疗指南（2019）》和《大肠EMR/ESD指南》（第2版），建议分片切除术后，首次内镜复查的时间为术后6个月左右。

3 发现异时性大肠肿瘤

1）随访间隔的现状

日本关于大肠肿瘤内镜切除术后的随访，现有的《大肠息肉诊疗指南》第2版为腺瘤切除术后3年。《大肠癌治疗指南（2019）》为大肠癌治愈性切除术后1年。

在欧美国家，发表了《US-MSTF和ESGE随访指南》，根据腺瘤性息肉的数量，最大直径和病理诊断结果[有无绒毛成分（villous component）和高级别异型增生（high grade dysplasia）（相当于日本的Tis癌）]进行风险分层处理，制订了不同层别的随访间隔。欧美国家指南制订的基础为初次内镜结肠清除较为充分，包括微小病变在内的腺瘤性息肉全部切除并进行病理检查。以上两项指南中都加入了锯齿状病变。2020年，US-MSTF修订版的更新点有：1~2个直径小于10mm的腺瘤为低风险组，随访间隔延长至7~10年。此前3~4个直径小于10mm的腺瘤随访间隔为3年，此次改为3~5年，腺瘤超过11个者缩短为1年。ESGE指南被简化，将"腺瘤直径超过10mm，高级别异型增生，有绒毛状腺瘤成分，数量大于3个，直径超过10mm，并伴有异型增生的锯齿状息肉"定义为高危人群，建议间隔3年进行随访。其中，对于腺瘤超过10个的患者应进行基因检测辅助诊断。直径少于10mm的腺瘤少于2个者为低危人群，建议10年后再进行常规筛查（便潜血试验、全结肠镜检查等）。

2）日本的现状

根据在日本开展的随机对照试验日本大肠息肉研究的结果，经过两次肠镜检查对腺瘤性息肉行**结肠清除后，建议下一次肠镜检查的间隔时间为3年**。但是，以日本消化内镜学会认定的教学医院为对象的调查显示，在日常诊疗中，对包含微小腺瘤在内的腺瘤性息肉全部切除的医院只有不足30%。因此，实际工作中，随访间隔比欧美指南规定的时间更短。由于内镜的随访间隔短，在全部大肠内镜检查数量中，随访检查所占的比例较高。

为了将数量有限的肠镜检查资源分配给新患者，提高内镜随访的效率迫在眉睫。日本消化内镜学会制订了《大肠内镜筛查和随访指南》，并于2020年8月发表。内镜随访间隔从以前的均为3年改为建议根据风险分层决定。

以下对基于指南的临床问题（Clinical Question，CQ）进行解说。首先，首次肠镜检查时必须确保结肠清除，对所发现的肿瘤性病变全部切除。

CQ：首次肠镜筛查时发现腺瘤 [2个以内，除外进展性腺瘤（advanced adenoma）] 并切除后，随访方法和间隔时间为何？

回答：根据3~5年后的全结肠镜检查（TCS）结果决定随访方法和间隔时间。这个临床问题（CQ）一般适用于低风险腺瘤（low risk adenoma）的情况。在欧美国家，建议7~10年后进行随访，或再次按照筛查策略确定检查时间。在日本，由于3年以内进行随访非常普遍，因此建议随访间隔定为3~5年为宜。

CQ：首次肠镜筛查发现并切除腺瘤（3~9个，除外进展性腺瘤[※1]）时，随访方法和间隔时间为何？

回答：3年后进行全结肠镜筛查。该临床问题适用于一般所说的"高风险腺瘤"这类情况。证据最为充分，与欧美国家推荐的随访间隔相同，也为3年。

CQ：首次肠镜筛查发现了进展性肿瘤[※2]，切除10个以上的非进展性腺瘤时，随访方法和间隔时间为何？

回答：根据1~3年后的全结肠镜检查决定随访方法和间隔时间。法国的队列研究显示，如果切除进展性肿瘤后不进行随访，发生异时性大肠癌的标准化发病率（SIR）（95% CI）为4.3（2.9~6.0），进行1次随访时，风险可降至1.1（0.6~1.8），大约降至原来的1/4~5）。这表明对进展性肿瘤行全结肠镜检查随访是很有必要的。在指南中有详细解说：对于Tis、T1、10个以上腺瘤、直径20mm以上的腺瘤，内镜下完全切除时，建议随访时间从以前规定的1年延长至1~3年。

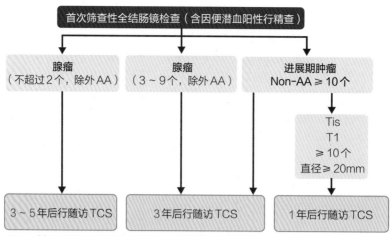

图3　基于风险分层的大肠肿瘤内镜切除术后随访

TCS: total colonoscopy（全结肠镜检查）；AA: advanced adenoma（进展性腺瘤）；Advanced neoplasia（进展性肿瘤）；Non-AA: Non-advanced adenoma（非进展性腺瘤）。

文献14を参考に作成

以上3个CQ总结如图3。今后，随着本指南的普及，希望未来能在降低肠镜检查数量的前提下，实行更高效的随访。

※1 进展性腺瘤（advanced adenoma）：直径10 mm以上的腺瘤，有绒毛成分的腺瘤，高级别异型增生（high grade dysplasia，相当于日本的Tis）。

※2 进展性肿瘤（advanced neoplasia）：在进展性腺瘤（advanced adenoma）中增加了浸润癌。

Q 无法确定切除部位时，该如何处理?

A 初次病理结果显示复发风险低时，可下次再进行详细观察

处理方法根据切除病变的病理结果和具体情况而有所不同。例如，内镜切除术后行追加切除前，必须先要发现病变。此时可采取喷洒色素、带透明帽、使用无创喷洒管，或更换术者的办法。总之，必须发现病变。但是，在随访时，一般不会采取如此复杂的处理。如果初次病理结果提示为整块切除，切缘阴性，病变残留风险极低，若多次反复检查也无法确定，可终止检查，下次再进行仔细观察。分片切除时，残留风险增加，因此应坚持寻找。对于行分片切除后术后瘢痕发现困难的情况，可在切除部位附近进行墨标，效果也很好。

■ 参考文献

[1] Winawer SJ, et al：Prevention of colorectal cancer by colonoscopic polypectomy. The National Polyp Study Workgroup. N Engl J Med, 329：1977–1981, 1993.

[2] Zauber AG, et al：Colonoscopic polypectomy and long-term prevention of colorectal-cancer deaths. N Engl J Med, 366：687–696, 2012.

[3] Ito S, et al：Treatment strategy for local recurrences after endoscopic resection of a colorectal neoplasm. Surg Endosc, 33：1140–1146, 2019.

[4] Hotta K, et al：Local recurrence after endoscopic resection of colorectal tumors. Int J Colorectal Dis, 24：225–230, 2009.

[5] Moss A, et al：Long-term adenoma recurrence following wide-field endoscopic mucosal resection（WF-EMR）for advanced colonic mucosal neoplasia is infrequent：results and risk factors in 1000 cases from the Australian Colonic EMR（ACE）study. Gut, 64：57–65, 2015.

[6] Oka S, et al：Local recurrence after endoscopic resection for large colorectal neoplasia：a multicenter prospective study in Japan. Am J Gastroenterol, 110：697–707, 2015.

[7] Hassan C, et al：Post-polypectomy colonoscopy surveillance：European Society of Gastrointestinal Endoscopy（ESGE）Guideline. Endoscopy, 45：842–851, 2013.

[8] Gupta S, et al：Recommendations for Follow-Up After Colonoscopy and Polypectomy：A Consensus Update by the US Multi-Society Task Force on Colorectal Cancer. Gastroenterology, 158：1131–1153. e5, 2020.

[9]「大腸癌治療ガイドライン医師用2019年版」（大腸癌研究会/編），金原出版，2019.

[10]田中信治，他：大腸ESD/EMRガイドライン（第2版）. Gastroenterol Endosc, 61：1323–1344, 2019.

[11]『大腸ポリープ診療ガイドライン2020（改訂第2版）』（日本消化器病学会/編），南江堂，2020.

[12]Matsuda T, et al：Randomized comparison of surveillance intervals after colonoscopic removal of adenomatous polyps：Results from the Japan Polyp Study. Gastroenterology, 146（5）Suppl 1：S161–S162, 2014.

[13]Hotta K, et al：Post-polypectomy colonoscopy surveillance in the real clinical practice：Nationwide survey of 792 board certified institutions of the Japan Gastroenterological Endoscopy Society. Dig Endosc：doi：10.1111/den.13663, 2020.

[14]斎藤　豊，他：大腸内視鏡スクリーニングとサーベイランスガイドライン. Gastroenterol Endosc, 62：1519–1560, 2020.

[15]Cottet V, et al：Long-term risk of colorectal cancer after adenoma removal：a population-based cohort study. Gut, 61：1180–1186, 2012.

治疗用内镜的种类及选择

田中秀典，冈 志郎

1 与治疗相关的内镜特点及功能

目前，市售的内镜有不同型号和功能，了解不同型号内镜的优缺点、功能特点，不仅有助于进行结肠镜的插入操作，对治疗也很重要。

1）外径

细径内镜在肠腔中自由度增加，易于接近皱襞背面并适合倒镜操作。因其弯曲直径小，即使在肠道屈曲部位推镜（push）操作，镜身也可弯曲，对肠管的牵拉作用较小，患者痛苦少。但是，由于镜身偏软，容易成襻，特别是在右半结肠，有时会出现难以靠近病变的情况。

2）弯曲性能

内镜弯曲角度越大，越容易靠近皱襞背面、适合倒镜操作。在操作困难或因心跳、呼吸运动剧烈导致内镜操控不稳定的部位，可倒镜使镜身紧贴肠壁，获得操控的稳定性。除此以外，还可处理隐藏在皱襞背面的病变。最近，奥林巴斯公司生产的一种新型肠镜具有"被动弯曲"功能，只要将内镜前端轻轻抵在肠壁上，其前端弯曲部的后部就可自然弯曲，当推镜通过转弯角度比较急峻的结肠屈曲部时，内镜弯曲部变钝，可顺利地越过屈曲部。

3）活检孔道直径

大多数治疗用附件都可通过 2.8mm 的活检孔道。对于较大的活检孔道，即使在附件插入活检孔道的状态下，也可吸引肠道内的液体和术中的出血。但是，在 ESD 中，如果活检孔道过大，也会造成附件在活检孔道中晃动、活动度增加，内镜操控性变得不稳定。

4）活检孔的位置

在 EMR 时，笔者通常需要把病变放在 6 点方向，用圈套器从上方套住病变，因此，将活检孔道置于 6 点位时操作更加容易。操作中调整成这种位置在 ESD 中也很重要。使用先端系切开刀（前端非绝缘型切开刀，译者注）时，常需要进行向左或向右的旋镜操作；使用剪刀型切开刀时，则需要一边看着剥离线，一边进行操作。因此，这种活检孔道口位置的设置能使医生在进行剥离操作时视野范围更大。

5）送水（前方送水、附送水）功能

送水功能有助于止血。出血量较少时，用注射器从活检孔道注水就可确定出血点。出血量较大时，出血点判断困难，这时，可先将止血钳从活检孔道伸出，用内镜的附送水功能冲水，能较为容易地找到出血点，然后用止血钳精确止血。另外，送水功能还可冲洗视野中的气泡、微小的组织碎片，保证操作视野清晰。

6）硬度可变（调整）功能

这个功能对于结肠镜的插入以及右半结肠的操作很实用，可通过调整内镜镜身的硬度减少成襻。

2 EMR 的内镜选择

EMR 的操作一般分为两步，黏膜下注射和圈套器切除。对于内镜操作熟练的医生，并不需要特意挑选内镜。但对于经验较少的医生，为了确保安全、准确完成操作，防止出现并发症，则需要选择合适的内镜并预先做好应对意外情况的准备。

对于右半结肠皱襞背面和位于直肠的病变，可进行倒镜操作。但如果管腔狭小，反转操作困难，不要勉强操作。在进行倒镜操作时，建议使用前端弯曲半径较小的**细径内镜**。根据病变的部位不同，也可酌情使用**透明帽**。对于隐藏在皱襞背面的病变，可一边用透明帽压住皱襞，一边进行黏膜下注射和圈套器操作。对于较大的、带蒂或亚蒂病变，使用透明帽可保证视野清晰。如果使用具有附送水功能的内镜，在出血时还可顺利地进行止血处理。

3 ESD 的内镜选择

ESD 时，术前需要进行精查，评估病变的部位、肿瘤直径、内镜的操控性能以及是否需要倒镜操作，内镜的选择也要依据这些具体情况（表）。一般来说，建议使用**细径内镜**，其前端硬性部分较短，弯曲角度更充分。对于直肠至乙状结肠的病变，建议使用直径较细、反转操作较容易的上消化道内镜。

现在，笔者单位一般都使用在治疗方面具备特殊性能的 PCF-H290TI/L（奥林巴斯公司）内镜。它的特点是：内镜的外径与上消化道用的内镜直径相同，前端弯曲半径较小，与普通肠镜相比，倒镜功能提高（图1）。由于 UP 角度钮的弯曲角度更大，即使病变位于皱襞内侧或直肠 Rb 邻近齿状线的部位，也能轻松地倒镜靠近。另外，该内镜的活检孔道设置在 5 点半方向，附送水出口在 6 点半方向，这两个位置均接近 6 点位。因此，ESD 操作中向左右两侧剥离时，可获得良好的操作视野（图2）。

表　大肠治疗用主要内镜参数比较

制造商	奥林巴斯公司					富士胶片公司
产品名称	PCF-H290TI/L	PCF-Q260JI/L	PCF-H290ZI/L	GIF-Q260J	GIF-H290T	EC-580RD/M
画质	H	Q	H	Q	H	—
前端外径（mm）	9.8	10.5	11.7	9.9	9.8	9.8
插入部直径（mm）	10.5	10.5	11.8	9.9	9.9	10.5
活检孔直径（mm）	3.2	3.2	3.2	3.2	3.2	3.2
活检孔位置	5点半	6点	5点	7点	6点半	6点半
弯曲角度（°）U D R/L	210 180 160	190 190 160	180 180 160	210 90 100	210 120 100	210 160 160
附送水位置	6点半	7点半	6点半	4点半	6点	7点半
硬度可变（调整）功能	有	无	有	无	无	无

U: Up（上）; D: Down（下）; R/L: Right/Left（左/右）。H: 高清; Q: 高画质。

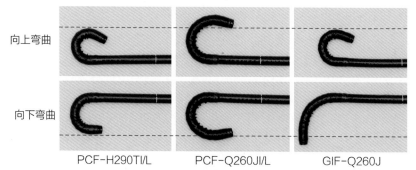

向上弯曲　　向下弯曲

PCF-H290TI/L　　　　PCF-Q260JI/L　　　　GIF-Q260J

图 1　PCF-H290TI/L：与其他内镜前端弯曲角度和反转性能的比较
PCF-H290TI/L 直径细，前端弯曲半径小，具有与上消化道内镜相似的反转性能，但是 Down 角度钮的角度比上消化道内镜更大（图像提供：奥林巴斯公司）

Q1　如何处理插入困难的右半结肠 ESD？

A1 可使用单气囊套管和双气囊内镜

　　使用单气囊套管（ST-CB1，奥林巴斯公司）（图3），可获得稳定的操控性。但有时也会存在操作困难的病例，气囊套管随内镜插入肠腔后，即使退镜也不能解襻，内镜无论如何也无法到达右半结肠。

　　对于插入困难的病例，使用双气囊内镜也可到达右半结肠。如果使用的内镜镜身长度较短（EI-580BT，富士胶片公司），还可使用各种附件进行其他操作或治疗。但由于不具有附送水功能，操作比较费力。

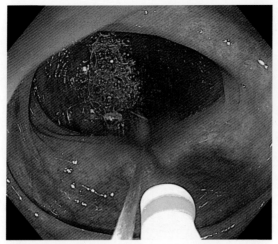

图2　PCF-H290TI/L 的活检孔道与附送水孔道的位置关系

活检孔道位于 5 点半位置，附送水孔道位于 6 点半位置，由于两者的位置均接近 6 点方向，剥离和止血操作可顺利进行。

Q2 ESD中，镜头起雾、视野变差怎么办？

A2 拔出内镜，擦拭镜头上的污物或使用防雾清洁剂

　　在内镜插入和退出较为容易的部位（直肠~乙状结肠），可直接拔出内镜，擦拭镜头上的污物。在内镜插入的状态下，也有很多方法清洁镜头。如市售的 MIGAKY®-N (Kaneka Medics 公司)，可从鞘管的前端伸出像雨刷一样的清洁器擦拭镜头。ClearJet®（Top 公司）可从鞘管的前端向后方喷射清洁剂清洁镜头。还可把 Clearish®（富士胶片公司）防雾剂预先喷在内镜镜头表面，轻轻擦拭，起到防雾作用。另外，红色双色成像（Red Dichromatic Imaging，RDI）（奥林巴斯公司）——一种新的图像增强技术，已于 2020 年投放市场，可使黏膜下层脂肪组织视觉上白化，从而改善观察视野（图 4）。

■ 参考文献

[1] 岡　志郎，他：スコープの種類とその特性を知る．消化器内視鏡，28：525-530，2016.

[2] Tanaka H, et al：The utility of a novel colonoscope with retroflexion for colorectal endoscopic submucosal dissection. Endosc Int Open, 7：E130-E137, 2019.

[3] Yoshida N, et al：Risk of lens cloudiness during colorectal endoscopic submucosal dissection and ability of a novel lens cleaner to maintain and restore endoscopic view. Dig Endosc, 27：609-617, 2015.

[4] Tanaka H, et al：Dual Red Imaging Maintains Clear Visibility During Colorectal Endoscopic Submucosal Dissection. Dig Dis Sci, 64：224-231, 2019.

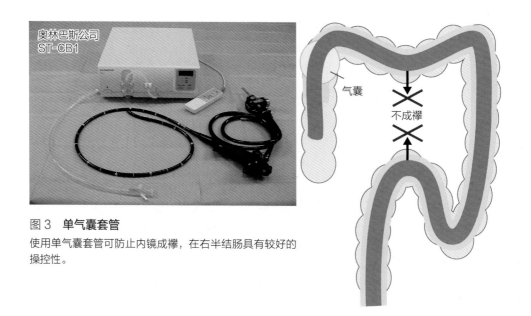

图 3　单气囊套管

使用单气囊套管可防止内镜成襻,在右半结肠具有较好的操控性。

气囊

不成襻

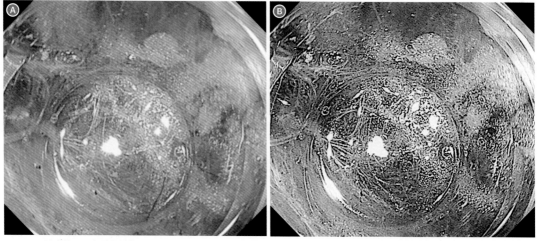

图 4　通过 RDI 改善视野

Ⓐ)白光内镜下观察,黏膜下层脂肪较多,镜头容易起雾。Ⓑ)RDI 下观察,脂肪组织视觉上变白,更为清晰,镜头不易有雾化的感觉。

注射针、注射液的种类及选择

山野泰穗

1 概述

　　黏膜下注射是 EMR 和 ESD 的重要步骤，尤其是 EMR 中，黏膜下注射后的黏膜隆起，对能否成功切除病变起着重要作用。本文介绍注射针（附件）和注射液的种类和选择。

2 注射针的种类及选择

1）种类

　　注射针的作用是将液体注入黏膜下层，因此，从功能上，要考虑**安全性、穿刺性以及液体推送性能**。表 1 是目前日本国内各公司销售的不同种类的注射针。尽管这些注射针外观相似，但是不同公司的产品在针尖形状、针的粗细（单位：gauge，G）、针的长度、鞘管直径、防止漏液（kink）、安全锁形状等方面均有各自的特点。近年来，由于 ESD 数量逐渐增加，注射液也趋向于选择黏稠度更高的注射液，而针芯直径越大，推送阻力越小，注射越容易。因此，各公司的主流产品均为高流量注射针。

2）选择

　　注射针种类多样，也给选择造成困难。有人认为应根据术者的操作习惯进行选择。笔者认为理想的注射针是那种"能够形成术者想要的黏膜下隆起效果的"注射针。具体来说，**穿刺性好**的穿刺针，可**反复注射**，并且注射液能注入黏膜下层、无漏液。与此相关的影响因素包括：**针尖形状、规格和针的长度**。

① 针尖形状

　　穿刺时最重要的是可穿透黏膜。针尖形状与穿刺性能相关的技术细节属于各公司的机密，不能详细公布。但是，总体说来，主要与针尖斜面角度和针尖斜面的形状有关。

　　针尖斜面的角度分为**锐角型**（12～14°）和**钝角型**（18～20°）。斜面的形状又可分为单个切面的**竹截面型**和多个切面的**柳叶刀型**。基于不同的针尖斜面角度和形状进行组合，注射针可分为 4 种，各具优缺点（图 1）。锐角型的注射针，其优点是穿刺性能好，但缺点是针尖斜面大，针孔口径大，容易漏液。因此，黏膜下层注射效率低，容易穿透肠壁（图 2）。钝角型穿刺针缺点是穿刺阻力大、穿刺性能差，但

表 1 注射针的种类和规格

名称	公司	鞘管长度 (mm)	外径（最大）(mm)	针长 (mm)	针型号 (G)	针型	适合的钳道	鞘管性状
一次性注射针（MM-NM-200U）	奥林巴斯公司	2300	2.5	4/5/6	23/25	钝角	2.8	
一次性注射针DNM（NM-400U）		2300	2.5	3/4/5/6	23/25	钝角（竹截面型）	2.8	
一次性注射针Needle Master（NM-610U）		2300	2.6	1.8/3/4/5/6	23/25/26	钝角（柳叶刀型）	2.8	高流量
注射针（NM-4U-1·螺旋外鞘）		2300	2.4	4	23	钝角（竹截面型）	2.8	
Liftain®针（KP内镜注射针）	Kaigen Pharma 公司	1600/2200	2.25	3/4	25	钝角（竹截面型）	2.8	高流量
Multi-injector	住友电木公司	2200	2.4	4	23	锐角/钝角	2.8	高流量
Chrisco®穿刺针	Terumo Clinical Supply 公司	2300		4	23	钝角	3.2	
Chrisco® Alpha		2300		4	23/25	钝角	2.8	
Top内镜用穿刺针	Top 公司	2200	2.5	1.8/2/2.5/3/4/5	23/25/26	锐角/钝角/边缘平滑型/平滑钝角型（竹截面型）	2.8	标准/Hybrid/高流量/Ace
内镜注射针	奥得医学/HOYA 公司	2300	2.5	4/5/6	23/25	钝角	2.8	高流量
Interject		2000/2400	1.8/2.3	4	23/25	先端渐变和双切面	2.8	高流量
Primeject	波士顿科学公司	2200	2.4	3/4	23/26	钝角（Pro Bevel 针）	2.8	
Sure lifter	Medico's Hirata 公司	1600/2200	2.5	2/3/4/5	23/25	锐角型/钝角型	2.8	高流量
Mjector针		1600/2200	2.5	3/4	23/25	锐角/钝角型	2.8	高流量

优点是针尖斜面小，针孔口径小，不易漏液，黏膜下层注射效率高（视频 1）。

另外，从针尖斜面的形状看，单个切面的竹截面型（一个面）穿刺针，其针尖斜面形成一个连续的椭圆形，只有一个穿刺面。而柳叶刀型穿刺针则由多个不同斜面组成，其面与面的连接部形成新的切割刃，穿刺切割面更多，穿刺性能提高。因此，基于上述原因，针尖形状为**钝角型**且为柳叶刀型的穿刺针更适合黏膜下注射。图 1 是单纯的柳叶刀型，实际上，柳叶刀型通过增加更多的技术改进，如倒切割、五面切割等方法进一步提高了穿刺性能，但是这些穿刺针前端形状的详细信息尚未公布。

② 针的粗细（型号规格）

与穿刺性能相关的另一个因素是穿刺过程中针尖穿过黏膜时，针尖斜面和针的侧面与黏膜之间的摩擦阻力，这一因素与针的型号规格有关。如表 1 所示，目前市场上销售的注射针分为 23～26 G，型号数值越高代表针的直径越细。从理论上讲，直径越细，针尖斜面和侧面的表面积就越小，摩擦阻力越小，穿刺性能越高。图 3 是由笔者督导与奥林巴斯公司联合开展的实验，该实验检测了不同型号穿刺针的穿刺性能。NM-400U（旧产品）和 NM-610U（新产品 25G）是同一型号的穿刺针，但是，后者穿刺时需要施加的外部力量更小。其原因在于改良了针尖的形状。针尖形状相同的 NM-610U，26G 的穿刺针比 25G 的更细，穿刺所需施加的力量更小。因此，一般容易认为，穿刺针的型号越高，穿刺性能越好。但实际上，穿刺针的型号越高，针孔直径越小，通过改进鞘管所获得的高流量注射液功能也会降低。

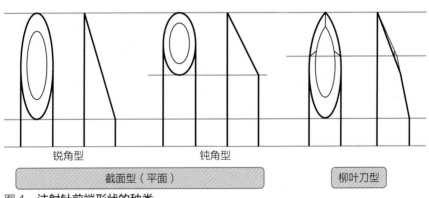

图 1　注射针前端形状的种类

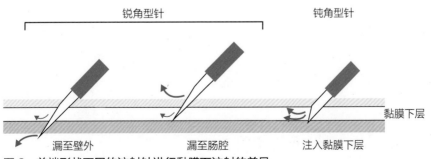

图 2　前端形状不同的注射针进行黏膜下注射的差异

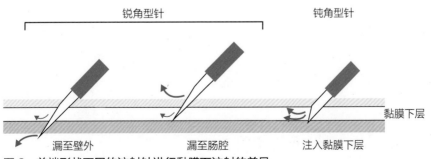

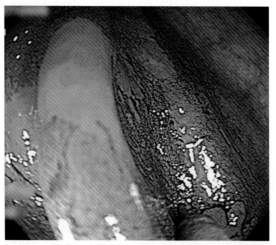

视频 1   黏膜下注射针：锐角型针和钝角型针的区别

穿刺力量的测量方法
穿刺树脂膜，测量从穿刺开始至完全穿透的力量（①~③）。
将力量峰值作为"穿刺力"进行比较评价。

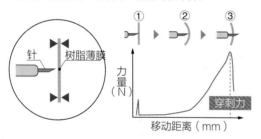

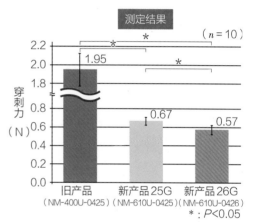

图 3   旧产品和新产品 Needle Master 的穿刺性能比较
出典：オリンパス配布パンフレット「大腸 EMR の局注における局注針選択の重要性」

③ 针长

　　其次，针长也是影响注射针能否准确地注入黏膜下层的重要因素。如表 1 所示，现在市面上销售的穿刺针，针长范围为 1.8 ~ 6mm。但实际上，适合肠道的穿刺针并不多。肠壁的厚度一般为 2 ~ 3mm，黏膜固有层为 0.4 ~ 0.5mm（400 ~ 500μm），为了让注射针前端的针孔完全进入黏膜下层内，针尖刺入的垂直距离应为 0.5 ~ 2mm。表 2 是不同针长的穿刺针其穿刺角度与刺入的垂直深度之间的对应关系。可以认为，穿刺角度较小时，较长的针容易进入黏膜下层，但随着穿刺角度逐渐增加，注射的垂直深度就会超过 3mm，超出黏膜下注射所允许的深度范围。

　　综上所述，前端形状为**钝角且为柳叶刀型**、规格型号数值高、针尖长度短的注射针最理想。临床上，笔者最常使用的是钝角柳叶刀型、26G、3mm 的穿刺针。在直肠、盲肠操作和进行墨标时则使用钝角柳叶刀型、26G、1.8mm 的穿刺针，一般黏膜下注射的效果都很好。

表2　穿刺针的注射角度与从表层可达到的垂直深度

针长	1.8 mm	3 mm	4 mm	5 mm	6 mm
15°	0.47	0.77	1.04	1.29	1.55
30°	0.90	1.50	2.00	2.50	3.00
45°	1.27	2.12	2.83	3.54	4.24
60°	1.56	2.60	3.46	4.33	5.20

白：针尖前端在黏膜下层内的范围。绿：针尖前端未达黏膜下层，或刚好穿透黏膜下层。红：可能穿透肠壁的范围。

Q1 注射针越细越好吗？

A1 从安全性方面，细的比较好

　　目前市面上销售的注射针如表1所示，针的粗细（型号）为23~26G。黏膜下注射时，需要将针尖穿过黏膜肌层确切地刺入黏膜下层。由于黏膜肌层较为结实，所以要穿透该层，针尖要具备一定的锐利度和切割力，并且还需施加一定的外部力量。为了克服黏膜肌层的阻力，需要术者对针尖施加一定力量，才能穿透黏膜刺入黏膜下层。如果穿刺力量过小，就无法穿透黏膜肌层。但如果穿刺力量过大，可能会穿透固有肌层，导致穿孔。因此，穿刺时，应尽可能使用最小的力量完成穿刺，从而确保安全。由于穿刺针越细，刺穿黏膜肌层的阻力越小，因此，各公司都在进行26G穿刺针的改进。另外，推注液体时，针鞘内腔会产生阻力，内腔越细阻力越大，注射越困难。推注阻力与注射针鞘管内径和鞘管长度有关。现在的注射针多采用较薄的材质制作鞘管，增大内腔，针尖变细后，与粗针相比，推注阻力会略微增加，但是影响不大（高流量设计）。

　　一般情况下，透明质酸大多稀释后使用，而使用这种穿刺针时，无论注射稀释后的透明质酸还是注射原液都没有问题。

3 注射液的种类及选择

　　目前，日本国内EMR和ESD中使用的注射液（黏膜下注射液）为0.9%氯化钠溶液（生理盐水）、甘油/果糖溶液（Glyceol®）、透明质酸钠溶液（Mucoup®，Kay smart®），从去年开始，海藻酸钠（Reftal® K）也已经上市（表3）。

1）生理盐水

　　生理盐水作为一种药品在临床中使用广泛，安全性极高，在内镜领域也有很久的应用历史。很早以前，Deyhle就将其用于开发早期EMR的基础实验和临床试验。

多田等发明的切除活检（strip biopsy），也使用生理盐水。生理盐水黏稠度低，价格便宜，使用方便，因此适合作为黏膜下注射液。由于它是等渗液体，因此隆起程度较低，维持膨隆的时间也较短。但笔者认为，黏膜下注射生理盐水可控制黏膜下隆起的高度，EMR操作时间一般较短，在实际操作中是没有问题的（视频2）。

2）甘油/果糖溶液

甘油/果糖溶液是高张液，既往用于治疗颅内高压，价格便宜。与生理盐水相比，黏稠度更高，黏膜下注射时膨隆效果更好，适合于体积较大的肿瘤以及用生理盐水作为液体垫操作有难度的病变，目前还未纳入保险。

3）透明质酸钠溶液

透明质酸钠是一种黏多糖类物质，在人体内广泛分布于皮肤、关节、玻璃体和脑组织中，具有很高的保水性和黏稠度。一直广泛用于整形外科、眼科领域，也用于市售的化妆品，非常安全。作为黏膜下注射液，具有黏弹性，维持黏膜隆起的效果较好。2007年就作为黏膜下注射液纳入保险。

表3　黏膜下注射液的种类

成分	商品名	销售公司	换购价	黏稠度
NaCl	生理盐水	各家公司	67 日元 /20mL	低
甘油/果糖	Glyceol® 等	各家公司	（227 日元 /200mL）	↑
透明质酸钠	Mucoup®	波士顿科学公司	7740 日元 /20mL	
透明质酸钠	Kay smart®	奥林巴斯公司, Kewpie 公司	7680 日元 /20mL	↓
海藻酸钠	Reftal® K	Kaigen Pharma 公司	7680 日元 /20mL	高

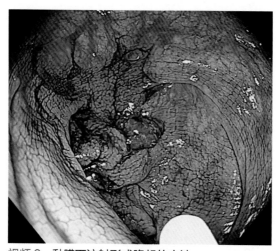

视频2　黏膜下注射形成隆起的方法

4）海藻酸钠溶液

海藻酸钠溶液是海藻中提取的多糖类物质，也是一种食物纤维。具有很高的亲水性，溶于水后黏稠度较高，具有与 Mg^{2+} 和 K^+ 反应发生胶凝的特性。曾经在消化道领域作为止血剂（Alto 粉末）使用。作为黏膜下注射液，溶于水后，黏稠度高，能维持较强的膨隆效果，适合 ESD。于 2019 年作为黏膜下注射液，纳入保险。

上述这些注射液均可用于 EMR 和 ESD。由于 ESD 操作时间长，需要维持更长时间的黏膜下膨隆，选择**透明质酸钠**、**海藻酸钠溶液**较好。而 EMR 目前大多使用**生理盐水**。

Q2 较大病变行 EMR 时，何时使用透明质酸钠？

A2 EMR 时，使用生理盐水就足够了

笔者觉得在 EMR 中使用透明质酸钠也符合保险适应证，没有问题。在切除较大病变时，为了获得理想的膨隆效果，防止注射液向周边扩散，有时也会使用黏稠度较高的注射液。但即使使用生理盐水也可通过调整注射方法，注入速度、避免注射液扩散而获得合适的膨隆效果。生理盐水的优点是术者可自由控制隆起效果，并进行调整（视频 2）。

另外，由于有时需要追加切除或打金属夹，已经注射的液体垫难以吸收，除了 ESD（包括混合 ESD）以外，笔者一般不使用透明质酸钠。肿瘤直径大并不一定就需要使用透明质酸钠。

4 结语

以上对注射针、注射液的种类和特性进行了总结。掌握了这些基本知识，就可根据具体情况合理选择。当然，在此基础上，还需要运用一些操作技巧。

■ **参考文献**

[1] 山野泰穂，他：治療機器の工夫・改良（2）局注における進歩–デバイスを中心に. INTESTINE，11：535–539，2007.

[2] オリンパス配布パンフレット：大腸 EMR の局注における局注針選択の重要性.

[3] Deyhle P, et al：A method for endoscopic electroresection of sessile colonic polyps. Endoscopy, 5：38–40, 1973.

[4] 多田正弘，他：Strip-off biopsy の開発. Gastroenterol Endosc，26：833–839，1984.

[5] Torii A, et al：Endoscopic aspiration mucosectomy as curative endoscopic surgery; analysis of 24 cases of early gastric cancer. Gastrointest Endosc, 42：475–479, 1995.

[6] Uraoka T, et al：Effectiveness of glycerol as a submucosal injection for EMR. Gastrointest Endosc, 61：736–740, 2005.

[7] 女屋純一，他：内視鏡的黏膜下層剝離術に用いる黏膜下注入材としてのヒアルロン酸ナトリウムの有用性の基礎的検討. 消化器内視鏡，20：242–248，2008.

[8] Yamamoto H, et al：Usefulness and safety of 0.4% sodium hyaluronate solution as a submucosal fluid "cushion" in endoscopic resection for gastric neoplasms: a prospective multicenter trial. Gastrointest Endosc, 67：830–839, 2008.

[9] 草野 徹，他：胃 ESD における黏膜下注入材としての 0.6％アルギン酸ナトリウムの検討. Gastroenterol Endosc，56：2028–2037，2014.

③ 透明帽的种类及选择

佐野村　誠

1 目前常用的透明帽

肠镜用透明帽根据用途可分为 3 种：插入用、观察用和内镜治疗用。目前市售的透明帽包括：奥林巴斯公司生产的带侧方排水孔的透明帽；富士胶片公司生产的适合剥离黏膜下层纤维化病变的前端较细的 ST 帽，这种 ST 帽又分为前端有排水槽的槽形和沟形等不同型号（图 1~3）。使用时，应根据病变的性状和透明帽的种类进行选择。黑帽（图 1**B**）较为柔软，即使接触到病变也很少引起出血，可重复使用。另外，有的黑帽的前端有凹凸，也称为波形帽（Wavy 帽）（图 1**C**），不易在内镜画面中显露出来，由于帽的壁内侧有凹槽，安装时容易控制安装的长度。

2 使用透明帽的优点和缺点

以下概述肠镜插入和观察时，使用透明帽的优点和缺点。

优点

- 由于透明帽能使内镜前端的镜头与黏膜保持一定距离，因此易于控制内镜的方向和角度。
- 易于保持视野，防止过度充气。
- 在结肠屈曲部位，可利用透明帽的前端进行钩拉、推压，保持视野，展开皱襞。
- 有利于发现和观察皱襞背面的病变。

缺点

- 透明帽安装在内镜前端，造成内镜前端的硬性部分加长。
- 透明帽有不同长度，较长的透明帽会显露在内镜图像中。
- 靠近观察时，透明帽接触黏膜，可能造成黏膜损伤和出血。
- 放大内镜观察时，若使用较长的透明帽，在接近最大倍率时无法对焦。

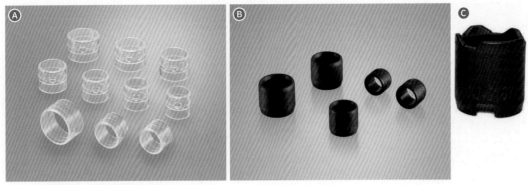

图1　透明帽（奥林巴斯公司）

Ⓐ）一次性透明帽。Ⓑ）先端帽（黑帽）。Ⓒ）波形帽（Wavy 帽）。

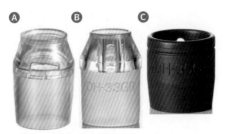

图2　透明帽（富士胶片公司）

Ⓐ）ST 短帽。Ⓑ）ST 帽。Ⓒ）观察用先端帽。

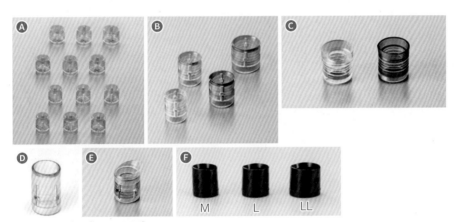

图3　透明帽（Top 公司）

Ⓐ）侧沟和侧孔型 F（聚焦）型。Ⓑ）侧沟和侧孔型。Ⓒ）平直型。Ⓓ）侧沟和侧孔型 M 型长款。Ⓔ）View opener®。Ⓕ）侧沟和侧孔型黑帽。

　　Harada 等在肠镜检查中进行的非干预性对照临床研究评价了透明帽的有效性。结果显示，使用透明帽组的内镜平均插入时间较未使用组缩短，有经验的术者可更加熟练地使用透明帽。

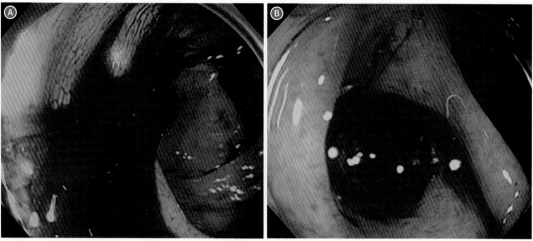

图 4　大肠憩室出血

Ⓐ）大肠内可见新鲜出血，怀疑大肠憩室出血。

Ⓑ）用透明帽抵住憩室观察，确认出血病灶，然后用金属夹止血处理。

Q1 在内镜插入时，何时需要使用透明帽？

A1 除了术前预测插入困难的病例外，疑似大肠憩室出血的病例也有必要

对于大肠憩室出血的病例，可利用透明帽抵住憩室逐个观察，从而确定引起出血的"责任病变"（图 4）。如果能够确定引起出血的"责任病变"，可在该部位将病变吸入到透明帽中，使用金属夹夹闭等方法进行止血治疗。

3　EMR 中推荐使用的透明帽

大肠 EMR 中，笔者一般选用标准型透明帽（图 5）。安装透明帽时，要尽可能减少透明帽在内镜图像中的暴露，以便不妨碍 EMR 操作。

Q2 大肠 EMR 时，是否需要安装平直型透明帽？判断标准是什么？

A2 对于结肠屈曲部和皱襞背面的病变进行 EMR 时，安装平直型透明帽是有帮助的（图 6）

使用透明帽压住皱襞，可保持良好的视野，使 EMR 操作更加容易。

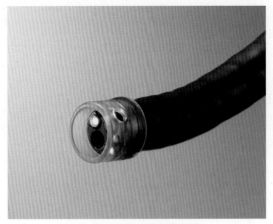

图 5　一次性透明帽（奥林巴斯公司）

4　ESD 时，推荐使用哪种透明帽及如何选择

大肠 ESD 时，为了保持视野，利用反向牵引力，必须安装透明帽。另外，用透明帽抵住肠壁可减轻由于呼吸、心跳以及肠管蠕动所致的干扰。下面对大肠 ESD 中使用的透明帽的特性进行概述。

1）标准平直型透明帽（图1Ⓐ）

这是最常使用的透明帽，有排水侧孔，液体不容易积聚在透明帽中。

2）ST 短帽（图2Ⓐ）

与 ST 帽相比，前端突出的部分更短，视野更广。虽然附件旋转的难度略有增加，但较 ST 帽容易。

3）ST 帽（图2Ⓑ）

由于其前端更细，更容易形成反向牵引力，对于**重度纤维化**的病例更有效。但附件的旋转操作比较困难。2019 年开发的新型 ST 帽（DH-33GR 等）则结合了以往的 ST 帽和 ST 短帽两者的优点。

参考文献

[1] 鈴木憲次郎，他：先端フードを使用した挿入法の利点．INTESTINE，24：144-148，2020.

[2] 金子　巌：内視鏡装着フード．「見逃しのない大腸内視鏡の挿入・観察法」（田中信治/監，永田信二，岡　史郎/編），pp143-145，日本メディカルセンター，2012.

[3] Harada Y, et al：Impact of a transparent hood on the performance of total colonoscopy：a randomized controlled trial. Gastrointest Endosc, 69：637-644, 2009.

[4] 田中信治：高度線維化症例に対する対策．「症例で身につける消化器内視鏡シリーズ 大腸 EMR・ESD 改訂版」（田中信治/編），pp160-165，羊土社，2014.

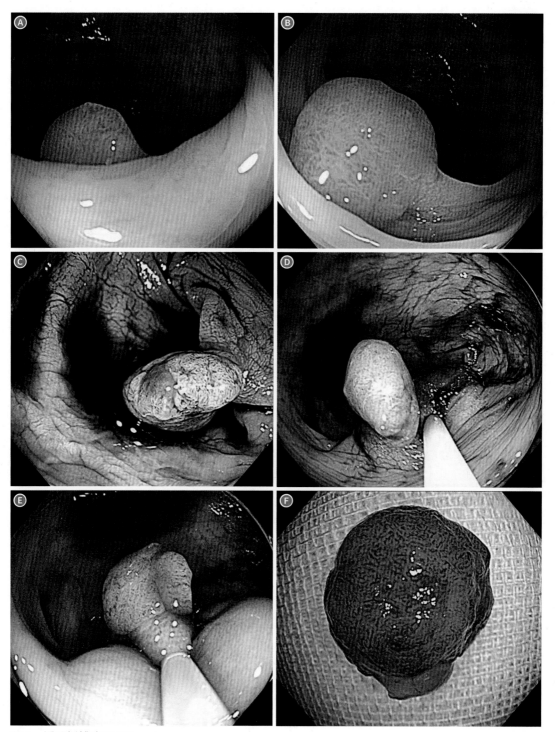

图 6　透明帽辅助 EMR

Ⓐ）乙状结肠皱襞背面可见结肠息肉，但很难观察到病变全貌。

Ⓑ）用透明帽压住肛侧皱襞观察病变，可见病变全貌。

Ⓒ）稍稍减少空气量后，喷洒靛胭脂，观察表面结构。

Ⓓ）判断为符合 EMR 适应证的病变，黏膜下注射，使病变稍微向口侧膨隆。

Ⓔ）圈套并进行 EMR。

Ⓕ）切除后，标本切缘阴性，病理诊断为管状腺瘤，局灶腺癌（tub1），pTis（M），Ly0，V0，HM0，VM0。

4 圈套器的种类及选择

山野泰穗

1 概述

　　在 EMR 操作中，最重要的影响因素是黏膜下注射。可以说，黏膜下注射是决定 EMR 能否取得成功的关键。笔者认为，第二个重要因素是圈套器的选择。乍一看，圈套器不过是一个环形的套圈，并无特殊。但在实际操作中，却有很多细节需要注意。以下介绍圈套器的功能和选择要点。

2 圈套器的种类

1）单极型和双极型

　　据笔者调查，日本市场上销售的圈套器种类如表所示，包括 10 家公司的 22 种圈套器。大致可分为**单极型**和**双极型**两类。

　　单极型圈套器是指电流以人体作为导体，在体表贴附的负极板和圈套器之间流过，圈套器收紧的部位电流最高，电阻最大，产生的热效应使组织发生热变性、汽化，导致组织分离，从而将病变切除（图 1**Ⓐ**）。与此相对，双极型圈套器是指电流仅在套芯内部通过，产生的热效应对人体组织影响较小。旧款圈套器左右两边的套芯部分被前端的绝缘体分离，使用时电流仅产生于套芯之间。而目前使用的新款圈套器更新为一体型，套芯与鞘管前端的电极之间均可通电（图 1**Ⓑ**）。

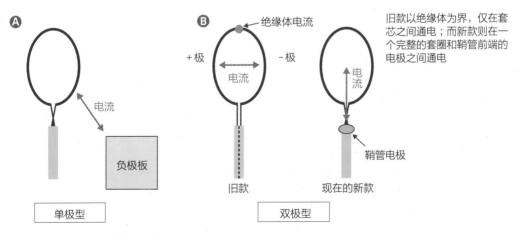

图 1　单极型和双极型的区别

表 目前市售的圈套器

类型	制造商名称	圈套器名称	圈套器形状	尺寸	有效长度 mm	适用钳道	备注
单极型	奥林巴斯公司	SnareMaster	椭圆形	10、15、25	2300	2.8	绞线
		SnareMaster	半月形	25	2300	2.0	
		SnareMaster Plus	螺旋形	20	2300	2.8	
		SnareMaster Plus	六边形	10、15	2300	2.8	冷切除术和热切除术通用
	富士胶片医疗公司	medwork	椭圆形	10、15	2200	2.8	多股线线圈
		medwork	椭圆组合形	22、30	2200	2.8	绞线，可旋转
		medwork	椭圆形	30	2200	2.8	多股线线圈
		Lariat 圈套器	六边形	30	2300	2.8	合作方生产（日本标准）
		Lariat 圈套器	钻石形	10	2300	2.8	
		Lariat 圈套器	椭圆形	6	2300	2.8	
	波士顿科学公司	Capture beta	椭圆形	13、27	2400	2.8	硬质套圈
		Capture beta II	圆形	10、15、20、25、33	2400	2.8	冷切除术和热切除术通用
		Profile	椭圆形	11、13、27	2400	2.8	较细较软
		Rotatable	椭圆形	13、20	2400	2.8	360°旋转
		Sensation	椭圆形	13、27、30	2400	2.8	短程手柄
		Sensation	新月形	27	2400	2.8	短程手柄
	AMCO公司	TeleMed	半月形	30	2400	2.8	
		TeleMed	月牙形	10、15、25	2400	2.8	
		TeleMed	六边形	30	2400	2.8	
		Carr-Locke 圈套器	椭圆形	10、20、25、30	2400	2.8	90°旋转
	Abyss公司	MTW Flat bed 圈套器	椭圆形	15、25、30	2300	2.3（外径2.3 mm）	一次性用品
		MTW Power 圈套器	椭圆形	20、30	2300	2.3（外径2.3 mm）	高压灭菌
		MTW	椭圆形	29→45	2300	2.6（外径2.6 mm）	
		息肉切除圈套器	六边形	10、30	2300	2.3（外径2.3 mm）	
	Medico's Hirata公司	可旋转圈套器	椭圆形	15、25、35	2300	2.8	360°旋转，多股线
		双套圈 (dual loop)	组合型	12→25、16→33	2300	2.8（外径2.6 mm）	
	MICRO-TECH公司	热圈套器（硬型）	椭圆形	10、15、20、24、30	2300	2.8	短程手柄
		热圈套器（标准）	椭圆形	10、15、20、24、30、36	2300	2.8	短程手柄
	Meidical-NEXT公司	息肉切除圈套器	六边形	9、11、22、28	2300	2.8	短程手柄
			椭圆形	22	2300	2.8	
			半月形	22	2300	2.8	
	Kaneka公司	SOUTEN®	前端凸起+椭圆形	15	1850	2.4	混合ESD适用
双极型	Zeon公司	DRAGONARE®	标准型	26	2100	2.8	完全一次性
			六边形	26	2100	2.8	
			超小型	10	2100	2.8	
			小型	13	2100	2.8	
			前端带针型	26	2100	2.8	
		B-wave®	椭圆形	20	2100	2.8	可重复利用，可更换套圈
			标准型	26	2100	2.8	
			六边形	26	2100	2.8	
			前端带针型	26	2100	2.8	

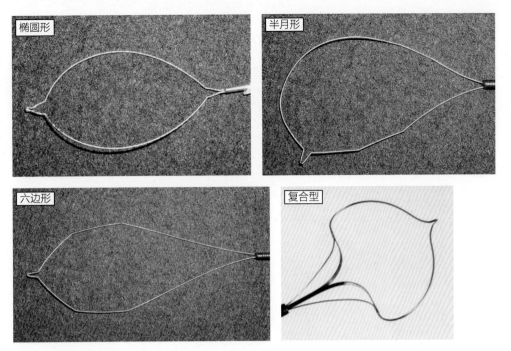

椭圆形　　半月形

六边形　　复合型

图2　圈套器的形状

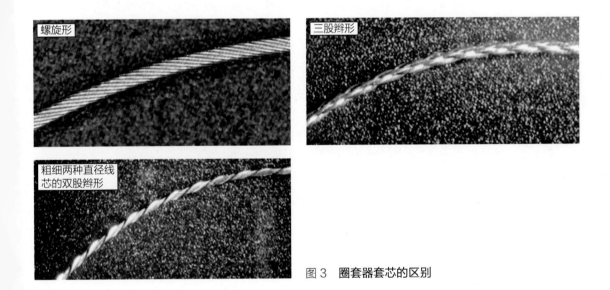

螺旋形　　三股辫形

粗细两种直径线
芯的双股辫形

图3　圈套器套芯的区别

2）形状

圈套器的形状大致可分为两类：一类是椭圆形系列的，包括六边形、半月形和新月形。另一类是复合型的，如组合型圈套器（图2）。另外，最近适合混合ESD（Hybrid ESD）的专用圈套器（SOUTEN®）也上市了。各厂家圈套器的直径不同，最小的直径9mm，最大的直径36mm，最常用的是10mm和15mm的圈套器。组合型圈套器是一种可两种直径（双套芯）兼用的圈套器。

3）套芯的区别

圈套器套芯的构造有很多细节，不过目前有记载的详细资料较少。套芯的构造通常不是由单股线构成，而是由较细的套芯缠绕呈螺旋状或三股线编织而成，也有的套芯是由直径不同的套芯编织缠绕而成。总之，套芯直径的设计上有很多细节（图3），这些细节与圈套器的硬度，即所谓的"弹性（硬度）"密切相关，详细数据并未公开。

3 圈套器的选择要点

1）从圈套器的硬度看

关于圈套器（套芯）的硬度，如果圈套器过软，套芯容易弯曲，不能确切地圈住黏膜；如果过硬，则有套住固有肌层的风险，当收紧圈套器时，前端过度抵住黏膜，通电瞬间，可能会引起穿孔。因此，圈套器的硬度必须合适。

以前在评价圈套器的优劣时有"弹性（硬度）不错"的说法，但是，这是术者的主观感受，难以客观评价。笔者所认为的弹性（硬度）是什么呢？根据个人经验，当圈套器套住病变周边黏膜时，感觉圈套器硬度合适，不觉得偏软，圈套器不打折，前端不反转，能不打滑地确切套住黏膜、勒紧病变，这就是所谓的弹性。这种弹性的关键点是圈套器套芯与黏膜间所产生的摩擦力。摩擦力（f）是由摩擦系数（μ）和垂直方向的抵抗力（N）决定的（f=μ×N）。可以假定黏膜的摩擦系数是固定的，当把圈套器压在黏膜表面施加垂直方向的力量时，就会产生垂直负荷（=垂直阻力），这是一个重要因素。笔者做过一个简单的垂直负荷试验模型，对圈套器施加一定的垂直方向的力量，令其保持原有的平面线圈形状而尖端不发生卷曲或反转。用这种方法对不同型号的圈套器进行评测，结果发现，垂直负荷存在一定的范围区间，该范围区间因圈套器的种类而有所不同，也与套芯的编织方式有关。即使是同种类型的圈套器，也因圈套器的直径不同而有差异。

由此可见，应选择垂直负荷大、范围区间广的圈套器（图4）。除此以外，收紧圈套器时的抵抗感也和圈套器的硬度有关，并不完全取决于垂直负荷。但可以认为，**硬度**是选择圈套器的**重要因素**。

2）从病变直径看

如表所示，目前圈套器种类很多，无法对所有圈套器的硬度进行评测。一般来说，圈套器的直径越大，垂直方向的负荷就越小。如图4所示，snare C 和 Snare-Master（奥林巴斯公司）是同一种圈套器，但是圈套器的直径不同，垂直负荷（有效范围区间）也不同。圈套器直径越小，垂直负荷范围越大。因此，**在适合病变直径的前提下，应选择较小号的圈套器**。在圈套器选择方面，像俗语所说的"大的可以兼顾小的"并不适用。

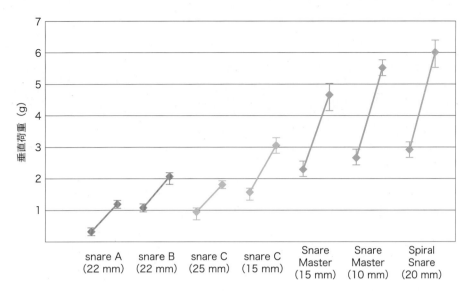

图4　各种圈套器垂直负荷（有效范围区间）的比较

3）单极型和双极型

对于安装起搏器和植入型心律转复除颤器（ICD）的患者进行内镜治疗时，需要在单极型和双极型圈套器中进行选择。一般来说，当周围存在其他电器时，由于电磁波的干扰，有可能会引起电器误操作或降低其原有的性能。单极型圈套器由于存在朝向负极板的电流，与起搏器之间可产生较大的电位差，容易发生电磁波干扰；而双极型则极少发生这种情况。因此，**对于安装起搏器的患者，应选择双极型圈套器**。治疗前最好与心内科医生商讨，并由临床工学技师在治疗前后对起搏器的设置进行调整。

当然，未安装起搏器的患者，也可使用双极型圈套器，但双极型圈套器种类少，构造特殊，费用较高，临床应用存在一定困难。

Q　请教山野先生的习惯（常用的圈套器形状和大小是怎样的？）

A　最常使用的是奥林巴斯公司生产的SnareMaster SD-210U-10圈套器

山野先生习惯使用奥林巴斯公司生产的 SnareMaster SD-210U-10（直径 10 mm）圈套器，它基本能适合所有直径小于 15mm 的病变。如果目测大小为 15～20mm 的病变，则使用 SD-210U-15（直径 15mm）圈套器。

其原因已在上文中进行了阐述。根据体外实验评测，这种圈套器垂直负荷范围广，在黏膜上几乎不打滑，还可根据收紧圈套器时所传递的阻力和弹性判断切除的深度。奥林巴斯公司生产的 SpiralSnare SD-230U-20（直径 20mm）圈套器垂直负荷的有效范围比 SnareMaster 更大，理论上应该效果更好（图4）。但是，收紧圈套器时，由于缺乏抵抗感和弹性，有时不能判断切除深度。因此，为了避免穿孔，使用 SpiralSnare 时要更加谨慎。

另外，当根据肿瘤直径选择圈套器时，应选择与病变直径接近的圈套器。但 Snare-Master SD-210U-10 的实际直径比 10mm 略微大一点，加上具有垂直负荷，仅从切除病变看，只要直径小于 20mm 的病变多数是可以切除的，因此，使用 SD-210U-10 就足够了。对于 20mm 的病变，基于同样的理由，也可使用 SD-210U-15。实际上，较大的 SD-210U-25（直径 25mm）圈套器也可切除直径大约 40mm 的病变，但这不属于常规操作，需要在黏膜下注射、圈套方法和收紧套圈的操作上采取一些技巧。

另外，笔者曾经向制造商咨询过关于收紧圈套器方法的问题。通常情况下，当收紧圈套器时，套芯的横向宽度会变窄，套圈相对拉长，这是套圈自身结构特点所不可避免的。理想状况下，应尽量减少套芯的横向收缩，这对切除直径较小的病变是很重要的。因此，SnareMaster 依照我的要求进行了改进，现在升级后的产品已经上市。

对于圈套器不仅要考虑其形状和大小，还要了解其他相关的各种特性。只有充分认识这些，才能做出合适的选择。

▊参考文献

[1] Yamano H, et al : A study of physical efficacy of different snares for endoscopic mucosal resection. Digestive Endoscopy, 16 : S85-S88, 2004.

[2] 山野泰穂，他：EMR の必要性と手技のコツ/ピットフォール（2）大腸 EMR スネアの選択．INTES-TINE，14 : 133-138，2010.

[3] 吉田冴子，他：有限要素法を用いた電気メスの伝導電流による植込み型心臓ペースメーカに対する電磁干渉評価法．医療機器学，84 : 343-348，2014.

5 切开刀的种类及选择

冈 志郎，田中信治

1 ESD 切开刀的种类

当前，市场上有许多种大肠用的 ESD 切开刀，包括以下种类：先端系非绝缘型的**切开刀**（Dual J 刀等）；前端有陶瓷头等绝缘体覆盖的**部分绝缘型切开刀**（IT nano™ 刀等）；外侧整体有绝缘涂层的全层绝缘型剪刀型切开刀（SB Jr® 刀等）；以及混合 ESD 设计，可作为**圈套器和切开刀兼用的 SOUTEN®**（图 1）。

多数 ESD 切开刀属于单极切开刀，只有 Jet B-knife® 是唯一的双极切开刀。双极切开刀的优点是：高频电流从切开刀的前端流向刀鞘，因这种构造使固有肌层侧很难通电，因此降低了穿孔的风险。此外，还有各种具有附送水功能的切开刀，如 Dual J 刀、Hook J 刀、Flush 刀 / Flush BT-S 刀和 Jet B® 刀。这些切开刀兼具注射功能，无须更换附件也能进行黏膜下注射，因此可提高黏膜下层剥离的效率。

2 不同切开刀的使用方法

笔者最常使用的切开刀是 Dual J 刀，依据具体情况，有时还会使用 IT nano™ 刀或 SB Jr® 刀。Dual J 刀作为 ESD 用切开刀，突出特点是：既能进行锋利的切开，又可保证最大限度的安全；操作简便，手动操作只需两步就可调节出刀的长度（图 2）；刀的前端在缩进状态时刀头伸出 0.1mm（needle-in，收刀），即使与肌层垂直，也能安全地进行黏膜下层剥离，还可进行简单的止血操作（图 3）。出刀（needle-out）刀头伸到最长（1.5mm）状态，在切开和剥离黏膜下层时，刀头的突起部分可钩住组织，刀不易打滑，而且刀鞘的前端呈平缓的弧形，在黏膜切开和黏膜下层剥离时具有良好的接触性。

当呼吸和心跳搏动强烈时，使用先端非绝缘型切开刀，会增加穿孔风险，使用 IT nano™ 刀或 SB Jr® 刀更安全。内镜操控良好的状态下，使用 IT nano™ 刀可一次剥离较大范围的黏膜下组织，止血性能也很好。因其前端绝缘陶瓷头体积小，因此更适合用于管腔较小的食管和大肠。由于能看到肌层和黏膜下层的剥离线，可在保证安全的前提下，高效剥离，缩短治疗时间。SB Jr® 刀适用于大肠 ESD，特点是：刀刃短，进行黏膜下层剥离时不易结痂，切割锋利，即使在血管较多、容易出血的部位，也可在夹住血管的同时通电止血，效率较高。另外，即使刀头的方向正对肌层，也可利用其整体外侧绝缘的特点，将刀插入黏膜下层进行剥离。**剪刀钳 (ClutchCutter)** 与其类似，但需要注意的是，若不小心夹住肌层，会导致穿孔。

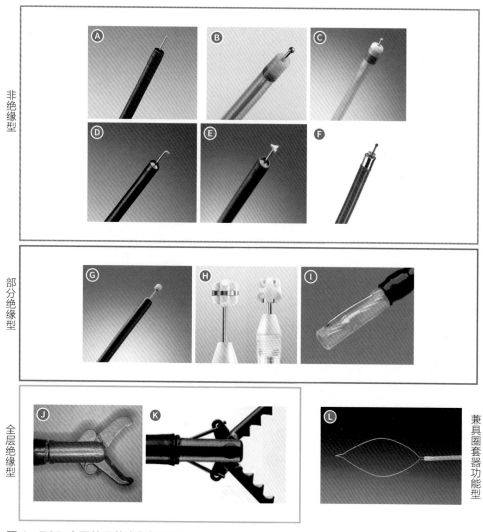

图 1　ESD 主要使用的高频切开刀

Ⓐ）针状刀。Ⓑ）Flush BT-S 刀。Ⓒ）Dual J 刀。Ⓓ）Hook J 刀。Ⓔ）三角刀 ™。Ⓕ）Jet B® 刀。
Ⓖ）IT nano ™ 刀。Ⓗ）SAFE 刀（左：V 型。　右：H 型）。Ⓘ）Mucosectom。Ⓙ）SB Jr® 刀。
Ⓚ）剪刀钳（Clutchcutter）。Ⓛ）SOUTEN®。

　　对于黏膜下层严重纤维化的病变，使用钩刀（Hook/Hook J 刀）也很有效。可利用透明帽抵住并展开黏膜下层，直视下用钩刀挑起纤维组织，拉入透明帽中进行切开，尽管每次可剥离范围较小，但是黏膜下层剥离精确，可有效避免穿孔。需要注意的是，大肠管壁较薄，肌层稀疏，**刀头一旦接触创面，哪怕只是一点点，也可能造成穿孔。**

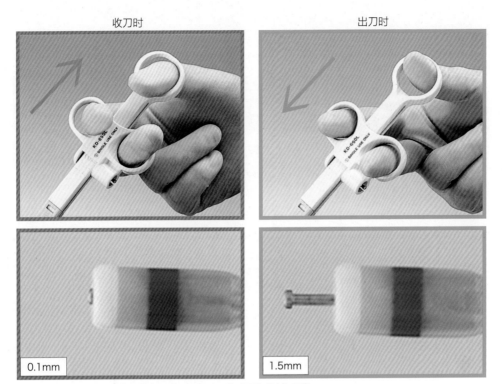

图 2　使用 Dual 刀进行收刀（needle-in）操作的技巧①

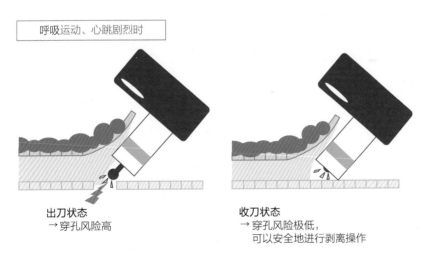

图 3　使用 Dual J 刀进行收刀（Needle-in）操作的技巧②

Q1 初次进行大肠ESD时，应选择哪种切开刀？

A1 选择本单位中最常使用、较为熟悉的切开刀

目前，多数单位使用 Dual J 刀、Flush BT-S 刀，使用前端绝缘型切开刀的单位也不少。学习大肠 ESD 的初期，请先作为助手在熟悉本单位所使用的全部切开刀特性的基础上，重点学习并掌握主要切开刀的使用方法。以后随着操作水平的提高，再根据情况选择其他不同种类的切开刀。总之，充分了解各种 ESD 切开刀的特性和优点是非常重要的。

Q2 使用ESD切开刀时，是否需要助手熟悉后才能操作？

A2 有些ESD切开刀需要助手熟悉后才能操作

多数切开刀在使用时，只需要助手进行收刀和出刀的操作，不需要特殊的操作技巧。但剪刀型切开刀、钩刀（Hook J 刀）和黏膜切除刀（Mucosectom），则需要助手旋转手柄调节刀头方向。如果不熟悉这种操作，刀头的指向就不能调整到所需方向。操作时，助手应拉直外鞘管，转动手柄进行旋转操作。随着经验的积累，助手可预测术者想要切除的部位并迅速调整到合适方向，以高效完成 ESD 操作。

参考文献

[1] Oka S, et al : Usefulness and safety of SB knife Jr in endoscopic submucosal dissection for colorectal tumors. Dig Endosc, 24 Suppl 1 : 90–95, 2012.

[2] Oka S, et al : Techniques and pitfalls of endoscopic submucosal dissection for colorectal tumors. Dig Endosc 19 : S30–33, 2007.

[3] Boda K, et al : Real–world learning curve analysis of colorectal endoscopic submucosal dissection : a large multicenter study. Surg Endosc : doi : 10.1007/s00464–019–07104–2, 2019.

6 金属夹的种类及选择

朝山直樹，永田信二

1 金属夹的种类 (表1)

金属夹根据夹子臂长、形状、前端弯钩角度分为不同型号，有些还可反复张开闭合。使用时，应根据需要正确选择。一般来说，夹子腿长的金属夹夹持范围广，容易夹闭较大范围的组织；夹子腿短的金属夹对较硬的组织有更强的抓持力。夹子前端弯钩角度大（**钝角**）的金属夹，其前端弯钩与组织正好相对，易于插入，夹闭时**不易打滑**。夹子前端弯钩角度小（**锐角**）的金属夹，由于夹子前端的两个弯钩彼此相对，夹闭位置精确，**不易脱落**（图1）。

2019年5月上市的SB（Super Bite）夹（住友电木公司），与以往常规的金属夹操作方法相似。在此基础上，还具有操作方便、快速，夹持力更牢固的特点。有4种规格可供选择：短臂型、标准型（前端角度120°）和长臂型（前端角度90°/120°）（图2、图3）。与以往的金属夹相同，仅通过滑动手柄就可安装夹子，夹子被释放后连接器中无残留的接头，可立即安装下一个金属夹（图4）。

表1　金属夹的种类和特点

	鞘管长度	超短	短	普通	长
EZ Clip（奥林巴斯公司）	鞘管形状、角度（以包装材料的颜色区别）		90°（白色）	（黄色）	（蓝色）
		135°（灰色）	（绿色）	（粉色）	（紫色）
QuickClip Pro™（奥林巴斯公司）	可重复开闭，抓持力强，一次性使用				
Zeo Clip®（Zeon 医学公司）	可调节张开幅度	爪张开的幅度（包装盒的颜色）	10mm 标准（黄色） 10mm 软（粉色） 11mm 长（蓝色） 6mm 短（白色）		

第3章 内镜治疗需要的设备及器械

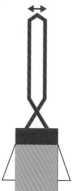

夹子爪之间的缝隙宽　　　　　　夹子爪之间的缝隙窄

爪的角度为90°　　　　　　　　爪的角度为135°
爪的抓持效果好　　　　　　　　　易于缝合
　正面咬合　　　　　　　　　抓持力比90°的差
　抓持力强

图1　不同角度的夹子闭合时的差异

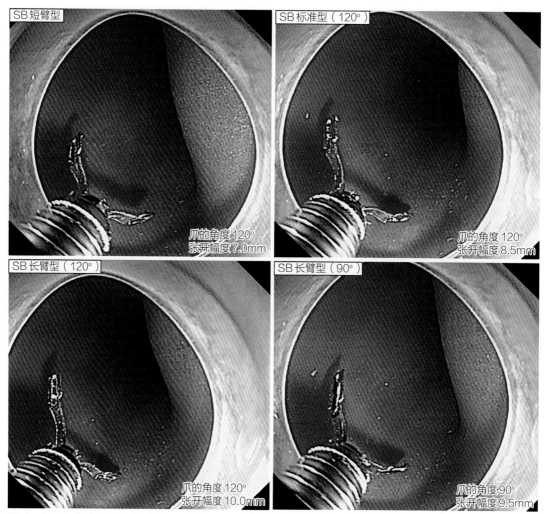

图2　SB 夹的种类和特点
画像提供：住友ベークライト

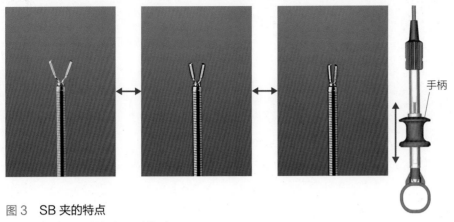

手柄

图3 SB 夹的特点
通过滑动手柄，可重复张开和关闭夹子。
即使夹闭位置不准确，也无须更换夹子，直接张开重新夹闭即可。
画像提供：住友ベークライト

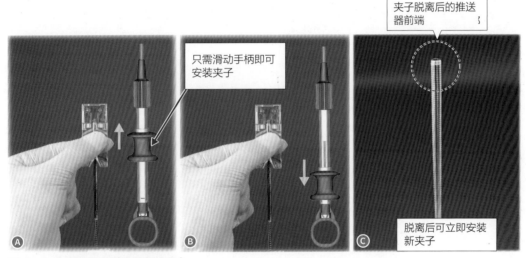

只需滑动手柄即可
安装夹子

夹子脱离后的推送
器前端

脱离后可立即安装
新夹子

图4 SB 夹的特点（快速再安装）
Ⓐ Ⓑ）只需滑动手柄就可简单方便地安装夹子。
Ⓒ）夹子释放后，由于连接器中无残留部件，可快速安装下一个夹子。
画像提供：住友ベークライト

2 金属夹的选择

笔者医院使用的金属夹参见表2所示。

表 2　金属夹的具体使用举例

包装的颜色	灰色	白色	绿色	黄色	粉色	蓝色
EMR／ESD 穿孔时			○	○	○	
EMR／ESD 术后创面底部缝合					○	○
标记		○		○		
牵引装置		○				
器械止血*	（○）		（○）		（○）	

＊使用灰色（尤其是裸露的血管）、绿色和粉红色。不过，笔者医院仅使用止血钳软凝固止血，不使用金属夹。

3　针对 EMR/ESD 穿孔的金属夹缝合

穿孔是大肠肿瘤内镜治疗中最严重的并发症。学习和掌握穿孔时如何使用金属夹缝合，并根据术后创面的具体情况妥善处理是非常必要的。

1）EMR 穿孔时的金属夹缝合（图5）

首先，为了防止穿孔时肠液渗漏到腹腔，治疗时一般应调整体位，把病变放在肠液积聚方向的对侧开始进行 EMR。如果未按照此方法操作，应在确认穿孔后立即变换体位，尽量充分吸引肠液。除非术后创面和穿孔范围较小，仅用一个金属夹就能完全缝合，否则不要从穿孔的中央打夹子，而应**先从创面的两端开始夹闭**，等穿孔部位面积逐渐缩小后，就能完全缝合了。

2）ESD 穿孔时的金属夹缝合（图6）

在剥离过程中发生穿孔时，如果立即打夹子，夹子会妨碍后续治疗，影响进一步剥离操作。因此，不要慌乱，先打夹子把穿孔处"补上"，之后继续进行剥离操作。此时，需要注意避免透明帽钝性扩大穿孔。由于大肠的肌层很薄，如果肠管张力较高的状态下用夹子用力抓住肠管壁的黏膜进行快速夹闭的话，夹子本身可能会造成肌层撕裂。因此，**应轻轻抵住黏膜，稍微吸气，同时慢慢夹闭金属夹**。

还应注意，继续进行剥离时，尽可能避免触碰穿孔部位上夹闭的金属夹，尽快完成 ESD 操作。

4　大肠 ESD 术后创面的金属夹缝合

据参考文献报道，缝合大肠 ESD 术后创面，可降低迟发性出血和穿孔的风险。但如果内镜切除术后的黏膜缺损面积较大，仅靠常规的止血夹进行缝合是很困难的。参考文献报道，直径超过 2cm 的病灶，EMR 术后创面的完全缝合率低，仅靠金属夹缝合较大的黏膜缺损是受限的。另外，某些部位用金属夹进行夹闭操作也很困难，如跨越皱襞的病变和褶皱背面的病变等。

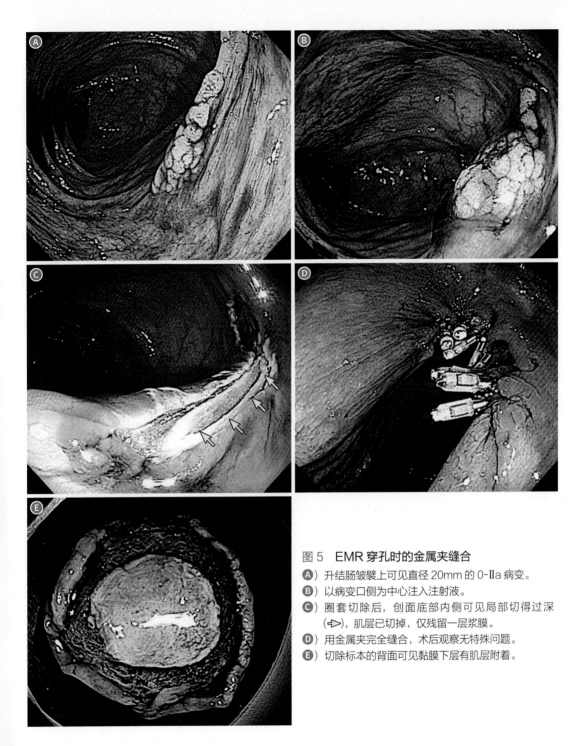

图 5 EMR 穿孔时的金属夹缝合

Ⓐ）升结肠皱襞上可见直径 20mm 的 0-Ⅱa 病变。

Ⓑ）以病变口侧为中心注入注射液。

Ⓒ）圈套切除后，创面底部内侧可见局部切得过深（⇦），肌层已切掉，仅残留一层浆膜。

Ⓓ）用金属夹完全缝合，术后观察无特殊问题。

Ⓔ）切除标本的背面可见黏膜下层有肌层附着。

1）单纯使用金属夹就能完全缝合的 ESD 术后创面（图7）

当所要缝合的 ESD 术后创面比金属夹张开的最大幅度大几倍时，应先从创面的两端开始缝合，就像外科医生开腹手术后关腹一样，先从两端开始缝合切口，待切口逐渐缩小后，就能完全闭合了。ESD 术后创面的缝合也是同样的道理，从创面两端开始缝合，使创面逐渐缩窄，如果**创面底部平坦**，即便黏膜缺损较大也能完全缝合。

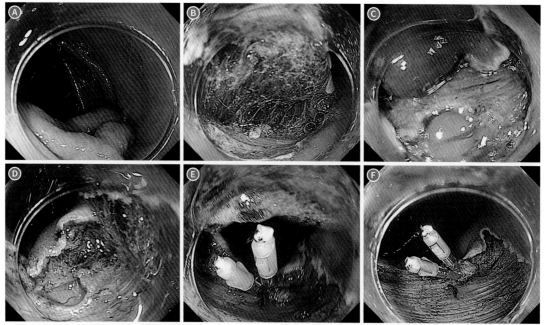

图6　ESD 术中穿孔时的金属夹缝合

Ⓐ）降结肠可见直径 30mm 的 0-Ⅱa 病变。

Ⓑ）用 Dual 刀进行黏膜下层剥离。

Ⓒ）发生小的肌层穿孔。

Ⓓ）打夹子把穿孔处"补上"（同前），之后继续进行剥离。

Ⓔ）用金属夹缝合，继续完成 ESD。

Ⓕ）ESD 术后炎症反应指标升高，但是仅予抗生素保守治疗观察即可。

2）用SB夹可完全缝合更大的ESD术后创面（图8）

　　SB 夹的爪部具有锋利的齿，抓握更牢固，可先用夹子一侧的爪钩住一边的黏膜，牵拉到对侧再进行缝合。这种方法可缝合传统金属夹难以闭合的较大创面。由于夹子爪尖端锐利，若强行牵拉夹子，可能会造成黏膜损伤。但是，若先充分吸气，就可减少对黏膜的牵拉，操作就没有问题。缝合时，可全部使用 SB 夹，但由于 SB 夹尾端较长，会影响操作。因此，在确认黏膜充分闭合后，可改用普通金属夹缝合剩余的黏膜。

Q1 何时需要使用S-O clip®，应牵引至何处？（图9）

A1 难以钻入黏膜下层时，黏膜环周切开后，应尽早从病变肛侧牵引S-O clip至对侧黏膜

　　当切开病变周边黏膜并进行修整后，仍然难以钻入黏膜下层时，应尽早在病变肛侧使用 S-O clip® 把病变牵引至对侧肠壁。用 S-O clip® 牵引时，注意不要夹住肌层，在安装夹子前，先进行黏膜下注射，产生一定空间，这样夹子易于夹住黏膜。有时剥离进展不顺利时，即使用夹子牵引，试图拉起病变，黏膜下层也不能充分展开，肌层也被牵拉。遇到这种情况

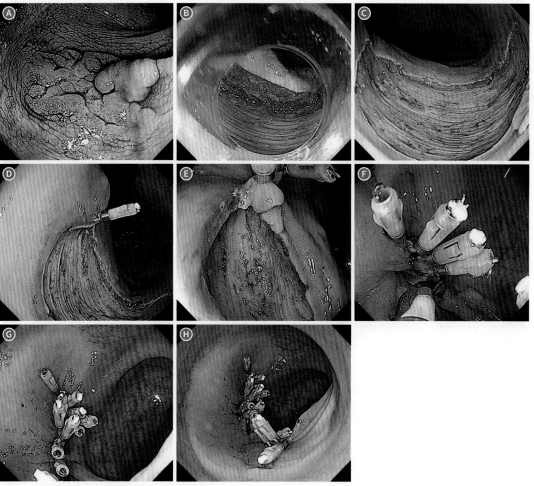

图 7 仅用金属夹完全缝合 ESD 术后创面

Ⓐ）乙状结肠可见直径 25mm 的 0-Ⅱa 病变。

Ⓑ）用 Dual 刀沿固有肌层上方剥离。

Ⓒ）整块切除后的创面底部，直径 30mm×30mm。

Ⓓ）第 1 个夹子打在创面边缘。

ⒺⒻ）从创面边缘依次打夹子，创面逐渐缩小。

Ⓖ）另一侧边缘也用同样方法缩小。

Ⓗ）黏膜缺损即使比夹子张开幅度宽数倍，也可以仅用金属夹完全缝合。

　　时，可在距切开线一定距离的位置，先一点一点地修整黏膜下层，直至黏膜下层逐步展开。剥离到一定程度时，黏膜下层充分展开与肌层分离，就可继续安全地进行剥离了。

　　理想的牵引方向是从病灶对侧的偏肛侧打牵引夹，把病变向对侧肠壁牵拉。如果牵引前，在需要打牵引夹的位置先做好标记并确认方向和牵拉距离，就不容易出现操作失误。尽管牵引病变对侧的偏口侧也有效果，但随着剥离的进展，牵拉角度变小后，牵拉的力量不易维持，不利于后续剥离。而牵引肛侧时，即使牵拉角度变小，也可用透明帽展开黏膜下层，维持牵拉效果，能够继续进行剥离。

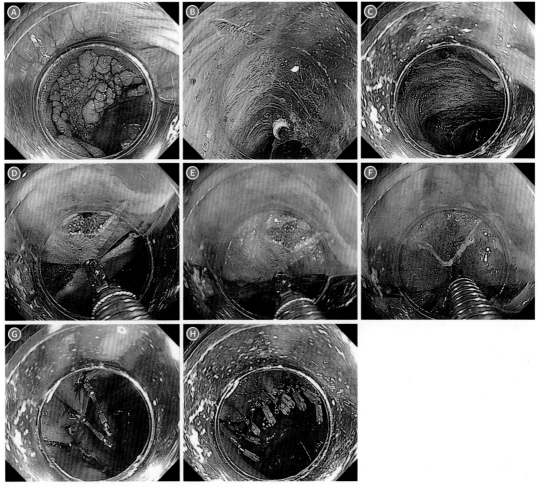

图 8　SB 夹和 EZ 夹并用缝合 ESD 术后创面

Ⓐ）盲肠可见直径 40mm 的 0-Ⅱa 病变。

Ⓑ）用 Dual 刀和 IT 刀 nano™ 将肿瘤完整切除。

Ⓒ）整块切除术后的创面底部，切除范围 45mm×45mm。

ⒹⒺ）用 SB 夹前端轻轻抵住近侧（肛侧）的黏膜并钩住后，夹住前端，充分吸气，牵拉至内侧（口侧）黏膜。稍微张开夹子，夹住对侧黏膜缝合。

ⒻⒼ）用同样的方法，打上 SB 夹，创面就可以缩窄。

Ⓗ）黏膜缺损即使比夹子张开幅度宽数倍，也可以完全缝合。

Q2 如何选择牵引夹等辅助装置？

A2 根据每种辅助装置的特性进行选择，如牵引方向、需使用的附件和内镜等

　　大肠 ESD 有多种牵引方法，这些方法都有效。但是，一旦确定了牵引方向，多数情况下就无法更改。也有人报道了改变牵引方向的办法和相关的操作附件，但是操作过程复杂，附件和内镜有时会相互干扰。因此，必须事先充分了解不同牵引装置的特点，再进行选择（表 3）。

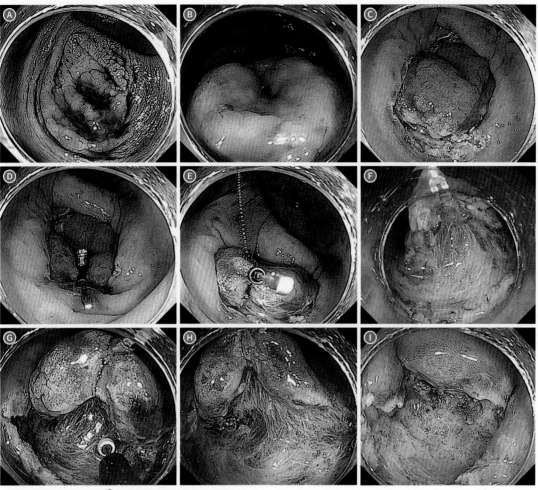

图9 使用 S-O clip® 有效的大肠 ESD 病例

Ⓐ）盲肠可见直径 25mm 的 0-Ⅱa 病变。

Ⓑ）肿瘤部分进展至阑尾开口，该部位黏膜下注射后抬举不佳。

Ⓒ）用 Dual 刀环周切开后钻入黏膜下层困难。

ⒹⒺ）夹上 S-O clip® 后，黏膜下层得以展开。

Ⓕ）黏膜下层无法充分展开时，稍微分开黏膜下层，沿切开线稍微修整，逐渐展开黏膜下层。

ⒼⒽ）如果剥离到一定程度，黏膜下层就可充分展开，肌层也能分开，就可安全地继续剥离了。

Ⓘ）整块切除后的创面底部，直径 30mm×25mm。

参考文献

[1] Fujihara S, et al：The efficacy and safety of prophylactic closure for a large mucosal defect after colorectal endoscopic submucosal dissection. Oncol Rep, 30：85-90, 2013.

[2] Harada H, et al：Clinical impact of prophylactic clip closure of mucosal defects after colorectal endoscopic submucosal dissection. Endosc Int Open, 5：E1165-E1171, 2017.

[3] Liaquat H, et al：Prophylactic clip closure reduced the risk of delayed postpolypectomy hemorrhage: experience in 277 clipped large sessile or flat colorectal lesions and 247 control lesions. Gastrointest Endosc, 77：401-407, 2013.

表3 具有代表性的大肠 ESD 辅助牵引方法

	作者	年份	特点	拔出内镜
金属夹系线法	Oyama T	2012	最具有代表性、简单、便宜 仅能牵引，牵引力量可调整，不适合右半结肠	需要
	Yamasaki Y	2015	报道（traction-assisted colorectal ESD using clip-and-thread；TAC-ESD）法 金属夹系线法无须拔出内镜，适用于结肠	无须
	Ikehara H	2017	报道了使用牙线的大肠 ESD	需要
S-O clip® 法	Sakamoto N	2008	简便、可向任意方向牵引，安装方向和距离不合适时，有时反而使操作难度增加。牵引后，内镜不能进行倒镜操作，不适合狭窄的管腔	无须
Sinker 系统法	Saito Y	2005	安装重物，通过重力获得牵拉效果的方法 牵引的力度依靠重力，不能牵拉过度。可通过变换体位改变牵拉效果，但鉴于内镜检查时的体位和管腔空间，该方法的应用受到一定限制	需要
双镜法	Uraoka T	2007	细径内镜辅助下 ESD（thin endoscope-assisted ESD；TEA-ESD）可向任意方向牵引，在升结肠受限，由于内镜相互干扰，有时会造成操作困难	需要
Cross counter 法	Okamoto K	2012	将细尼龙线穿过附在内镜上的鞘管，即使在右半结肠也可通过系着丝线的金属夹持续牵引 但使用双气囊套管时可能会对附件和内镜造成干扰	需要
金属夹黏膜瓣法	Yamamoto K	2015	将金属夹固定在病变侧的黏膜上，类似黏膜瓣，便于透明帽钻入黏膜下层，简单、便宜。但牵拉效果差，在正对病变时，有时金属夹可能会向相反方向牵拉，反而造成剥离困难	无须
金属夹圈套法	Yamada S	2016	将金属夹固定在病变侧黏膜，顺着金属夹的释放手柄把预先固定在内镜前端的圈套器套在夹子上，释放夹子，收紧圈套器。操作复杂，内镜与附件会相互干扰	需要
环形尼龙绳牵引法	Mori H	2017	将尼龙线系成一个圆环，用金属夹先将圆环固定在病变对侧偏肛侧黏膜上，然用金属夹夹住圆环再固定于病变黏膜上。可通过追加夹子来改变牵引方向，调整牵引力	无须
End track 法	Sakaguchi H	2019	使用丝线、塑料套管、T 形手柄组成的设备进行操作。在内镜下用夹子将环形丝线固定在病变肛侧切缘，通过推拉套管，改变牵引方向，尤其适合升结肠	需要
Magnetic anchor 法	Matsuzaki I	2020	将系着丝线的体内磁石和夹子固定在切缘肛侧的黏膜上。通过体外磁石牵引体内磁。目前，出于成本方面的原因尚未普及使用	需要
Multi loop（M-loop）法	Suzuki Y	2020	通过夹子把用丝线做成的 2 个或 3 个锁链状的环（M-loop）固定在病变的近端，再用其他夹子把环的另一侧固定在对侧管壁上，从而获得牵引	无须

7 高频电手术装置参数的设定

中繁忠夫，豊永高史

1 高频切开刀的输出设定

手术中，高频电流经过人体组织产生热效应，可实现切开和凝固的功能。国际电工委员会（International Electrotechnical Commission，IEC）把产生电流的设备称为高频电手术设备，而日本工业标准（JIS）则把它称为电外科手术器械（**高频切开刀**）。接触组织并导电的部分，IEC 称之为活性电极（Active Electrode），而 JIS 称之为中性电极（**电极**）。

高频电刀的输出**设置**就是为了给组织输出合适的热能，实现所需的切开和凝固功能。EMR/ESD 推荐的参数设置来自于高频电刀及附件的制造商，这些设置并不能适合术中所有情况，需要根据具体情况进行调整。

本文中高频电刀的设置参照爱尔博（ERBE）VIO3（图 1）进行讲解。

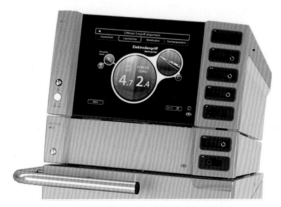

图 1　ERBE 生产的 VIO3 高频电手术装置
画像提供：アムコ

2 EMR 推荐的参数设置

① 强力电凝（forced COAG），效果（effect）6.5

建议使用"强力电凝"模式，术者可调整凝固效果（effect），凝固程度可通过收紧圈套器的速度进行控制。但应间歇通电，一次最长通电时间为 2~3s，避免时

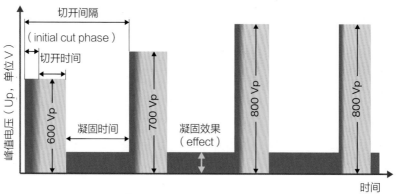

图 2 VIO3 endoCUT® Q

间过长。输出功率（W）可根据效果自动调整，无须设定。

② endoCUT® Q（图2），效果 2/ 切开时间 1/ 切开间隔 4

EndoCUT® Q 的切开和凝固是交替输出的。设定参数为 3 个，凝固效果 1～4，切开时间 1～4，切开间隔 1～10（图2）。首先从推荐的设置开始调整，如果切开速度慢，就按照 2、3 和 4 的顺序增加切开时间。如果切开时间调到 4 以上还不能满足要求，就按照 3、2、1 的顺序调整切开间隔。

如果觉得凝固不充分，就减慢收紧套圈的速度。如果还不充分，就把效果依次提高至 3、4。如果效果提高至 4 仍然不足，建议逐步增加切开间隔，按照 5、6……10 的顺序调整。总之，endoCUT® Q 模式调整的要点，是对效果 / 切开时间 / 切开间隔这 3 个要素进行调节，以达到切开和凝固的平衡。

要点 理想的设置是术者收紧圈套器时无明显的切割感觉。

要点 通常来说，效果是指输出电压，但在 endoCUT® 模式时，它表示两个切开波之间的凝固波的输出强度，这点容易混淆，注意不要弄错。

3 ESD 的推荐参数设定

ESD 的操作要点是不出血就可切开，一旦出血能迅速止血。因此，需要精确控镜，能否用切开刀准确靠近目标组织并稳定于目标处至关重要。如果切开刀的操作不精确，即便参数设置准确也不能达到效果。如果输出前设定的效果与输出后的实际情况有所不同，应考虑并调整相关的 6 个因素（图3）。在充分理解高频电刀的基本知识及相关的电外科基础知识（表）的基础上，应认识到这 6 个因素是相互影响的。

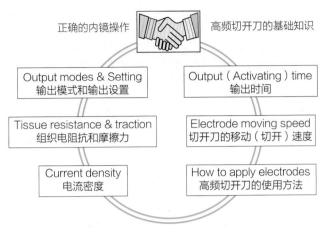

图3　使用高频切开刀时应考虑的6个主要影响因素

如果能理解这些要素间是相互影响的，高频切开刀就可成为您的得
力助手

表　使用高频切开刀时涉及的电学公式、符号、名称

①U（v）= I×R→I = U÷R，　　②P（w）= I×U = I²×R
③Q（J）= P×t（sec）= I²×R×t，　④J（A/m²）= I÷A（m²）

	符号	名称	单位	名称
电压	U	voltage	V	volt
电流	I	current	A	ampere
阻抗	R	resistace	Ω	ohm
功率	P	power	w	watt
焦耳热	Q	heat quantity	J	joule
电流密度	J	current density	(A/m²)	ampere / square-meter
阻抗率	ρ	rho (resistivity)	Ωm	ohm-meter

　　通过设置效果和通电时间（s）就可调整对组织的热能量输出。高频切开刀的
操作也与参数设置有关。

调整方法及要点

① 标记：使用的附件；Flush BT-S 刀 1.5 或 2.0mm（富士胶片公司）
推荐设置⇒强力电凝，效果 0.6

　　在大肠的 EMR 和 ESD 中，很少需要进行标记。必要时，应彻底清洗黏膜表面
再进行标记。标记时，用切开刀前端的球形刀头以半接触方式贴近黏膜，瞬间通电
（0.1～0.2s）即可，以达到标记清楚可辨、即使触碰也不易消失的程度。若一次通
电未能达到所需效果，可重复 2～3 次。一定要注意，一次标记时的通电时间不要
过长。

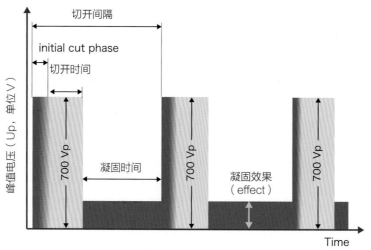

图 4　VIO3 endoCUT® I

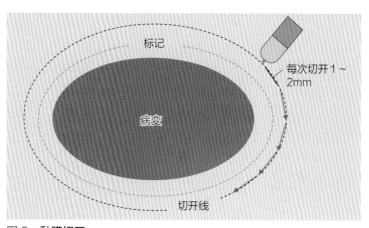

图 5　黏膜切开

② **黏膜切开：使用附件；Flush BT-S 刀 1.5 或 2.0 mm**
　 推荐设置⇒ endoCUT® I，效果 1/ 切开时间 3/ 切开间隔 3

　　endoCUT® I 模式下，切开和凝固是交替输出的，调整包括 3 个要素：效果 1～4 /切开时间 1～4/ 切开间隔 1～10（图 4），切开顺序如下所示：

　　①用切开刀轻轻接触组织，控制其在想要切开的位置稳定不动。

　　②保持切开刀在静止状态下通电大约 0.5s。

　　③重复①和②，切开黏膜达到所需的长度。

　　每次直线切开的长度建议控制在 1～2mm，保证准确和安全（图 5）。如果一次切开的长度较长并且感到操作没有把握，应立即将切开时间下调至 2 或 1。如果感到切割力量不足，请减少切开刀压迫黏膜的力度，缩小切开刀的接触面积。改变切

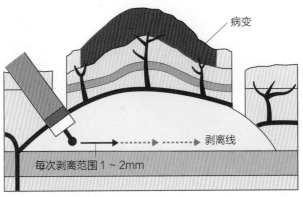

病变

剥离线

每次剥离范围 1～2mm

图 6　黏膜下层剥离

开时间，只能改变切开的幅度，并不改变切割的力量。如果感到凝固效果不佳，建议按照 2、3、4 的顺序依次增加通电时间，每次延长 0.2～0.3s。如果时间延长过多，应注意下次开始切开的时间（输出声音变化）。需要注意的是，随着凝固效果的增加，组织切缘的热损伤也会增加，需要进行相应调整。

③ **黏膜下剥离：使用附件；Flush BT-S 刀 1.5 或 2.0 mm**

推荐设置⇒强力电凝，效果 6.6

endoCUT® I，效果 1 / 切开时间 3 / 切开间隔 3

通常情况下，使用止血效果较好的强力电凝模式，剥离顺序如下所示：

①用切开刀轻轻接触组织，控制其在想要剥离的位置静止不动。

②保持切开刀在静止状态下通电大约 0.5s。

每次剥离的直线距离（图 6）应控制在 1～2mm，这利于避免发生穿孔。如果发现血管且判断其粗细程度能够切断而不出血，可延长凝固时间（约 1s），慢慢切断。对于没有血管 / 纤维化 / 脂肪组织多的部位，建议使用 endoCUT® I 模式。在剥离空间狭小或难以精确操作切开刀的位置，为保证操作安全，可把 endoCUT® I 的切割时间从 2 降到 1，以便缩短每次剥离的幅度。endoCUT® I 模式切割效果好，但如果切到固有肌层，容易造成穿孔，需要对切开刀进行精确操作。

④ **预凝固（pre-coagulation）A：使用附件；FlushBT-S 刀 1.5 或 2.0mm**

推荐设置⇒强力电凝®，效果 0.4

这一设置是针对 VIO3 按 1～10 分档的，等效于强力电凝，效果 1，10W/VIO300D® 的设置。操作步骤如下。

①剥离血管周边组织，分离血管。

②将切开刀前端的球形电极与刀刃分别贴在血管背侧与侧面稍稍压迫，阻断血流。

③强力电凝，效果 0.4，持续通电，直到血管中的水分汽化。

④重复③的操作，轮流凝固血管的两侧直至血管变白。

⑤用强力电凝，效果 6.6，一点点切断变白的血管。

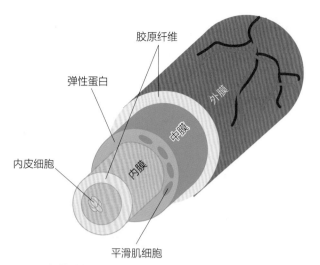

图 7 血管壁的组成

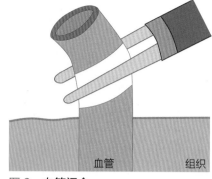

图 8 血管闭合

⑤ **预凝固（pre-coagulation）B：使用的附件；Coagrasper™（奥林巴斯公司）**
推荐设置⇒柔和电凝，效果 6 ~ 8

操作顺序如下所示：

①用止血钳夹住血管通电直到血液中的水分汽化。如果通电时间过短，热量无法到达血管中心，会导致凝固不充分，因此，凝固时间一般需要 1 ~ 2s。凝固时间短，可降低效果；凝固时间长，可提高效果。血管壁的 60% ~ 70% 由胶原蛋白 / 弹力蛋白组成，通电产生的热效应（图 7）可破坏血管壁的结构，使管壁双层结构变为单层（热融合）。

②通电停止后，压迫 2 ~ 3s，血管的热融合部分会冷却并凝固（图 8），这称为血管闭合（vessel sealing）。

③强力电凝，效果 6.6，一点一点切断血管闭合（sealing）部位。

 柔和电凝时，通电凝固达到细胞内水分汽化的时间与凝固深度相关。

⑥ **止血 A：使用的附件；Flush 刀 BT-S 1.5 或 2.0mm**
推荐设置⇒强力电凝，效果 6.6 或 7.0

快速止血至关重要，具体操作顺序如下：

①出血后立即用强力电凝，效果 6.6 或 7.0 止血。用切开刀对准血管断端通电凝固 0.1 ~ 0.2s，重复 2 ~ 3 次（图 9）；如果未能止血，再次重复上述操作。

②如果重复 2 ~ 3 次仍未止血，按照步骤⑤预凝固 B 的①和②的操作方法封闭血管。强力电凝兼具凝固和切开功能。当切开刀贴近固有肌层通电时，有引起穿孔的风险，需要精确和细致的操作。若对切开刀止血效果不肯定，建议按照步骤⑤预凝固 B ①和②的方法，采用柔和电凝止血。

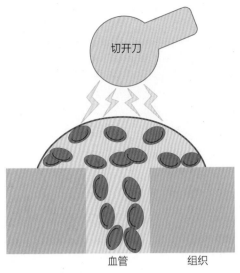

图 9　电刀放电止血

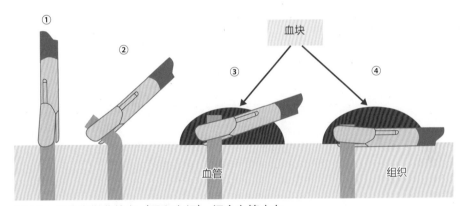

图 10　用止血钳非放电（柔和电凝）、闭合血管止血

⑦ **止血 B：使用附件；Coagrasper™**
　　建议设置 2 ⇒柔和电凝，效果 6 ~ 8
　　　　操作顺序参照⑤预凝固 B 中的①和②。用止血钳止血的注意事项如图 10 所示。在①时，注意钳子不要过度提拉血管；②最为合适；③时，可调节效果（effect），达到钳子夹持血管通电 1 ~ 2s，血液中的水分即可汽化；④最危险，且止血效果差，应重新抓持血管至少达到③的效果。

Q 负极板贴在哪里比较好？

A 能满足以下所有条件的部位

① 与 EMR/ESD 手术操作部位邻近的位置（手术野）。

② 脂肪层较薄（较少）的部位。

③ 可将整个负极板紧密贴合，且比较平坦的部位。

④ 没有瘢痕且体毛较少的部位。

如前所述，切开刀可通过高频电流经过组织产生热能，实现切开和凝固功能。因此，需要在电流效果较好的部位贴上负极板，其原因如下。

① 组织电阻低的部分＝电流有效流动的部位（请参阅表中电学公式①的欧姆定律）切开刀与负极板之间的距离越近，电阻越低。因此，负极板离手术部位越近，电流流动效果越好。

② 脂肪组织是人体中仅次于皮肤的电阻高的组织，因此，脂肪层越薄（越少），电流流动的效果越好，原因与①相同。

③ 负极板与皮肤间的接触面积越大，粘贴越紧密，负极板和皮肤间的电阻就越低，因此，与①原因相同，负极板与皮肤间的接触面积越大，贴合越密，电流流动效果越好。

④ 在瘢痕、有褶皱、毛发浓密的部位，负极板与皮肤间可能会产生空隙。如果存在空隙，负极板和皮肤间的接触面积会减少，接触电阻将相应增加。不仅如此，空隙中还会产生放电（电火花），使该部位的组织发生严重灼伤。因此，为了确保安全，不要在瘢痕、有褶皱和体毛浓密的部位贴敷负极板。

8 供气装置的设置

桑井寿雄

　　为了保证肠镜的操作视野清晰，需要注气扩张肠管。以前一般都使用普通的空气。从 2008 年开始，可安装在内镜一体化台车上的小型二氧化碳（CO_2）气泵开始出售，现在几乎所有的肠镜检查和治疗都使用 CO_2 注气。特别是对于操作时间较长的大肠 ESD，CO_2 注气尤为重要。因此，需要熟知 CO_2 气泵的优点和使用风险，除此以外，本章节还概括介绍了 EMR 时调节注气量的操作技巧。

1 CO_2 气泵的优点和风险

1）优点

　　CO_2 在人体内的吸收率是空气的 100 倍左右，因此，从内镜送出的 CO_2 可从肠道快速吸收并通过呼气排出体外，具有以下优点：

①减少肠镜检查时和检查后因肠管扩张所致的腹胀和腹痛。

②减少术中止痛药和镇静剂的用量，术者能更专注于操作。

③减轻穿孔时因气腹所致的腹腔挤压综合征和空气栓塞的风险。

　　发生穿孔时，有时需要立即进行缝合。为了确认穿孔位置，需要注入一定量气体。如果使用 CO_2 注气，因人体吸收率高，无须担心气体进入腹腔，术者可集中精力检查穿孔部位并进行缝合。在笔者医院，大肠 ESD 发生穿孔时，用金属夹封闭穿孔部位后继续进行治疗，病变切除后立即行 CT 检查，发现患者腹腔内只有少量气体残留，也未出现腹胀等症状（图 1）。在大肠 ESD 中，由于治疗时间长，容易造成注气量增加，同时为了减轻穿孔引起的并发症，**必须使用 CO_2 注气**。

2）风险

　　尽管使用 CO_2 注气有发生**高 CO_2 血症**的风险，但一项荟萃分析比较了结肠镜检查及 ESD（包括上消化道）中注入 CO_2 和空气时的血液中 CO_2 浓度，结果发现两组并无显著性差异。对于没有基础疾病的患者使用 CO_2 注气是安全的。但也有参考文献报道称，在腹腔镜手术中，通过注入 CO_2 形成气腹，术中有可能发生高 CO_2 血症，尤其对于**合并慢性阻塞性肺疾病（COPD）或严重心脏病**的患者，有发生 CO_2 潴留的风险。因此，对于这类有潜在风险的患者，使用 CO_2 时应监测动脉血氧饱和度，行心电监护和 CO_2 浓度监测，注意患者的症状和体征，谨慎使用。

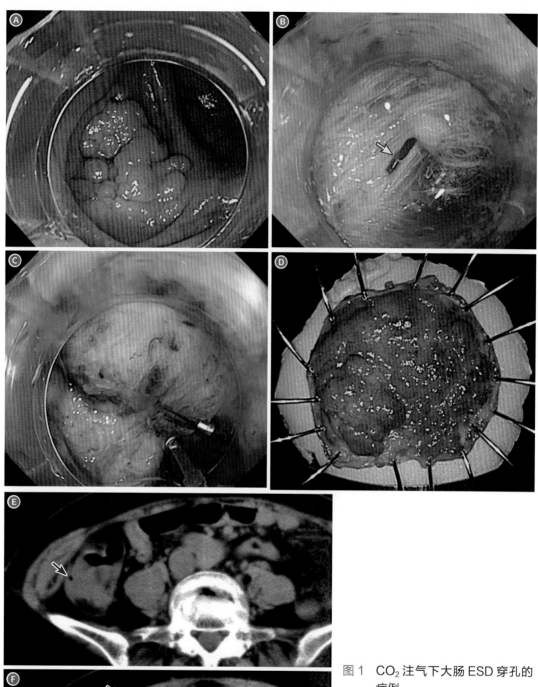

图1 CO_2注气下大肠ESD穿孔的病例

Ⓐ）盲肠可见直径30mm的0-Ⅱa（LST-G）病变，为阑尾炎术后患者，病变累及术后瘢痕。

Ⓑ）黏膜下层可见重度纤维化，在肌层被牵拉的部位发生穿孔（➪）。

Ⓒ）CO_2注气下用金属夹缝合穿孔。

Ⓓ）继续剥离，可以完整切除。

ⒺⒻ）ESD术后立即行CT检查，仅见少量游离气体（➜）。

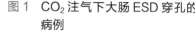

缝合用的金属夹

Q9 何种严重程度的呼吸功能障碍和心脏疾病患者不能使用 CO_2 送气，标准是什么？

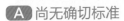

A 尚无确切标准

根据 Yoshida 等报道，一项关于 CO_2 浓度的对比研究发现，大肠 ESD 中，健康受试者和 COPD 患者的终末呼气 CO_2 浓度（$Et-CO_2$），在术中和术后均无显著差异。根据 COPD 的严重程度进一步行亚组分析，结果也相同。因此认为，无论 COPD 的严重程度如何，使用 CO_2 都是安全的。但在 2015 年，Takada 等在一项胃 ESD 的研究中发现，呼吸衰竭患者和健康受试者相比，随着治疗时间的延长，经皮 CO_2 分压（$PtcCO_2$）逐渐升高，尤其是在 $FEV_{1.0\%} < 60\%$ 的 COPD 患者中更加明显。

目前，由于尚无任何关于 CO_2 麻醉和气体栓塞等严重并发症的报道，说明术中给与 CO_2 注气是安全的。笔者医院对大多数患者行肠镜检查和治疗时都使用 CO_2 注气。但根据以上数据（尽管胃 ESD 中的镇静和送气量与大肠 ESD 存在差异），对于中度 COPD 患者（$FEV_{1.0\%} < 70\%$），或至少是重度 COPD 患者，最好在监测 CO_2 浓度的情况下进行 CO_2 注气。CO_2 监测仪可使用经鼻监测仪测量 $Et-CO_2$，也可使用无创的皮下毛细血管 CO_2 监测仪监测 $PtcCO_2$。

2 如何使用 CO_2 气泵

目前，各公司所售的 CO_2 气泵一般都可用于一体化内镜台车（图 2）。将注气导管连接到内镜送气送水接口，按下送气开关，一键操作，非常方便，可控制合适的流量，稳定地供应 CO_2 气体。与使用普通空气注气一样，患者无不适感。该气泵还具有安全控制机制，可防止意外情况下高压气体流入人体。

1）注气量的设定

在奥林巴斯公司 UCR 中，可使用标配的注气导管或另售的低流量导管以及超低流量导管调节供气量。每种注气流量均参考内镜主机光源面板上设置的注气量，相当于强、中和弱注气量。一般情况下，使用标准注气导管。

使用富士胶片公司的 GW-100 时，可调节主机正面面板上的按钮（图 2），在标准流量和低流量间进行切换。

2）使用时的注意事项

· 检查内镜光源面板上的供气按钮是否设置为 OFF。如果为 ON，会同时注入空气，可能造成注气过度（图 3**Ⓐ**）。
· CO_2 气泵的压力代表 CO_2 气瓶内的气体容量，应注意剩余气量（图 2）。如果剩余气量较少，应提前准备更换 CO_2 气瓶（图 3**Ⓑ**）。
· 检查使用的是否为 CO_2 送气送水按钮，如果使用的是普通的空气送气送水按钮，会造成气体不断从按钮排出，CO_2 气瓶会很快耗尽（图 3**Ⓒ** ～ **Ⓕ**）。

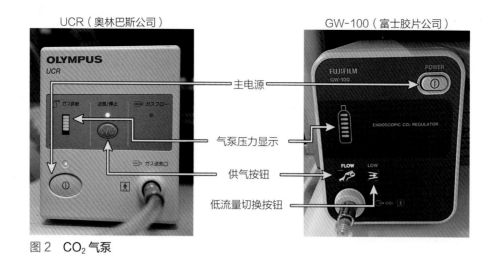

图 2　CO₂ 气泵

3　EMR 中的肠腔气量调节

调整空气量有助于一些困难 EMR 病例的操作，下面介绍一些操作技巧。

1）通过调节气量改变位置

跨越褶皱或位于结肠屈曲部位的病变可能操作困难。黏膜下注射前，先改变体位、调节气量找到适于操作的位置（视频 1Ⓐ）。

2）黏膜下注射时不要过度注气

即便是看起来容易操作的病变，若局部黏膜下注射时注气量过多，肠管扩张，黏膜下注射液也会向周边扩散，无法形成良好的黏膜下隆起（视频 1Ⓑ）。

3）收紧圈套器时要吸气

当圈套较大的病变或 LST-NG 这种黏膜下注射后中央抬举不佳的病变时，有时需要一边吸气，一边收紧圈套器，才能确切地套住病灶（视频 1Ⓓ）。这种情况下，虽然也可使用直径较大的圈套器，但**有套住肌层的风险**。因此，初学者最好在上级医生的指导下进行操作。

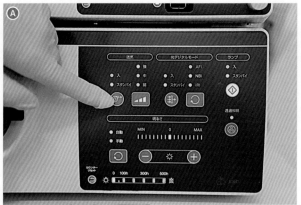

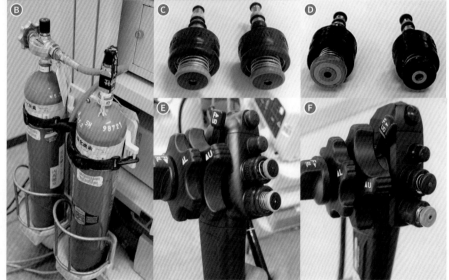

图3 使用CO_2注气时的要点

Ⓐ）将内镜光源本身的注气开关设置在OFF（stand by）（奥林巴斯公司）。

Ⓑ）由于气瓶很重且难以搬运，因此也有一些设备可用于安装备用气瓶（奥林巴斯公司）。

Ⓒ）左：CO_2专用送气送水按钮（灰色），按钮顶部的孔是关闭的，按压一半按钮时从内镜前端注气。
　　右：常规的送气送水按钮（蓝色），通常从按钮的顶部排气，当堵住顶部的孔时，从内镜前端注气（均为富士胶片公司）。

Ⓓ）奥林巴斯公司制造。CO_2专用送气送水按钮的附加说明上记载，按压一下即可注气，而使用时感觉与常规送气送水按钮相同，堵住孔就可使用。

Ⓔ）安装了CO_2专用送气送水按钮（富士胶片公司）。

Ⓕ）奥林巴斯公司的按钮。

4）圈套后，再次送气使肠管伸展，同时稍微松开圈套器

如上所述，如果吸气的同时收紧圈套器，可能会套住肌层。因此，通电前应重新注气并稍稍松开圈套器，扩张肠管，使肌层展开。然后再次收紧圈套器，就可避免套住肌层（视频1Ⓔ）。

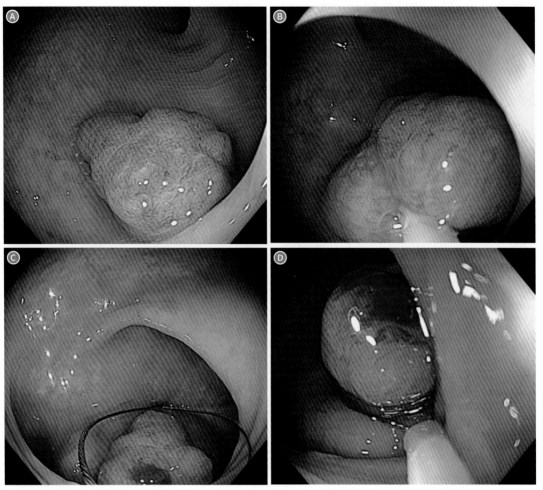

视频 1 **病例 1**

乙状结肠屈曲部直径 16mm 的 0-Is 病变

Ⓐ）由于病变位于屈曲部，有皱襞干扰，位置难以控制，稍微吸气，减少肠管的伸展，就能观察到病变全貌。

Ⓑ）稍微吸气，一边进行黏膜下注射，一边 Up 大钮，稍稍提起注射针，就容易打起黏膜下膨隆。

Ⓒ）以圈套器前端为支点，将整个病变套住。

Ⓓ）轻轻下压圈套器，一边吸气，一边确切地连同周边正常黏膜一起套住。

（视频 1：续下页）

5）缝合 EMR / ESD 术后创面时，通过吸引使创面底部向上抬起，然后夹闭缝合

　　在缝合面积较大的术后创面时，应吸气减少肠壁张力，使创面边缘黏膜相互靠近（视频 2Ⓑ），以便金属夹的两个爪抓住两边的正常黏膜。夹子接近创面时，稍微吸气使创面底部抬起，稍微下压夹子，然后夹闭（视频 2ⒸⒹ）。如果夹得过浅，可能只夹住了周边正常黏膜而未夹住创面底部，在创面基底部会残留较大空隙，造成夹闭不确切。

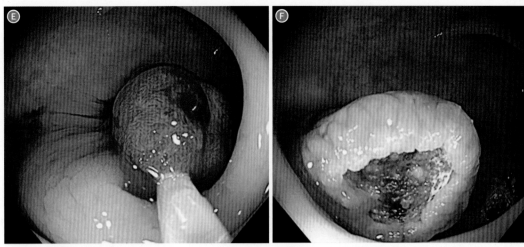

视频 1　病例 1（续）

E）要有意识地送气，稍微松开圈套器，确认无肌层卷入后再收紧。

F）这样通电电切就可完整切除。

■ 参考文献

[1] Wu J & Hu B：The role of carbon dioxide insufflation in colonoscopy：a systematic review and meta-analysis. Endoscopy, 44：128-136, 2012.

[2] Saito Y, et al：A pilot study to assess the safety and efficacy of carbon dioxide insufflation during colorectal endoscopic submucosal dissection with the patient under conscious sedation. Gastrointest Endosc, 65：537-542, 2007.

[3] Li X, et al：CO_2 insufflation versus air insufflation for endoscopic submucosal dissection：A meta-analysis of randomized controlled trials. PLoS One, 12：e0177909, 2017.

[4] Takada J, et al：Safety of carbon dioxide insufflation during gastric endoscopic submucosal dissection in patients with pulmonary dysfunction under conscious sedation. Surg Endosc, 29：1963-1969, 2015.

[5] Scott DB & Julian DG：Observations on cardiac arrythmias during laparoscopy. Br Med J, 1：411-413, 1972.

[6] Yoshida M, et al：Carbon dioxide insufflation during colorectal endoscopic submucosal dissection for patients with obstructive ventilatory disturbance. Int J Colorectal Dis, 29：365-371, 2014.

第 **3** 章　内镜治疗需要的设备及器械

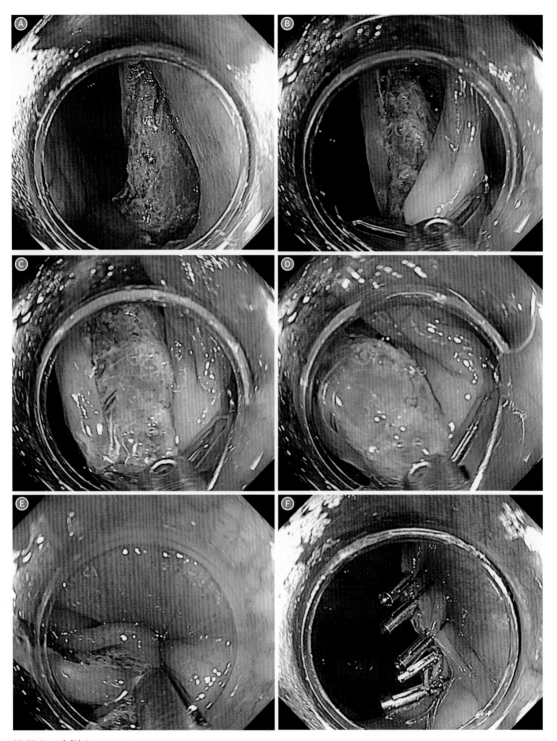

视频 2　**病例 2**

Ⓐ）回盲瓣对侧的 ESD 术后创面。

Ⓑ）吸气松弛肠管，使创面两端的黏膜互相靠近。

Ⓒ）夹子的两端夹住正常黏膜互相靠近，使用 SureClip®（Micro-Tech 公司）。

Ⓓ）一边稍微下压夹子夹紧黏膜，一边吸气，使创面底部抬起。

Ⓔ）连同创面底部一起夹住。

Ⓕ）将创面底部一并夹紧，完全缝合。

第4章 息肉切除术

① 基本策略及技术实践

中田 昂，浦冈俊夫

1 概述

以往的大肠息肉切除术是用圈套器勒紧病变后通过高频电切除，即热圈套器息肉切除术（hot snare polypectomy）。据欧美国家报道，对小息肉不用高频电切除而采用冷息肉切除术（cold polypectomy）也很有效。这种方法在日本也迅速得到普及。

冷息肉切除术分为用活检钳将病变切除的冷活检钳息肉切除术（cold forceps polypectomy，CFP）和使用圈套器的冷圈套器息肉切除术（cold snare polypectomy，CSP）两种方法。本章节除介绍传统的息肉切除法以外，还将介绍 CFP 与 CSP 的基本手法和技巧。

2 息肉切除术

1）对象

息肉切除术的主要适应证为黏膜内病变和术前诊断为**带蒂（0-Ip）**或**亚蒂的病变（0-Is，Isp）**。带蒂病变的蒂部多有粗大的滋养血管穿过，而高频电切除术后的止血效果好，因此尤其适合用于息肉切除。

2）基本手法和技巧（图1，视频1）

①首先变换体位，确定适合进行圈套的位置（图1ⒶⒷ）。

②然后尽量将病变置于5、6点位。

③选择直径稍大于病变头部的圈套器。

④应注意切缘，带蒂病变在**蒂部中央**，亚蒂病变在**基底部**附近设定圈套切除的切开线。

⑤充分收紧圈套器，稍稍提起，确认与周围黏膜无接触（图1Ⓒ）。

⑥通电凝固，缓缓收紧套芯切除病变（图1Ⓓ），日常与助手的配合非常重要。如果通电时间过长会增加迟发性穿孔的风险，应根据蒂的粗细进行电凝，避免持续通电数秒以上。

⑦切除后确认是否有病变残留，使用金属夹平行于肠管方向夹闭创面（图1Ⓔ）。

⑧回收病变，操作结束。

第
4
章

息
肉
切
除
术

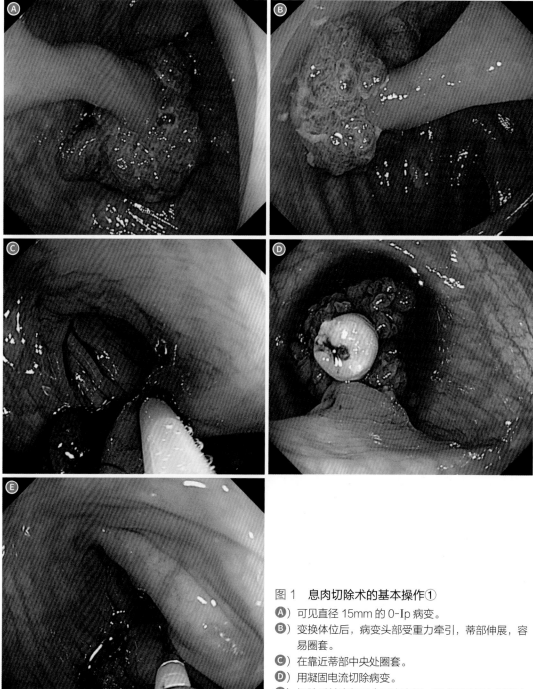

图1 息肉切除术的基本操作①

Ⓐ）可见直径 15mm 的 0-Ip 病变。

Ⓑ）变换体位后，病变头部受重力牵引，蒂部伸展，容
易圈套。

Ⓒ）在靠近蒂部中央处圈套。

Ⓓ）用凝固电流切除病变。

Ⓔ）切除后基底部用金属夹夹闭，要点是夹子与蒂部方
向垂直。

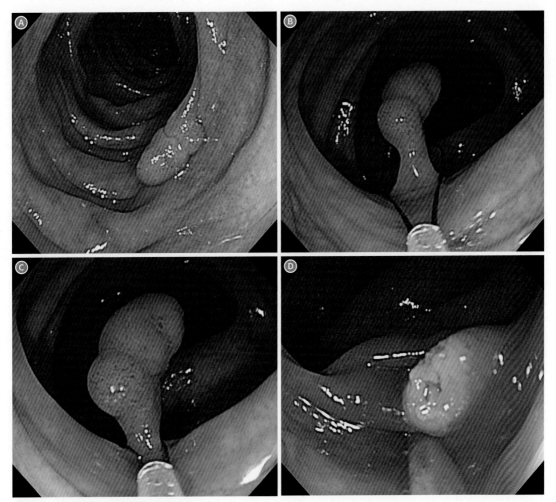

视频 1　息肉切除术的基本操作②

Ⓐ）可见直径 10mm 的 0-Ip 病变。
Ⓑ）变换体位，病变头部受重力牵引，蒂部伸展，容易圈套。
Ⓒ）套住蒂部中央。
Ⓓ）用凝固电流切除病变。

Q1　粗蒂息肉内镜治疗的技巧是什么？

A1 使用尼龙圈，确保切除线安全

　　粗蒂病变内部有粗大血管穿过，切除时可能会引起喷射性出血。为了预防出血，切除前应在蒂部结扎尼龙圈后再进行切除（图 2）。为了避免切除时尼龙圈套入圈套器，结扎尼龙圈时应尽量贴近黏膜面。

　　切除线可设定在蒂部中央，既可充分保证头侧切缘，也可将黏膜热损伤降至最低。蒂部较短时，为确保切除线充分，可在蒂部进行少量黏膜下注射。

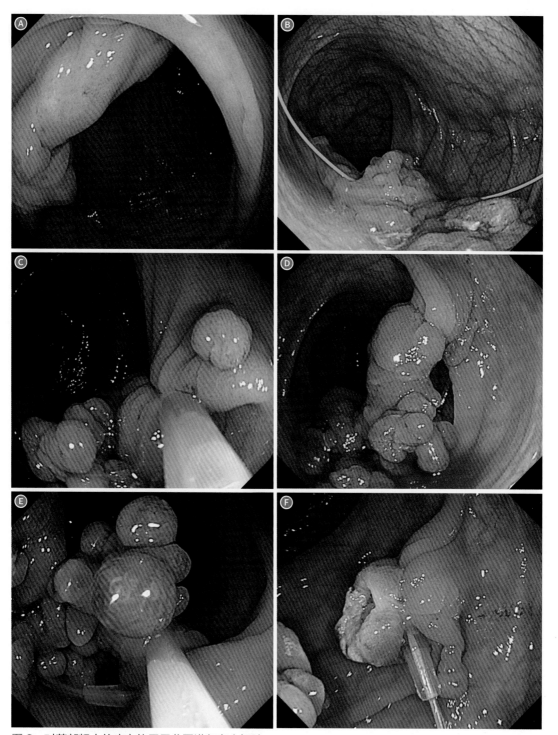

图 2　对蒂部粗大的病变使用尼龙圈进行息肉切除

Ⓐ）直径 25mm 的粗蒂 0-Ip 病变。

Ⓑ）变换体位，将病变调整至头端位于 6 点位。

Ⓒ）根部留置尼龙圈。

Ⓓ）由于尼龙圈阻断血供，尼龙圈的头侧病变部变色。

Ⓔ）从尼龙圈的头侧圈套切除病变。

Ⓕ）切除病变后未见出血。由于蒂部粗大，为防止尼龙圈脱落，最好追加金属夹夹闭。

3 关于冷息肉切除术

1）对象

　　冷息肉切除术的对象是内镜下考虑为非癌、**直径小于 10mm** 的浅表隆起性（0-Ⅱa）或亚蒂病变（0-Is，Isp）。**直径小于 5mm 时，建议行 CFP；直径大于 5mm 小于 10mm 时，建议行 CSP。**

　　冷息肉切除术容易切除过浅，对癌来说，垂直切缘阳性的风险增加可能造成浸润深度评价困难。因此，**术前诊断极为重要**。行图像增强放大内镜观察后，术前诊断疑似为癌时不应施行冷息肉切除术。另外，带蒂病变的蒂部血管血流丰富，切除后可能出现喷射性出血，也有迟发性出血风险增加的可能，被认为是适应证以外的病变。

2）冷活检钳息肉切除术的基本操作和技巧

　　施行 CFP 时，建议使用巨型（Jumbo）活检钳（大开口活检钳完全张开时口径约 9mm，普通活检钳完全张开时口径约 7mm，译者注）。具体方法：首先将活检钳接近病变，先不完全张开，根据病变大小半张开活检钳，抵近病变时关闭，确认病变收在活检钳前端的钳杯内后，提拉活检钳钳除病变，最后退出活检钳，回收标本。

　　病变切除后，用图像增强放大内镜观察确认黏膜缺损边缘**有无残留**。向黏膜缺损处注水形成水柱（tamponade），这样易于确认有无残留。另外，尽管也可使用注射器注水止血，但这种情况时，建议还是使用水压较高的 water jet（副送水）功能更好（视频 2）。

Q2 CFP 整块切除的技巧是什么？

A2 使用巨型活检钳，半张开接近病变

　　建议使用巨型（Jumbo）活检钳，该活检钳的钳杯较普通活检钳更大。相比普通活检钳，可夹持病变的范围大，可更加确切地整块切除。据报道，CFP 使用普通活检钳完全切除率为 20% ~ 40%，而使用巨型活检钳完全切除率可达 85%，效果更好，建议对此切除法积极开展应用。

　　操作要点：根据切除病变的大小，半张开活检钳接近病变。半张开状态下，活检钳接近病变时容易把握距离感，用活检钳前端的钳杯夹住病变，这时关闭活检钳即可将病变完全纳入活检钳内，完整切除。

3）冷圈套器息肉切除术的基本操作和技巧

　　与息肉切除术相同，将病变调整至 5、6 点位，然后用圈套器一边轻压黏膜一边收圈，收紧过程中可能会发生位置偏移。一边微调一边继续收紧圈套器，勒除病变。

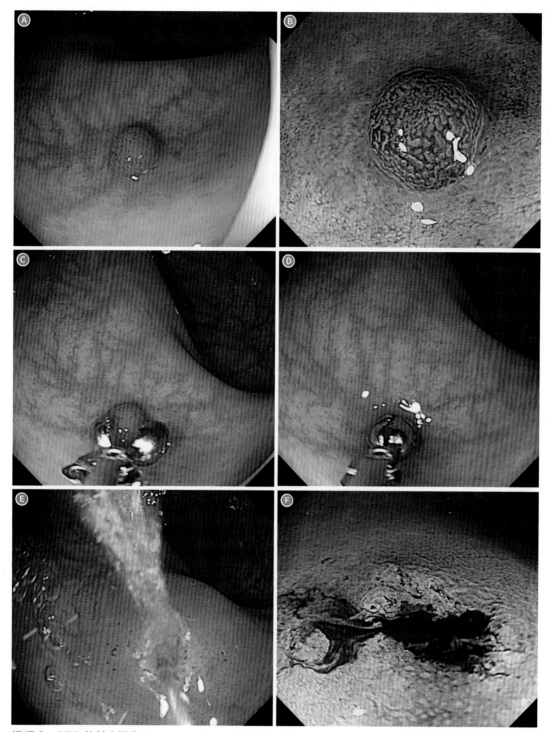

视频 2　CFP 的基本操作

Ⓐ）可见直径 3mm 的 0-Is 病变。

Ⓑ）JNET 分类诊断为 Type 2A。

Ⓒ）半张开活检钳，接近病变。

Ⓓ）将病变收入活检钳前端的钳杯内，切除。

Ⓔ）注水形成水柱。

Ⓕ）病变切除后通过图像增强放大内镜观察，确认有无残留。

病变切除后，与 CFP 一样，用图像增强放大内镜观察**确认有无残留，一定要注水形成水柱**（视频 3）。

Q3 冷圈套器息肉切除术减少残留的技巧是什么？

A3 重要的是使用 CSP 用圈套器，准确地进行圈套

操作技巧是尽可能把病变连同周围正常黏膜套入圈套器套芯内。圈套前，应稍稍吸气，使周围黏膜更易套入。为了圈套准确，推荐使用 CSP 用的小圈套器。如果圈套器较软，在下压圈套器时，套芯前端容易翘起，是导致病变残留的原因。CSP 用圈套器与传统圈套器相比更细、更硬。由于圈套器质硬，下压时不易翘起，能充分地套住需要切除的部位。此外，因圈套器较细，切除黏膜更为锋利。据报道，传统圈套器与 CSP 用圈套器相比，病变的完全切除率分别为 79% 与 91%（P=0.015）。对于 8～10mm 的病变完全切除率分别为 45% 与 83%（P=0.014）。两组有显著差异，尤其推荐对切除困难的病变积极使用。

另外，术后立即仔细观察切除后的黏膜缺损部位也是非常重要的。

4 结语

根据病变大小和形状选择合适的操作方法是非常重要的。因此，应充分理解操作技巧。而正确的术前评价必不可少，尤其对于冷息肉切除术，必须进行图像增强放大内镜观察，判断是否符合适应证，对不符合适应证的病变应进行 EMR。合理使用操作附件可获得更好的治疗效果，建议在操作中积极使用。

参考文献

[1] Ito A, et al：Resection depth and layer of cold snare polypectomy versus endoscopic mucosal resection. J Gastroenterol, 53：1171-1178, 2018.

[2] Efthymiou M, et al：Biopsy forceps is inadequate for the resection of diminutive polyps. Endoscopy, 43：312-316, 2011.

[3] Uraoka T, et al：Tu1502 Polypectomy using jumbo biopsy forceps for small colorectal polyps：A multi-center prospective trial. Gastrointest Endosc, 77：AB564, 2013.

[4] Horiuchi A, et al：Prospective, randomized comparison of 2 methods of cold snare polypectomy for small colorectal polyps. Gastrointest Endosc, 82：686-692, 2015.

第 **4** 章

息肉切除术

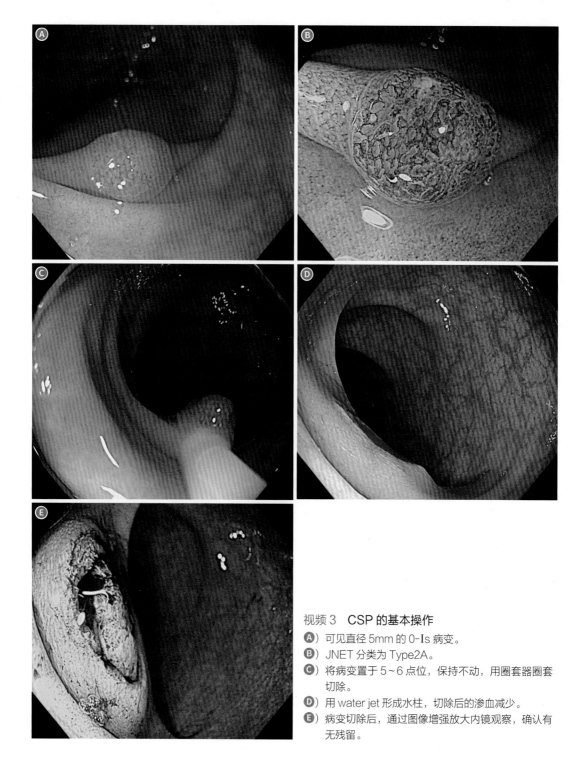

视频 3　CSP 的基本操作

Ⓐ）可见直径 5mm 的 0-Is 病变。

Ⓑ）JNET 分类为 Type2A。

Ⓒ）将病变置于 5~6 点位，保持不动，用圈套器圈套切除。

Ⓓ）用 water jet 形成水柱，切除后的渗血减少。

Ⓔ）病变切除后，通过图像增强放大内镜观察，确认有无残留。

② 困难病例的处理

朝山直樹，永田信二

一般来说，带蒂病变适合息肉切除术。对无蒂和平坦型病变，无论大小，只要怀疑为癌就应进行 EMR（或 ESD）。由于病变并不总是位于内镜操控良好或圈套容易的部位，下面就对操控内镜、调整位置的诀窍和技巧进行讲解。笔者医院对带蒂病变治疗时，经常在病变下方进行少量黏膜下注射后，再行 EMR 切除。因此，所提供的照片是 EMR 时的照片。不过内镜操作和调整位置的方法在息肉切除术与EMR 是一样的。

 Q1 切除难以接近的息肉有什么诀窍和技巧？

A1 内镜直线化，将病变调整至 6 点位，确保内镜操作和位置调整准确

① 内镜操作

治疗前必须调整好内镜状态。具体来说，将内镜直线化，保持其自由度和操控性是最重要的，这样才能更加稳定地操作，即使遇到意外情况也能迅速处理。尽管一般情况下需要在大肠短缩、内镜易于操控的状态下进行治疗，但有时也要视情况有意识地推镜，使肠管伸展，以便更容易获得整体图像（图 1）。

② 位置调整

为保证良好的病变切除条件，应变换体位，避免病变侧积水，维持肠腔扩张，这种体位的调整是很重要的（图 2）。

大多数内镜的活检孔道位于内镜画面的 6 点位附近，一般操作为旋转内镜将病变置于内镜画面的 6 点位或者正面（图 3）。合适的位置调整，可确保操作视野稳定。根据病变的部位不同，在 12 点位进行治疗也是可以的（图 4）。

由于重力作用，病变淹没在水中时，应变换体位，将病变调整至重力的对侧，这样也有助于保持黏膜下注射后的膨隆。

病变位于不易观察的部位（皱襞背面、屈曲部或直肠）时，除了变换体位以外，反转内镜操作（图 5）或在前端安装透明帽（图 6）也很有效，调节空气量也很重要。大量注气时，病变容易位于切线方向，此时减少空气量后就能看到病变的正面了。

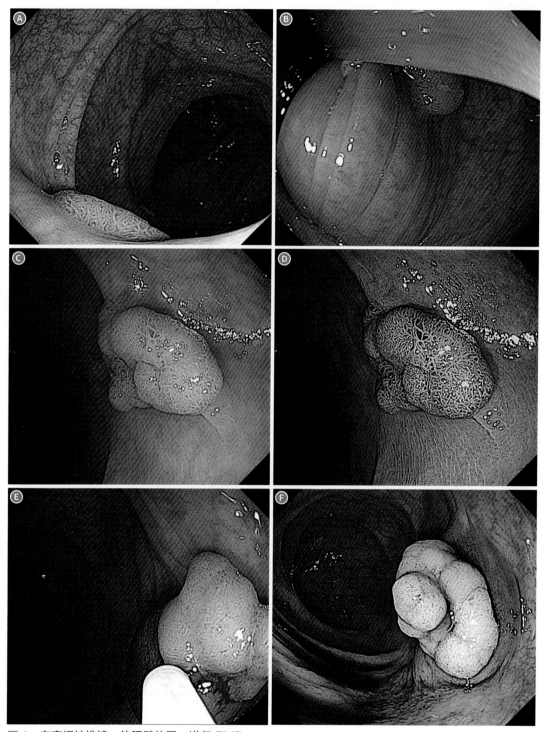

图 1　有意识地推镜，使肠壁伸展，进行 EMR

Ⓐ）病变位于皱襞背面，正向观察难以看到病变全貌。

Ⓑ）使用 CF-H260AZI，倒镜处理困难。

ⒸⒹ）更换为 PCF-H290TI，稍微推镜可观察到病变的全貌，横结肠可见直径 20mm 的 0-Is 病变。

Ⓔ）在病变口侧非肿瘤性黏膜处，注射针不出针的状态下，在病变口侧进行黏膜下注射，使病变朝向肛侧。

Ⓕ）接着在病变肛侧进行黏膜下注射，微调针尖，形成良好的膨隆。

（图 1：续下页）

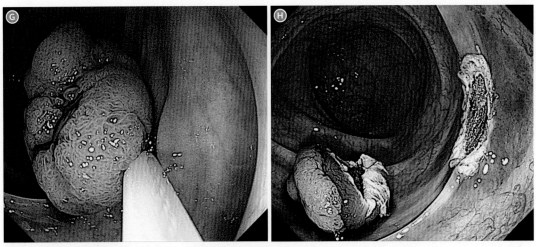

图 1 有意识地推镜，使肠壁伸展，进行 EMR（续）

G）确认病变边缘，用圈套器将周围非肿瘤性黏膜套在套芯内。

H）用 Endo cut 模式切除后的创面。

病理结果为 Tis 癌，切缘阴性。

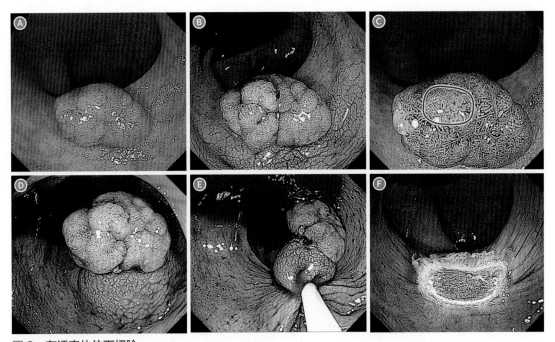

图 2 在适宜体位下切除

A ~ C）变换体位，确认病变侧不积水。（**B** 中靛胭脂沉积于病变对侧）。直肠 Rb 可见直径 20mm 的 0-Is 病变，NBI 下大部分 JNET 分类为 Type 2A，中央区域为 2B（**O**）。

D）在病变肛侧进行黏膜下注射。从开始注射到刚形成膨隆这段时间应避免注射速度过快，微调针尖，形成良好的膨隆。

E）确认病变边缘，将病变连同周围非肿瘤性黏膜套入套芯内，收紧圈套器。

F）用 Endo cut 模式切除后的创面。

病理结果为 Tis 癌，切缘阴性。

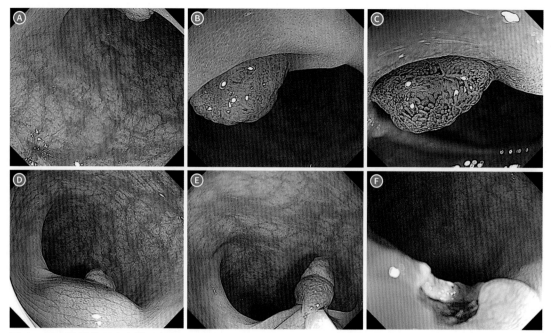

图 3　位于皱襞背面病变的 EMR

Ⓐ ~ Ⓒ）乙状结肠皱襞背面可见直径 10mm 的 0-Is 病变。

Ⓓ）旋转内镜将病变调整至 6 点位。

Ⓔ）EMR 整块完全切除。

Ⓕ）切除的肿瘤为管状腺瘤，为治愈性切除。

以上针对内镜治疗的基本操作中应注意的内镜手法和位置调整进行了解说。本章节所介绍的各种操作方法的要领均为最基本的操作，应切实地应用这些基本技术。只有掌握这些基本技术后，才能进一步学习更高级的技术，这种循序渐进的学习是很重要的。

 Q2 在预计位置怎么都找不到息肉时怎么办？

A2 当无法找到病变时，应进行充分的肠道准备，在内镜操作上下功夫。视野内未发现病变时，采用图像增强内镜检查术观察是有效的

① 找不到的原因

据报道，进行两次肠镜检查的患者中，初次肠镜检查时大肠腺瘤的漏诊率分别为：直径 10mm 以上为 2.1%，5 ~ 10mm 为 13%，1 ~ 5mm 为 26%。

漏诊的主要原因包括：肠道准备质量、内镜医生检查质量（观察时间）、病变性质（位置、形态和色调）等。还包括肠管蠕动、合并憩室、术后肠腔变形、狭窄，肠腔内空气量不足等多种因素影响漏诊的发生。该问题的处理方法有以下两点：

a. 无论何种原因，病变隐匿不易发现时（肠道准备不佳、皱襞、弯曲、蠕动等），应彻底清洁肠道，反转内镜操作，使用无创喷洒管或内镜前端安装透明帽，均有一定效果。

b. 视野内无法看到病变时（平坦的同色调病变），采用图像增强内镜检查术观察有一定效果。

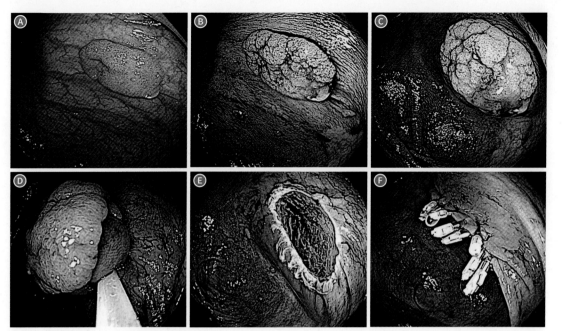

图 4　盲肠直径 20mm 的 0-Is 病变

A B）盲肠 12 点位可见直径 20mm 的 0-Is 病变。

C）在病变肛侧进行黏膜下注射，从开始注射到刚形成隆起这个阶段应注意避免注射速度过快，微调针尖，形成良好的膨隆。

D）确认病变边缘，将病变连同周围非肿瘤性黏膜套入套芯内，收紧圈套器。

E）用 Endo cut 模式切除后的创面。

F）用 EZ ClipTM 将创面完全闭合。

病理结果为 Tis 癌，切缘阴性。

② 增加观察时间有效吗？

既往的大样本观察性研究发现，平均退镜观察时间低于 6min 的肠镜医生，大肠肿瘤的发现率明显低于大于 6min 的医生。但也有研究报道称，两者并无显著差异。还有研究报道称，即使在一些医疗机构规定肠镜观察时间为 7min 以上，大肠肿瘤发现率也未增加。此外，对于受训医生大肠肿瘤发现率的研究显示，有的研究认为观察时间超过 10min，发现率明显提高。也有研究报道称，观察时间超过 10min，发现率也未提高。因此，观察时间并不是越长越好。

但是，保证适当的观察时间，仔细观察是对内镜医生的基本要求。笔者医院常规肌肉注射解痉剂（抗胆碱药 Buscopan），起效时间为 5~10min，作用持续时间为 40min。进镜时间过长、过度注气、肠管过度伸展会增加肠蠕动，干扰内镜治疗。因此，重要的是提高包含插镜在内的综合技术。

第 4 章　息肉切除术

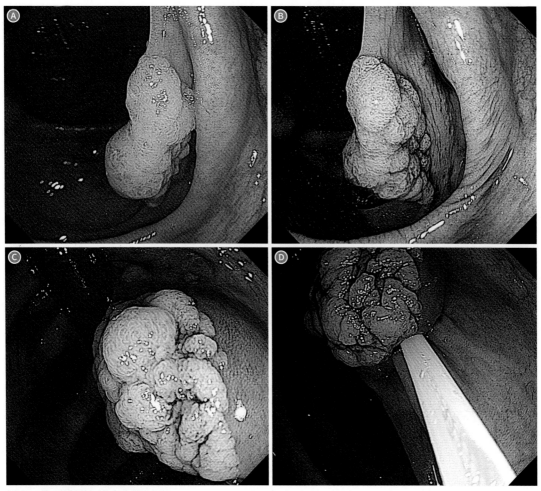

图5 位于皱襞上的病变的 EMR

Ⓐ Ⓑ）升结肠皱襞上可见直径 25mm 的 0-Ⅱa（LST-G 结节混合型）病变。

Ⓒ）口侧黏膜下注射困难，反转内镜于病变口侧行黏膜下注射。

Ⓓ）EMR 整块完全切除。

病理结果为 Tis 癌，为治愈性切除。

结语

　　笔者医院只有上级医生认为内镜操作和包括放大内镜在内的内镜诊断均合格的医生才能进行治疗。同时，开展治疗的医生也应具备"放弃的勇气"。对个人的技术水平应有正确认识，当无法找到预计的息肉、判断治疗困难时，应交给上级医生处理，选择中止或延期治疗。经验证明，有时改日进行治疗，条件会更加成熟，术者心态从容也很重要。

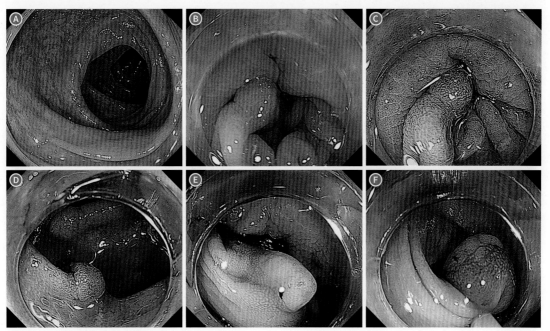

图 6 安装透明帽施行的 EMR

Ⓐ）白光观察难以确认病变。

ⒷⒸ）安装透明帽后，发现直径 6mm 的 0-Is 病变。

Ⓓ）病变位于皱襞上。

Ⓔ）病变较小，从病变肛侧朝病变正下方穿刺，下压注射针便于液体向侧方扩散，用注射针将病变稍稍挑起，一边注射一边缓慢退针，形成膨隆。

Ⓕ）EMR 整块完全切除。

管状腺瘤，为治愈性切除。

■**参考文献**

[1] van Rijn JC, et al：Polyp miss rate determined by tandem colonoscopy：a systematic review. Am J Gastroenterol, 101：343-350, 2006.

[2] Barclay RL, et al：Colonoscopic withdrawal times and adenoma detection during screening colonoscopy. N Engl J Med, 355：2533-2541, 2006.

[3] Moritz V, et al：Withdrawal time as a quality indicator for colonoscopy-a nationwide analysis. Endoscopy, 44：476-481, 2012.

[4] Sawhney MS, et al：Effect of institution-wide policy of colonoscopy withdrawal time ＞or＝7 minutes on polyp detection. Gastroenterology, 135：1892-1898, 2008.

[5] Gromski MA, et al：Trainees' adenoma detection rate is higher if ≥ 10 minutes is spent on withdrawal during colonoscopy. Surg Endosc, 26：1337-1342, 2012.

[6] Lee TJ, et al：Longer mean colonoscopy withdrawal time is associated with increased adenoma detection：evidence from the Bowel Cancer Screening Programme in England. Endoscopy, 45：20-26, 2013.

1 EMR 的基本策略

樫田博史

1 EMR 术前的心理准备

　　所谓 EMR 和分片 EMR 并不仅仅指切除操作，还包含从术前内镜下诊断至术后病理诊断等一系列内容，具体如下：

　　①病变是否符合 EMR/ 分片 EMR 操作的适应证；

　　②实际的操作手法；

　　③困难问题的解决方法；

　　④切除标本的处理。

　　其中①、③、④的详细内容请参考其他章节（**第 5 章 -1，第 7 章，第 2 章 -4**），本章主要解说②的内容。

2 EMR 操作流程（图 1~ 图 3）

1）位置调整

　　保持镜身稳定，使病变尽可能位于画面的 4~8 点位。

2）黏膜下注射

　　穿刺过浅会导致液体漏出或造成黏膜内注射，易形成血肿。相反，如果穿刺过深、穿透肌层或浆膜层，不仅无法形成理想的黏膜下隆起，还可能引起疼痛、局限性腹膜炎。穿刺针刺入黏膜后，开始时应让助手缓慢注射，确认病变稍微隆起后再继续注射，然后，让助手**一边注射一边慢慢收针**。关于黏膜下注射的各种技巧，请参阅本书的其他章节（**第 5 章 -3**）。

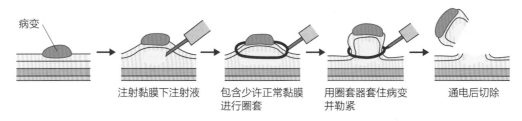

图 1　EMR 操作流程

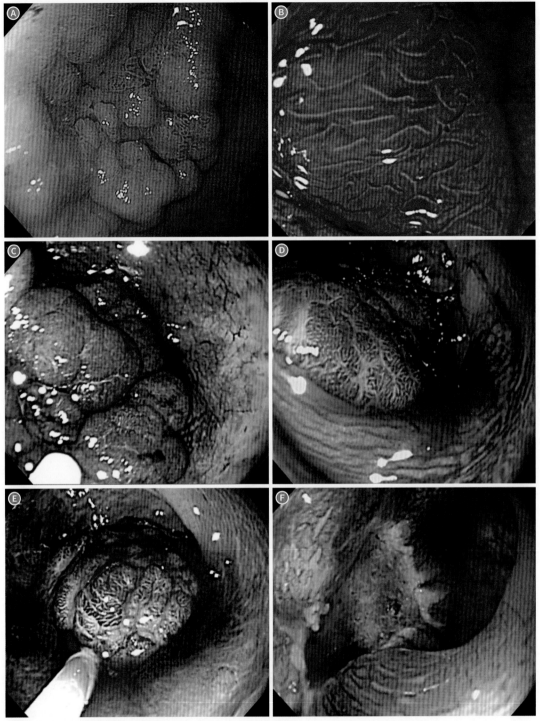

图 2　EMR 的实际操作：直径 35mm 的 LST-NG 病变

Ⓐ）白光观察图像。

Ⓑ）结晶紫染色放大图像，可见Ⅲ∟型 pit pattern。

Ⓒ）病变中央处也进行黏膜下注射。

Ⓓ）黏膜下注射后。

Ⓔ）使用圈套器勒紧。

Ⓕ）切除后创面。

（图 2：续下页）

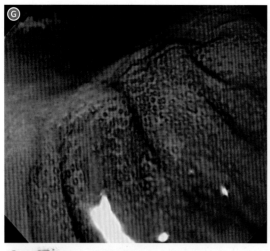
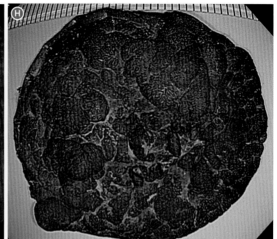
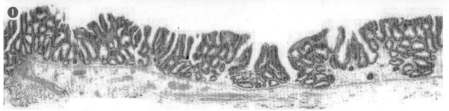

图 2　EMR 的实际操作：直径 35mm 的 LST-NG 病变（续）

Ⓖ）水平切缘可见正常黏膜，无病变残留。

Ⓗ）切除标本的大体像。

Ⓘ）同一病变的病理组织学图像，为低级别至高级别腺瘤。

3）圈套器圈套

　　为防止病变水平切缘阳性，使用圈套器圈套时应套入少量正常黏膜。通常应将圈套器的前端抵住病变的口侧或侧壁，然后缓慢张开，一边把圈套器的根部压向另一侧，一边收圈勒紧病变。详细的操作技巧请参阅本书其他章节（第 5 章 -4）。

4）通电切除

　　通电切除时不要将圈套器紧贴在肠壁上，而**应把圈套器略微抬起后再切除病变**。若圈套器有勒住橡胶般的感觉，迟迟难以切除。或者患者感到疼痛，可能是由于固有肌层卷入圈套器内，应停止通电。对于较大的病变，与其勉强行 EMR 整块切除，还不如行分片 EMR 更加安全。

5）切缘的观察及处理

　　病变切除后的水平切缘应使用图像增强放大内镜仔细观察，若怀疑病变残留，可使用圈套器切除。残留病变较小难以圈套时，使用热活检钳处理也很有效。对于钳夹困难的残留病变，可使用 APC 烧灼。

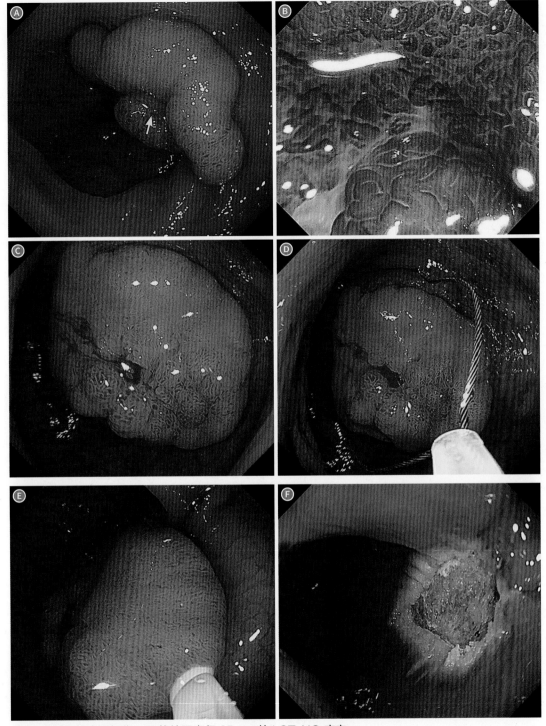

图 3　EMR 的实际操作：乙状结肠直径 25mm 的 LST-NG 病变

Ⓐ）白光观察图像。中央处可见略微凹陷（⇨）。

Ⓑ）结晶紫染色放大图像，pit pattern 为 V_I 轻度不规则。

Ⓒ）黏膜下注射后充分隆起。

Ⓓ）圈套过程中。

Ⓔ）勒紧，通电。

Ⓕ）切除后创面。

（图 3：续下页）

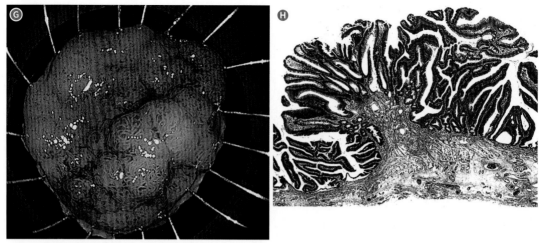

图3 EMR 的实际操作：乙状结肠直径 25mm 的 LST-NG 病变（续）

G）将新鲜切除标本固定在橡胶板上。

H）病理组织标本放大像，诊断为腺瘤伴局灶腺癌（tub1），pTis，Ly0，V0，HM0，VM0。

6）止血、预防迟发性出血

切除后创面底部有血管显露时，可根据需要使用圈套器的前端、金属夹、止血钳、APC 等方式进行处理。应**注意**的是，使用电凝法时有引起**迟发性穿孔**的风险。关于预防性闭合创面的意义和相关技巧，请参阅其他章节（**第 5 章 -5**）。

7）切除标本的处理

对于切除的标本，可使用圈套器或五爪钳回收，操作时。应注意避免组织损伤。**不建议使用息肉回收器吸引回收标本**，这样容易造成组织损伤。回收的标本应使用镊子平整地展开，用细的不锈钢针固定在橡胶板上，然后浸入福尔马林液中。相关的细节和注意事项，已在本书的其他章节中讲解（**第 2 章 -4**）。

 Q1 有适合 EMR 操作的体位吗？

A1 关于体位的选择，以下 3 点非常重要

①为使病变不被液体淹没且黏膜下注射更容易，应将病变置于重力的对侧。

②选择易于看见病变全貌的体位。

③选择易于回收切除标本的体位。

若切除标本移向口侧，会造成标本回收困难，尤其对于分片 EMR 更加麻烦。例如，在仰卧位或左侧卧位下切除乙状结肠上段病变时，病变会移向降结肠，切除标本常很难回收，因此应选择回收标本较为容易的右侧卧位进行治疗。相反，对于横结肠的病变，在左侧卧位下切除更容易回收标本。

Q2 如何选择黏膜下注射液?

A2 通常选择生理盐水

对于病变直径在 10mm 左右且操作时间较短的 EMR,通常使用生理盐水。当病变较大需要充分抬举,或因行分片 EMR 需维持较长时间的抬举时,可使用透明质酸钠(Mucoup®)或海藻酸钠(Liphthal® K)。ESD 时可直接使用原液,但在 EMR/ 分片 EMR 中,液体黏稠度过高可能会导致切割困难,建议用生理盐水稀释 2~3 倍后使用。甘油果糖溶液(glycerol®)也很有效,但未纳入医保。

Q3 非抬举征(non-lifting sign)阳性时怎么办?

A3 首先应明确原因,根据不同原因进行相应处理

非抬举征阳性是指在黏膜下注射后病变无法抬举。原因分为以下 3 种:①黏膜下注射失败;②黏膜内病变合并纤维化;③深层浸润癌。各种情况的处理方法并不相同。

① 黏膜下注射失败(并非真正的非抬举征阳性)

· 追加黏膜下注射:虽然能够使病变抬举,但如果注射量过多,容易造成圈套困难。

· 改日再行 EMR:这也是一个办法,但最好在发生纤维化之前进行。

· 改变操作方法:结合病变直径大小,若怀疑为癌,则改为预切开 EMR 或混合 ESD;若不怀疑癌,则考虑分片 EMR。

② 黏膜内病变合并纤维化

常见于 LST-NG 假凹陷型、曾行活检的病变、内镜治疗后复发的病变等。结合病变大小,怀疑癌时,考虑行混合 ESD 或 ESD;认为不是癌时,考虑行预切开 EMR 或混合 ESD。

③ 深层浸润癌

因超出了内镜治疗的适应证,应放弃 EMR,考虑外科手术。

在判断以上原因,诸如是技术问题、纤维化还是深层浸润癌时,应使用放大内镜等方法在治疗前对病变进行准确诊断,这是非常重要的。

Q4 如何选择圈套器?

A4 接近圆形、横向张开性能较好、结实牢固的圈套器较为适合

细长而柔软的圈套器易滑脱,容易造成病变两侧残留,但可套住更多的病变口侧或肛侧的正常黏膜。形状接近圆形的圈套器,横向张开性能良好,抵住病变时,圈套更加牢固。但是,应注意的是,较硬的圈套器在开合过程中会产生阻力,且收圈过快时可能滑脱。另外,应选择与病变大小相同或稍大一点的"大小合适"的圈套器,而非"大的可以兼顾小的"。

分片 EMR 有下面 2 种情况：①原本计划行整块切除 EMR，但最终却分片 EMR 切除了；②病变较大，初始治疗就计划行分片 EMR。对于①，当然应尽量避免。对于②，笔者会尽可能一次切除较大范围，减少分片次数。在欧美国家，出于安全性考虑，通常按 "piecemeal" 的字面意思进行多片分割，但是分片的数量越多，回收标本的难度就越大，残留复发率也越高。

基本操作方法与 EMR 大致相同，这里重点介绍分片 EMR 需要特别注意的问题。

1）黏膜下注射

在①的情况下，黏膜下注射时应使整个病灶抬举。但是在②的情况下，如果病灶很大，则可分次进行少量黏膜下注射后切除。追加黏膜下注射时，建议从切缘处直接向残留病变的黏膜下层平行进针进行注射。

2）圈套器圈套

使用圈套器圈套病变边缘时，应确保包含周围正常黏膜。每个分片切除的边界应确保没有残留，但应注意避免套住创面底部的固有肌层。

3）切缘的观察和处理

切除后应仔细观察水平切缘和创面底部，若怀疑有残留，可用热活检钳处理。对于面积过小而难以夹持的残留病变，则进行 APC 灼烧。

4）止血，预防迟发性出血

分片 EMR 时，**若无法排除病变残留，最好不要使用金属夹封闭创面。**

5）切除标本的处理

即使标本被分割，也应尽可能回收所有的切除标本。若使用息肉回收器回收标本，容易造成标本损伤，建议使用**回收网兜**等收集标本。为了便于进行病理诊断，应尽可能重建标本并将其固定在橡胶板上。

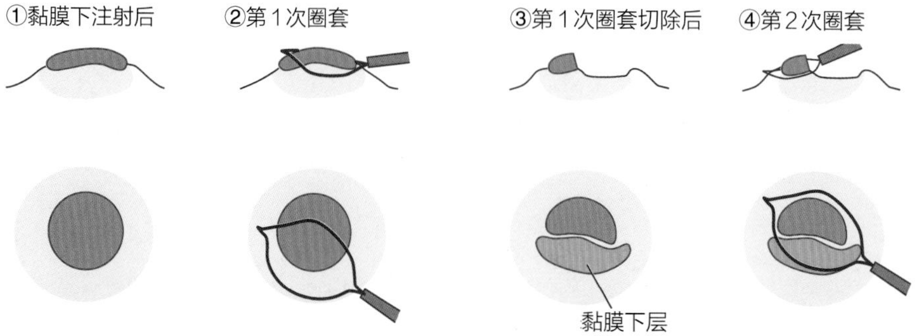

①黏膜下注射后　②第 1 次圈套　　③第 1 次圈套切除后　④第 2 次圈套

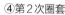

黏膜下层

图 4　分片 EMR 的操作

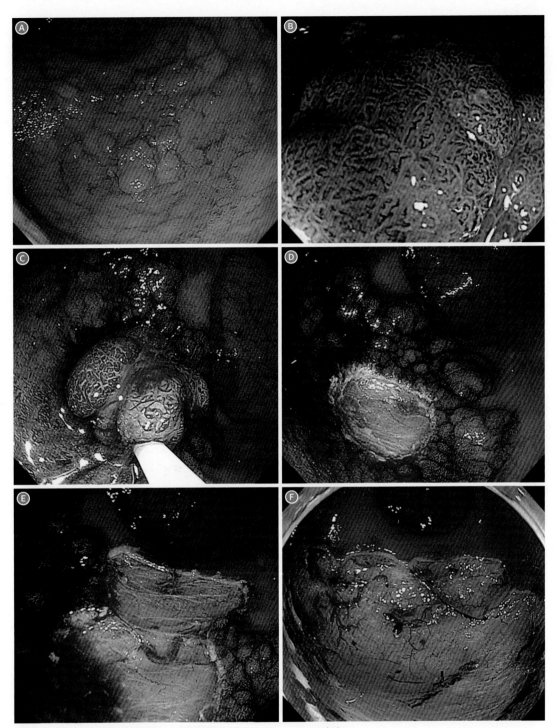

图 5 分片 EMR 的实际操作：直肠直径 50mm 的 LST-G 病变

Ⓐ）白光观察图像。

Ⓑ）近观病变粗大结节处的 NBI 放大内镜图像，JNET 分类 Type 2B。

Ⓒ）结晶紫染色放大内镜图像，pit pattern 最重处为 V_I 轻度不规则。

Ⓓ）从粗大结节处开始切除。

Ⓔ）第 2 次切除后。

Ⓕ）经过 13 次完成切除。

（图 5：续下页）

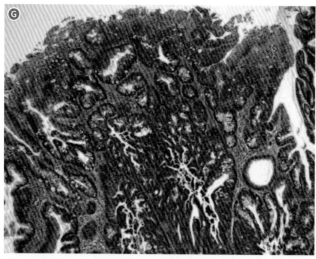

图5 分片EMR的实际操作：直肠直径50mm的LST-G病变（续）

G）粗大结节的病理组织学图像。诊断为腺瘤伴局灶癌变（tub 1），pTis，Ly0，V0。

Q5 分片EMR时，先从病变的哪部分开始？

A5 通常从预估异型性最高的部位开始切除

在制订切除计划时，最重要的是不要把异型度最高的部分（＝怀疑为癌）分片切开，因此，通常应先从这部分开始切除。若考虑病变整体均为良性，最好从靠近肛侧开始切除。从第2次切除开始，下压圈套器、追加黏膜下注射的操作都会变得较前容易。

Q6 哪种尺寸的圈套器适合分片EMR？

A6 先使用较大的圈套器操作，中途可更换成较小的圈套器

欧美国家强调操作的安全性，通常使用较小的圈套器进行多次分片切除。但我们的目标是尽可能整块切除，一般使用较大的圈套器。即使术前计划进行分片EMR，在操作开始时也会使用较大的圈套器以便尽可能切除最大范围，减少分片次数。虽然可继续使用较大的圈套器，但中途若更换为较小的圈套器，后续的切除会更加容易。目前市面上也有可调节的大、小两种尺寸或大、中、小三种尺寸的圈套器出售。

📖 参考文献

[1] 樫田博史，他：ポリペクトミー，コールドポリペクトミー，EMR，分割EMR.「消化器内視鏡ハンドブック改訂第2版」（日本消化器内視鏡学会/監，日本消化器内視鏡学会卒後教育委員会/責任編集），pp394–405，日本メディカルセンター，2017.

[2] 樫田博史：大腸ポリペクトミー・コールドポリペクトミー・EMRのコツ. Gastroenterol Endosc，59：311–325，2017.

[3] 樫田博史：EMR/ERMR─局注，スネアリングの達人になるために. 消化器内視鏡，23：289–295，2011.

[4] 樫田博史：大腸ポリペクトミー・EMRに用いる処置具の使い分け 総論. 消化器内視鏡，27：1263–1270，2015.

[5] 樫田博史：大腸におけるEPMR（endoscopic piecemeal mucosal resection）のコツ. Gastroenterol Endosc，54：3828–3836，2012.

② 不同部位的EMR操作方法

山野泰穗，久保俊之

EMR操作困难的部位很多，其中特别需要注意的是憩室附近、皱襞上或皱襞背面病变的EMR，以下将分别进行介绍。

1 憩室旁EMR的要点

结肠多发憩室的患者，有时病变旁边不巧会有憩室存在。

对于这类在憩室附近的病变进行EMR的要点，是**通过黏膜下注射尽量将病变和憩室分开**。因此，应瞄准病变和憩室之间的间隙刺入注射针，同时一边把病变向憩室的相反方向推压，一边进行黏膜下注射。注意，一定不要使病变进入憩室内。此外，为了尽可能缩小切除范围，圈套器应有一定的硬度，能够压住隆起，选择比病变直径稍小的圈套器也很重要。如果安装透明帽，切除术后观察切缘会更加容易。

2 病例举例

下面介绍一个病例。

患者为男性，70余岁，因既往肠镜筛查时发现结肠多发微小病变而行肠镜检查，在盲肠发现一直径10mm的0-Is型病变，病变肛侧存在一直径接近10mm的憩室（图1）。通过NBI放大内镜观察，病变表面微血管（vessel pattern）呈网状，血管走行不规则，表面结构（surface pattern）也不规则，诊断为JNET分类Type 2B（图2）。靛胭脂染色同样显示表面结构不规则，pit pattern分型为V_i型（高度不规则）（图3）。根据上述表现，内镜下提示为Tis癌。

在病变和憩室之间的间隙使用注射针（奥林巴斯公司NeedleMaster NM-610U，26G，针长3mm）进行穿刺，一边将针尖向上挑起，将病变压向口侧，一边缓慢注入生理盐水（图4）。由于形成隆起，病变与憩室分开（图5）。黏膜下注射后，将圈套器（奥林巴斯公司SnareMaster，椭圆形，10mm）置于憩室和病变之间，仔细调整并圈套勒紧后切除病变（图6Ⓐ ~ Ⓒ）。NBI下观察切缘是否存在病变残留，本例确认无病变残留（图7）。用金属夹小心地封闭创面，注意避免夹闭憩室（这种情况下可纵向夹闭），最终完成操作（图8）。

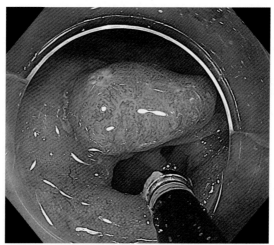

图 1　邻近大憩室的隆起型病变

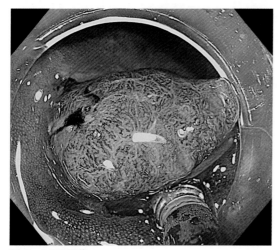

图 2　NBI 图像

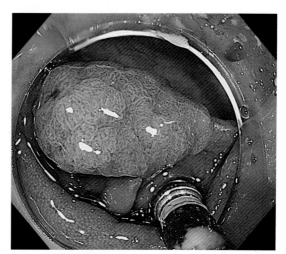

图 3　靛胭脂喷洒图像

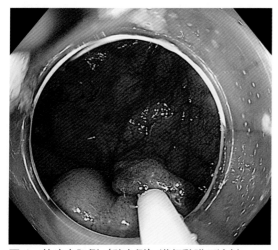

图 4　从病变肛侧（憩室侧）进行黏膜下注射

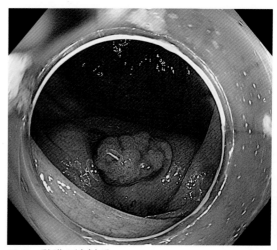

图 5　黏膜下注射后

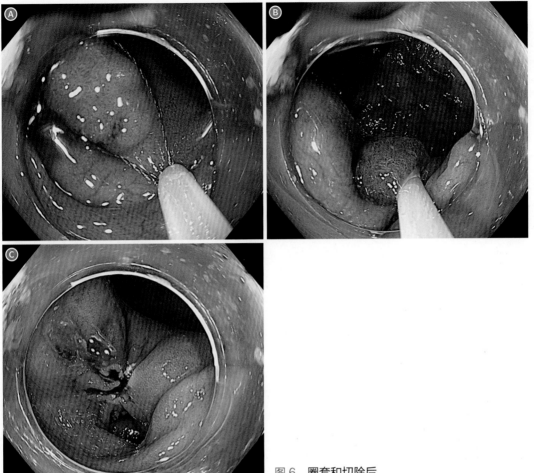

图 6　圈套和切除后

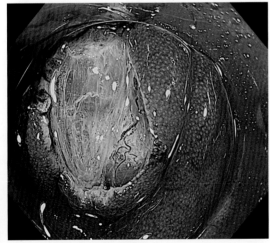

图 7　内镜下评价术后切缘

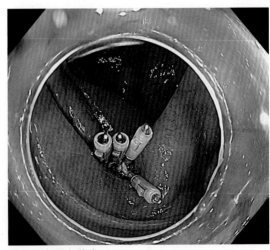

图 8　金属夹缝合

病理组织学诊断：病变大小 9mm×5mm，中分化腺癌，浸润深度 pTis，Ly0，V0，水平及垂直切缘阴性，术后无并发症，完整切除病变。

Q1 避免皱襞上的病变穿孔的技巧是什么？

A1 黏膜下注射时注意把握病变方向，调整注气量等

所谓皱襞是指由于固有肌层的内环肌张力增加而使肠壁隆起的状态，与皱襞以外的其他部位相比，这个部位的黏膜下层更薄。因此，如果对皱襞上的病变按照常规方法行 EMR，可能会造成内环肌损伤或发生穿孔。在这种情况下，应注意控制黏膜下注射和调节注气量。

技巧 1：黏膜下注射，使病变隆起一定高度并朝向肛侧

首先，将注射针的鞘管置于病变口侧。然后一边向肛侧后退鞘管，一边刺入注射针。配合黏膜下注射的速度，将内镜前端轻轻抬起并拉向肛侧。追加黏膜下注射时也同样操作。注意避免黏膜下注射后反而使病变朝向口侧。禁止从肛侧进行黏膜下注射。

技巧 2：保持肠腔内注气量适度

注气量过多会造成整个肠管扩张，内环肌张力进一步增加，即使进行黏膜下注射，隆起也会向周边扩散。这样的隆起不仅圈套困难，若用力下压圈套器，还可能造成圈套器前端翘起，或者套住固有肌层。相反，如果注气量过少，则不仅无法获得良好的视野，而且在收紧圈套器时，还可能存在套住过多周围黏膜或切除过深的风险。重要的是应不急不缓，将注气量控制在一定程度，保持黏膜下注射后产生的膨隆不消失（视频）。

Q2 有些乙状结肠的病变，无论怎样操作都在皱襞背面，这种情况如何处理？

A2 取直镜身，并调整注气量等

当病变位于皱襞背面时，EMR 的操作难度将增加，应尽量避免。如果无论怎样操作病变都在皱襞背面，可采用以下办法。综合应用这些办法，尝试打开局面。

· 避免推镜（push 内镜），缩短肠管使内镜直线化或接近直线化。

· 减少肠腔内的注气量，以降低皱襞高度。

· 安装透明帽。

· 更换体位。

· 手法按压。

在实际的 EMR 操作中，应进行向下（Down）角度钮的操作，掌握黏膜下注射的技巧以及选择较硬的圈套器。此外，虽然笔者没有相关经验，但也可以使用细径内镜进行倒镜操作，不过应注意乙状结肠与升结肠不同，管腔狭小，需要小心操作。

③ 黏膜下注射的策略

永田信二

1 前言

　　大肠 EMR 成功与否与以下因素密切相关，包括内镜操控、病变位置调整、注射液选择、黏膜下注射方法、圈套器选择和圈套操作方法、切除后创面周边的放大内镜观察和处理以及切除标本的处理。其中最重要的是通过黏膜下注射形成易于圈套的、均匀的隆起。

　　本章节将重点介绍黏膜下注射的策略。

2 成功刺入黏膜下层的方法

　　穿刺时若用力过度，注射针会穿透黏膜下层、刺入固有肌层，可能引起疼痛，甚至造成穿孔或局限性腹膜炎。相反，如果穿刺过浅，则可能发生注射液渗漏或造成黏膜内隆起。

　　注射针成功刺入黏膜下层的方法包括：①**先猛地用力刺入注射针，然后一边慢慢退针，一边让助手缓慢推注**（视频 1）；②**刺入注射针前即开始缓慢推送注射液，即推送注射液的同时刺入注射针**（视频 2）。不管使用哪种方法，若注射液向周围扩散，可能是由于注射针刺入过深或液体注射速度过快造成，此时重要的是轻轻后退注射针或者减慢注射速度。

3 黏膜下层成功隆起的技巧（图）

　　在注射针成功刺入黏膜下层的基础上，为防止注射针从黏膜下层脱出，可稍稍 Down 大钮固定内镜并缓慢退针，就能成功地形成膨隆。如果内镜固定困难，可请助手帮忙固定镜身，或用手将镜身结襻后固定于腹部。另外，应尽量避免注射针伸出过长，这样不利于力量传导。

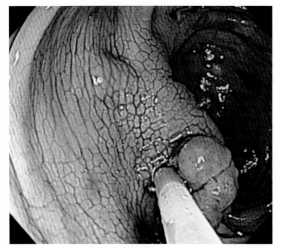 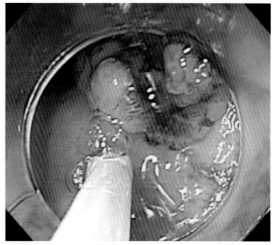

视频 1　穿刺后黏膜下注射　　　　　　　　视频 2　穿刺前黏膜下注射

膨隆良好

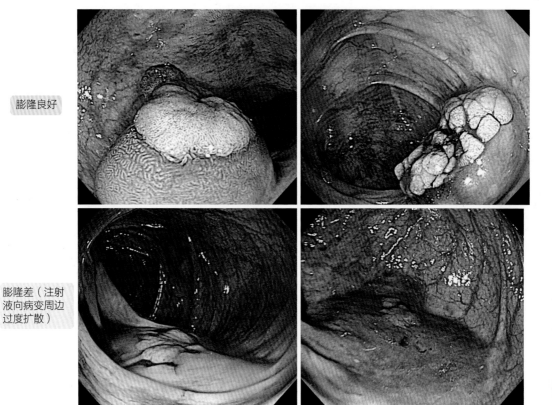

膨隆差（注射
液向病变周边
过度扩散）

图　膨隆的示例

4　肛侧和口侧黏膜下注射的技巧

通过黏膜下注射使病变朝向**肛侧**是较为理想的。注射部位选择病变和正常黏膜

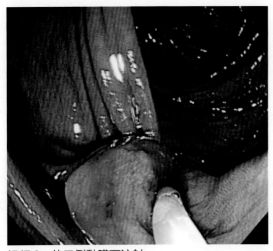
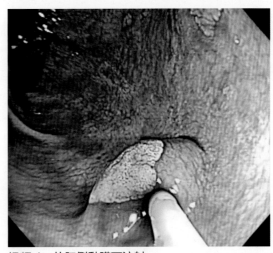

视频3　从口侧黏膜下注射　　　　　　　　视频4　从肛侧黏膜下注射

交界处。选择从肛侧还是从口侧注射，取决于病变的位置及大小。也就是说，如果病变位于肠管陡坡位置、皱襞背面，应从口侧进行黏膜下注射（视频3）。如果病变很小并且不是位于下坡位置或皱襞背面，则选择从肛侧并 Down 大钮进行黏膜下注射（视频4）。

5　从单点还是从多点进行黏膜下注射？

关于应从单点还是从多点进行黏膜下注射，目前尚无统一标准。对于 LST 这种较大的病变应从多点进行黏膜下注射。这种情况时，从一个点开始缓慢注射直至形成较均匀的隆起，这是非常重要的。如果从某一点开始黏膜下注射，未形成隆起，且注射液向周围扩散，可先拔出注射针，改为从两侧追加黏膜下注射。如果注射过快，可能会出现黏膜下注射液向周围扩散的情况。

如果多次重复穿刺，则注射液可能会从针孔漏出，难以形成隆起，还会引起出血，影响视野。

6　对于直肠和盲肠病变，避免注射液向周边扩散的方法

与结肠相比，直肠和盲肠处的黏膜肌层更厚，即使正常的黏膜下层也可能存在纤维化，从而导致注射针难以穿透。首次的局部穿刺是最重要的，最好先猛地一下用力刺入穿刺针，然后一边慢慢退针，一边让助手缓慢推注液体。如果多次重复穿刺，可能会导致注射液从穿刺孔漏出或出血，从而难以形成隆起。

Q1 隆起到什么程度才能停止注射？

A1 尽可能通过一次持续注射达到病变整体膨隆

但应注意，如果注射液向周围扩散，应立即停止注射。当镜下可见黏膜像年糕一样肿胀隆起时，即刻停止注射。

 Q2 可以在病变中央注射吗？

A2 原则上，应在病变与正常黏膜交界处进行黏膜下注射

以前不允许在病变内穿刺，原因是认为在病变内进行黏膜下注射可能会造成组织损伤并影响病理组织学诊断，甚至导致黏膜下层的癌细胞侵犯脉管或转移。但最近也有观点认为，对于一些较大的病变，若放大内镜观察诊断为低级别腺瘤，也可在病变内进行黏膜下注射，这有利于形成均匀的隆起（视频5）。

 Q3 黏膜下注射失败时（没有顺利膨起，病变朝向相反方向），如何补救？

A3 最重要的是，一旦黏膜下注射液向病变周边扩散，应立即停止注射

一旦注射液扩散至病变周边，是没有办法补救的，此时圈套操作非常重要。首先，吸气并用圈套器圈住病变。如果圈套器仍然打滑，可在黏膜上切一个小口，固定圈套器后再进行圈套。

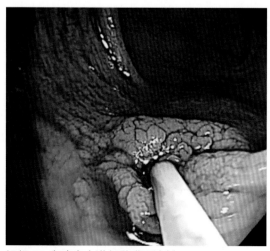

视频 5　在病变内进行黏膜下注射

如果病变朝向相反方向，可倒镜进行圈套。既可选择近期开发的 ESD 专用的具有倒镜功能的内镜，也可考虑使用上消化道内镜进行操作。

Q4 大肠 EMR 行分片切除时，追加黏膜下注射的方法和技巧是什么？

A4 重要的是，从需要分片切除的病变边缘处，平行于黏膜下层进行黏膜下注射

对较大的病变如 LST，进行分片切除时，因治疗时间较长，即使开始时隆起良好，之后隆起也会逐渐变平坦，造成圈套困难。此时，如果从残余病变的黏膜面穿刺行黏膜下注射，注射液可能会从病变的黏膜表面或边缘漏出，造成病变无法隆起。这种情况下，应从病变边缘平行于黏膜下层进行黏膜下注射。

📖 参考文献

[1] 樫他博史：局注のコツとポイント.「症例で身につける消化器内視鏡シリーズ大腸 EMR・ESD 改訂版」(田中信治／編)，pp75-78，羊土社，2014.

[2] 草場喜雄，他：EMR で一括切除するには. 消化器内視鏡，31：250-255，2019.

[3] 岡　志郎：EMR の実際とピットフォール.「症例で身につける消化器内視鏡シリーズ大腸 EMR・ESD 改訂版」(田中信治／編)，pp102-106，羊土社，2014.

[4] 岡　志郎，田中信治：遺残させない分割 EMR. 消化器内視鏡，31：256-260，2019.

第5章

EMR

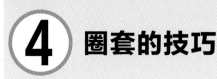

4 圈套的技巧

斋藤彰一

1 圈套的技巧

毫不夸张地说，EMR 能否整块切除病变，完全取决于黏膜下注射和圈套操作。

关于病变黏膜下注射的策略，请参阅**第 5 章 -3**，假设已经成功进行黏膜下注射，下一个步骤为圈套法，本章节将详细介绍。笔者科室使用奥林巴斯公司制造的 SnareMaster（15mm）。

适合 EMR 治疗的病变很多，因肿物直径和肉眼形态而不同。通常 EMR 的适应证是浅表型病变，但也会遇到其他情况，如肿瘤直径虽然较小，但怀疑存在黏膜下浸润（图 1）；隆起型病变，但为广基底（图 2）；因肠管松弛，不得不在肠管过度伸展的状态下切除病变（图 3）；严重纤维化、无法充分抬举的病变（图 4）等。

本文以上述 4 种情况为例，对每种情况的圈套操作方法逐一讲述。

2 圈套器圈套操作

1）肿瘤直径虽小，但怀疑存在黏膜下浸润的病变

这种病变预估合并黏膜下层纤维化，经常出现黏膜下注射后病变无法充分隆起的情况。另外，可扩大圈套范围，不仅包括肿瘤，也包括周边正常黏膜，以便套住黏膜下层的深层，切除病变。

首先，如果预计黏膜下注射无法形成充分的黏膜下隆起，则建议使用甘油 / 果糖（glycerol®）替代生理盐水进行黏膜下注射。虽然需要多花费一些时间完成操作，但由于其为高渗液体，维持隆起的时间更长，操作者不用担心隆起很快消失。

举一个实际的病例，乙状结肠处可见一直径 5mm 的浅表型病变，病变略发红，中央稍隆起（图 1🅐）。由于病变较小，选择在病变口侧黏膜下注射生理盐水（图 1🅑）。确认隆起充分后进行圈套，这时，应嘱助手将圈套器张开至最大，然后将病变调整至 6 点位。这样易于从正上方朝正下方套住病变。慢慢收缩圈套器，一边勒紧外鞘管，一边将鞘管压向病变肛侧以完成圈套（图 1🅒）。然后，在凝固模式下通电 1 ~ 2 次后，在切开模式下一次性切除（图 1🅓）。

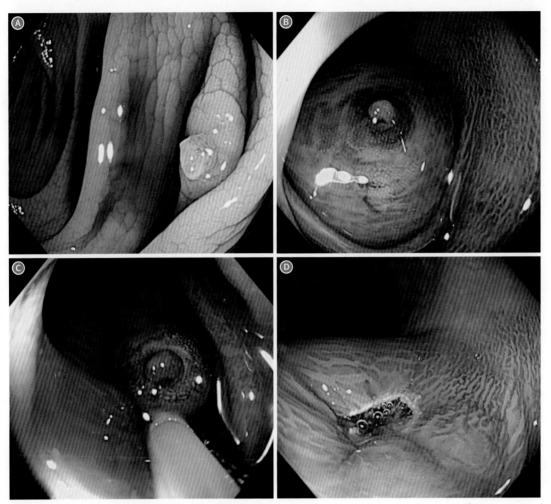

图 1 直径 5mm，0-Ⅱa+Ⅰs 病变（乙状结肠）

Ⓐ）色素喷洒后白光镜下表现。

Ⓑ）从口侧进行黏膜下注射，抬举良好。

Ⓒ）充分套住周边正常黏膜，勒紧，通电。

Ⓓ）切除后创面。

2）广基隆起型病变

与浅表型病变不同，隆起型病变膨隆较高，难以把握病变全貌。另外应注意，这种病变圈套后难以从口侧判断整个病变是否圈套完全。

本例为位于乙状结肠、直径 15mm 的广基病变，有亚蒂（图 2Ⓐ）。即使是这种较大的病变，也应首先将病变调整至视野的 6 点位（图 2Ⓑ）。然后，从病变口侧开始进行黏膜下注射，并在多个位置进行黏膜下注射（图 2Ⓒ）。但由于该病变基底部顺着重力方向，导致头部的重量下压，黏膜下注射后病变无法充分隆起（图 2Ⓓ）。此可采用与伸展带蒂病变蒂部相同的方法，变换体位，从左侧卧位改为右侧卧位，使病变基底部展开，以便观察全貌（图 2Ⓔ）。将圈套器完全张开，从头部完全套住，勒紧（图 2Ⓕ）。在凝固模式下通电 1～2 次后，在切开模式下缓慢勒紧并切除（图 2Ⓖ）。

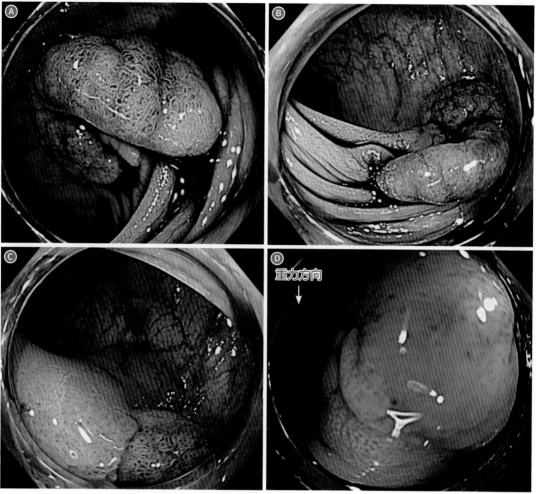

图2　直径 15mm，广基型 0-Isp 病变（乙状结肠）

Ⓐ）色素喷洒后白光镜下表现（观察时）。

Ⓑ）为行 EMR，向右旋转镜身，将病变基底部置于 6 点位。

Ⓒ）从口侧进行黏膜下注射。

Ⓓ）注射后因病变的重力作用，视野显示不佳。

（图2：续下页）

3）操作困难的病变

　　如果病变位于右半结肠、盲肠至横结肠右半侧，为了便于操作，应在内镜保持肠管短缩的状态下进行治疗。但实际操作时不同于理想情况，可能出现术后重度粘连或因肠管松弛而难以短缩肠管等操作困难的情况。

　　本例为位于横结肠肝曲，直径约 20mm 的 LST-G 病变（图3Ⓐ）。初步考虑操作比较困难，因此使用甘油 / 果糖（glycerol®）进行黏膜下注射。缩短乙状结肠非常困难，将内镜镜身几乎全部插入，距肛缘约 110cm，在肠管伸长的状态下进行治疗。在病灶周边多点进行黏膜下注射，黏膜下层充分隆起（图3Ⓑ）。然后将圈套器与病变长轴平行，其前端在病变口侧下压（图3Ⓒ），把圈套器张开至最大，一边仔细观察病变周边，一边开始收圈（图3ⒸⒹ）。确认完全套住病变后，将鞘管的前端

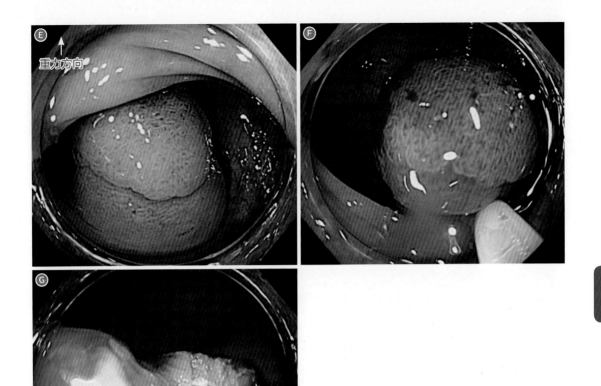

图2 直径15mm，广基型0-Isp病变（乙状结肠）（续）

Ⓔ）改变体位，利用重力作用使病变展开，视野良好。
Ⓕ）开始圈套。
Ⓖ）切除术后创面。

按照常规方法压住病变肛侧，一边吸气，一边勒紧病变（图3Ⓕ）。特别需要注意的是，通电前应确认勒住病变时是否套住固有肌层（参阅Q3）。完全套住病变后，再次注气扩张肠管，然后将鞘管反复进出几次以检查肠壁的活动性（图3Ⓖ）。需要注意，圈套器收紧时，不能有被套住的病变很厚实的感觉。据参考文献报道，为了松开万一被套住的固有肌层，有人建议可稍微松开勒紧的圈套器，但这样操作会使本来已经确切圈套住的肿瘤病变从圈套器中脱出，需要重新圈套勒紧，这种操作是没有必要的。不过，可通过向肠管内注气以及圈套器勒紧后的手感来判断。如果黏膜下注射充分，穿孔是可以预防的。最后，在电凝模式下先通电几次凝固，在切开模式下以混合电凝模式切除，边切边凝，这样可防止术后活动性出血（图3Ⓗ）。

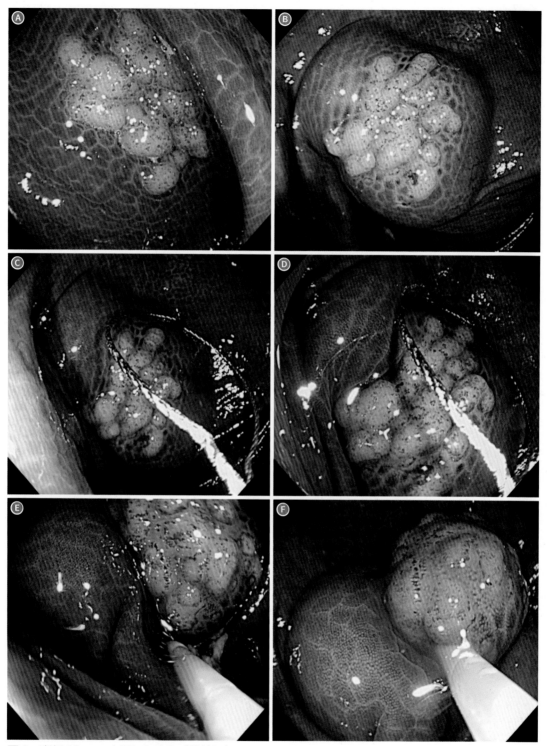

图 3　直径 20mm，LST-G 病变（横结肠）

Ⓐ）白光观察所见，因结肠黑变病，病变很明显，肿瘤部位可见发白的密集的结节。

Ⓑ）分数次进行黏膜下注射，使病变整体均匀隆起。

Ⓒ）将圈套器前端抵住病变口侧，张开至最大，开始勒紧。

Ⓓ）小心地将病变周边正常黏膜一并圈套，一边吸气一边勒紧。

Ⓔ）将肿瘤全部套进圈套器，慢慢勒紧、收圈。

Ⓕ）最后，用鞘管前端抵住病变肛侧，完全收紧。

（图 3：续下页）

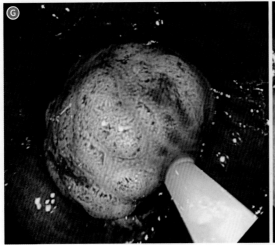
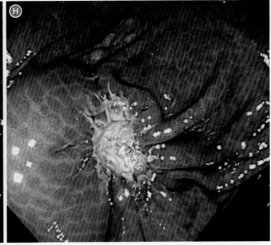

图3　直径20mm，LST-G病变（横结肠）（续）

Ⓖ）最后确认是否套住肌层，一边向肠腔内注气，一边反复进出鞘管，确定肠壁的活动度。

Ⓗ）通电数次，一次性切除。此时应预先考虑到有可能合并活动性出血或微小穿孔，提前准备金属夹。

4）因重度纤维化而无法充分隆起的病变

之前，笔者讲述的是黏膜下层可充分隆起的情况。接下来，将介绍因黏膜下层纤维化而无法获得隆起时的圈套方法。

该例是位于降结肠的浅表型病变，直径接近15mm的LST-G病变（图4Ⓐ）。黏膜下注射后不能充分隆起，注射液向病灶周边扩散（图4Ⓑ）。反复数次尝试圈套病变，均无法完全套住。在病变口侧附近的正常黏膜上，用圈套器前端以电凝方式制作穿刺点，并将圈套器前端固定在这个部位（图4Ⓒ）。然后张开圈套器，并仔细从病变的两侧开始勒紧（图4Ⓓ），一边吸气一边将鞘管的前端用力压向病变的肛侧，一次性圈住病变（图4Ⓔ）。最后，在凝固和切开交替的模式下切除病变，术后创面底部可见严重的纤维化（图4Ⓕ）。这种操作方法的要点是需要"团队合作"，需与助手密切配合。

 Q1 圈套器滑脱时如何处理？

A1 进行以下3个操作

①再次进行黏膜下注射，使隆起更高。

②用圈套器前端在病变口侧制作穿刺点（图4Ⓒ），并将其作为支点张开圈套器，圈住病变。

③尝试将圈套器更换为"硬度"更强的圈套器（螺旋形）或六边形圈套器，然后再次尝试圈套勒紧。

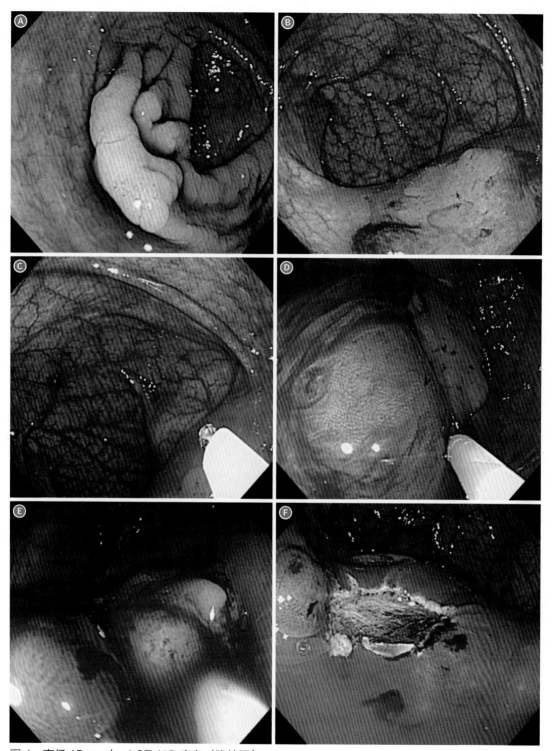

图4 直径 15mm 大，LST-NG 病变（降结肠）

Ⓐ）白光下喷洒靛胭脂观察。

Ⓑ）黏膜下注射后内镜下所见，抬举不够充分。多次黏膜下注射后，肿瘤周围正常黏膜抬举，出现血肿。

Ⓒ）尝试圈套切除，但难以完全套住肿瘤，因此，改用圈套器前端切开病变口侧作为支点。

Ⓓ）以切开处作为支点，将圈套器张至最大，从病变正上方用力下压，并开始收缩圈套器。

Ⓔ）用圈套器鞘管的前端抵住病变肛侧，一边吸气一边收住整个病变。

Ⓕ）完整切除后的创面。创面底部可见明显发白的纤维化组织。

Q2 所谓适当的通电时间，是多长时间？

A2 不同条件有所不同，但大多数在10s以内

在实际临床中，通电时间根据肿瘤直径、通电量和所使用的机型而有所不同。小于10mm的病变，通电1~2次即可切除。大于30mm的较大病变，通常使用凝固和切开交替的模式，需要5~10s完成。

如果圈套器圈住病变后通电时间超过10s仍无法切除病变，有可能是圈套器勒住了肌层，此时应重新圈套后再切除。但也不排除附件未连接电源线的情况，因此有必要对设备进行确认。

Q3 如何避免圈套器勒住肌层，以及勒住肌层时的手感？

A3 需要充分的黏膜下注射以防止圈套器勒住肌层。若感觉到抓持的病变较其本身更大时则需要警惕

避免圈套器勒住肌层的最重要的技巧是黏膜下层的注射量，尤其是肿瘤直径较大或病变位于皱襞处时，需要有足够的黏膜下注射量。在某些情况下，还应考虑使用甘油/果糖（glyceol®）作为注射液。

勒住肌层时的手感是抓持感超过病变本身的大小。这可能需要经验的积累，但是正如在Q2中所提到的那样，通电时间延长时需要格外小心。

Q4 使用圈套器前端烧灼裸露血管的技巧是什么？

A4 在触碰血管的距离即可通电，无须按压

许多医生可能曾经有过这样的经历，使用切开模式，在通电时间较短的情况下一口气切除病变。此时，由于黏膜下层的血管尚未凝固，导致活动性出血。幸运的是，与胃不同，在大肠很少有大血管穿行，止血困难的情况很少发生。对于EMR术后的活动性出血（图5🅐），可通过稍微伸出切除过程中使用的圈套器的前端（图5🅑），并接触裸露血管（图5🅒）即可轻松止血（图5🅓）。此时如果将圈套器前端用力按压在血管上，反倒有穿孔的风险。因此，该操作的诀窍是在附件接触组织的情况下进行通电。这时笔者使用电凝模式。

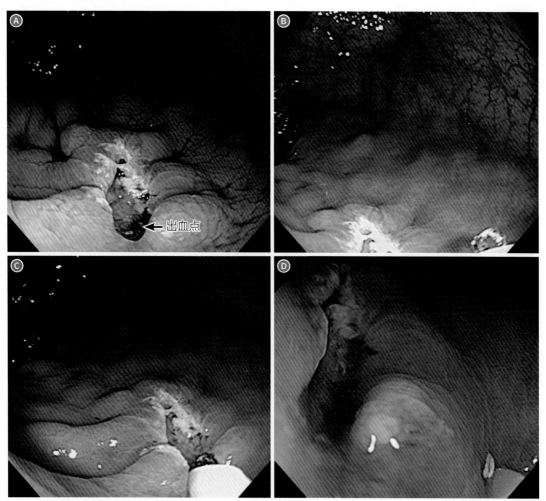

图5　使用圈套器止血的技巧

Ⓐ）EMR 术后创面底部可见渗血。
Ⓑ）将圈套器前端稍稍从鞘管伸出。
Ⓒ）在刚刚接触出血点的位置电凝。
Ⓓ）止血完成。

5 切除后创面的观察及处理

平贺裕子

1 概述

圈套切除后应注意的事项：

①是否发生穿孔（特别是较大病变进行了大面积圈套切除或通电 5s 以上时）。

②是否存在病变残留。

③是否合并出血。

因此，切除术后应立即观察切下的病变去向（回收时可能会遇到难以找到切除病变的情况）、**切除后创面底部以及创面边缘黏膜的情况**。

Q1 观察切除后创面应注意的事项有哪些？

A1 通过注气或用水冲洗，使创面底部与边缘的黏膜伸展开

用圈套器勒住病变切除后，创面底部与边缘的黏膜呈蜷缩状，如果直接观察，可能会漏掉一些情况。需要通过注气或用水冲洗使创面底部与边缘的黏膜展开，再通过放大内镜观察创面边缘的黏膜处是否有病变残留。

2 创面底部的观察及处理

1）是否发生穿孔？（图1）

EMR 时，由于病变被圈套器套住后形成状似"晴天娃娃"（在日本，为了祈求天气转晴而悬挂的一种拿着扫帚的纸娃娃，译者注）的样子，因此切除后的创面呈研钵形，中心最深。但当注气使其伸展时，创面底部通常是平坦的，并且可看到较新鲜的黏膜下层。如果在圈套切除时卷入肌层，将会造成一定程度的局部缺损，而非肌层断裂，有时甚至会造成全层切除。EMR 的术中穿孔率并不高，为 0.58% ~ 0.8%，但此并发症是几乎任何人都可能遇到的。判断是否穿孔应注意以下 3 点：

①创面底部是否存在高低差非常明显的区域？

②凝固或发白是否存在于创面底部而不是在边缘？

③在创面底部最深处是否可见发黄（脂肪组织）或发黑（通向肠系膜或腹腔的较暗的区域）？

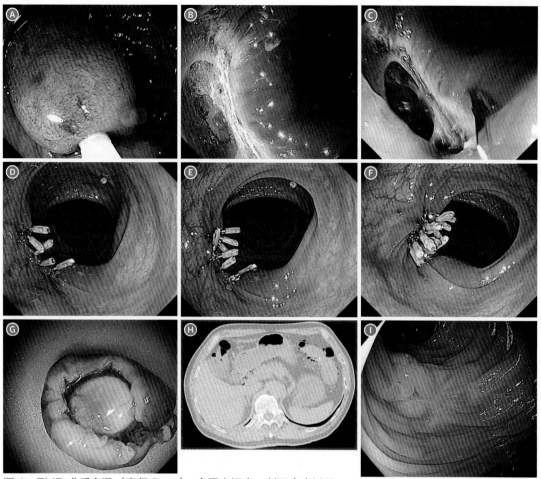

图 1　EMR 术后穿通（直径 5mm），金属夹闭合，创面愈合过程
横结肠直径 20mm 的 0-Ⅱa（LST-NG 平坦隆起型）病变（pTis 癌），将透明质酸钠溶液稀释 2 倍进行黏膜下注射，使用直径 20mm 的圈套器圈套切除（Ⓐ），创面底部中央一处较深，可见黄色脂肪组织（Ⓑ）。考虑黑色孔洞内不是游离腹腔，而是直径 5mm 大的穿通（系膜侧穿孔，译者注）（Ⓒ）。首先使用金属夹将肌层缺损部位邻近的黏膜夹闭（Ⓒ），将 EMR 术后创面大致进行封闭（Ⓓ），然后以肌层缺损部位为中心无间隙地追加夹子，完全封闭创面（使用金属夹 12 枚，用时 19min，ⒺⒻ）。回收的术后切除标本内侧因热变性，可见白色膜样物附着（Ⓖ），随即进行 CT 检查（Ⓗ），发现夹子周围的横结肠系膜周边存在多发气体影（○），诊断为肠系膜内穿通。之后，开始给与抗生素、禁食、住院治疗，虽然无症状，但在炎症反应消退之前，需要谨慎观察。术后第 3 天恢复饮食后症状也没有反复，术后第 6 天出院。4 个月后（Ⓘ）治疗其他病变时，内镜可见创面愈合，形成瘢痕伴皱襞集中，夹子全部脱落。

判断不清时，请检查切除标本的背面是否附着了瑶柱状的肌层或浆膜。如果发现术中穿孔、穿透或切除了肌层时，应尽快使用金属夹进行封闭。如果能完全封闭缺损，可禁食和使用抗生素治疗，大多可避免手术。但如果很难完全封闭，则需要进行紧急手术。大肠 ESD/ EMR 指南也指出，如果在治疗过程中发生穿孔，则无论部位如何，都应尽早尝试金属夹封闭（推荐强度 1，证据水平 C）。

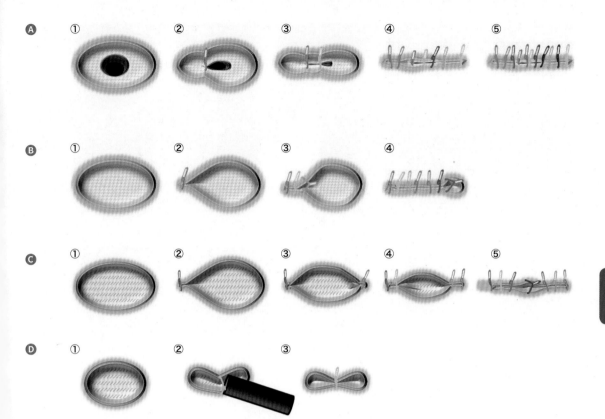

图 2　金属夹闭合的技巧（"弃子"夹子（粉色夹子），拉链式，两端拉链式，垂直固定）

A）穿孔、穿通时的金属夹闭合法。**B**）拉链式。**C**）两端拉链式。**D**）垂直固定（视频 2）。

金属夹封闭固有肌层缺损的技巧（图 1**C** ～ **F**，图 2**A**）

　　由于金属夹的前端可能会穿透已经变薄的创面底部或使穿孔处进一步扩大，因此，将夹子从活检孔道伸出时需要非常小心。调节空气量，以使肌层缺损处周围的肌纤维不至于过度绷紧，在垂直于肌纤维的方向上调节夹子的角度，然后关闭夹子。不要仅夹闭薄弱的部分，而是连同其周边组织一并牢牢地夹住。如果穿孔太大，夹子无法完全覆盖夹闭时，可将第一个夹子牢固地置于缺损的边缘或缺损附近的肌层处，而不是直接置于中央（"**弃子**"夹子：图 2**A**-②，粉色夹子）。如有必要，以相同的方式夹住另一端，当缺损处达到能够被夹子夹住的宽度时，将其先大致夹闭（图 2**A**-③）。在穿孔的情况下，需暂且将穿孔封闭，否则无法确保视野，时间一长，加上肠道蠕动，操作条件常常会变差。因此，应尽可能先快速大致闭合穿孔，之后再多花一些时间追加夹子夹闭，将穿孔不留间隙地完全封闭（图 2**A**-④⑤）。如果可以完全封闭肌层缺损处且用周围黏膜覆盖使整个创面闭合，则能够减轻薄弱部分的张力。

2）出血点在哪里？（视频 1）

　　刚刚切除病变后很少即刻就出现大量出血，反而是从被圈套器切断的血管中出血逐渐加重的情况更为常见。切除后，搏动的血管可能会立即从平坦的创面底部显露出来。从显示器上观察到的血柱，因其近在咫尺看似很汹涌，但出血量并不至于

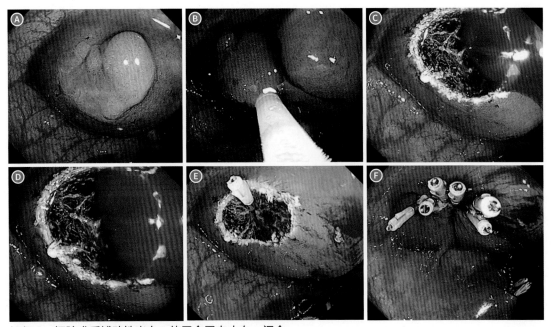

视频 1　切除术后搏动性出血，使用金属夹止血、闭合

肝曲直径15mm的0-Is+IIa病变（管状腺瘤）行EMR时（ⒶⒷ），切除术后创面底部中央可见搏动性出血（ⒸⒹ）。可辨认裸露血管，给与1枚金属夹止血后（Ⓔ），使用夹子封闭全部创面（使用夹子6枚，用时5min，Ⓕ）。

立即引起休克或急需输血。喷射性出血或搏动性涌血，只要冷静观察，大多容易发现出血点，可选择电凝止血或金属夹止血。如果出血点淹没于血液中无法观察，也不要着急，应尝试改变体位。**如果能观察到出血部位的裸露血管，则可选择将圈套器前端（从鞘套中略微伸出）与其轻微接触，或者使用止血钳电凝止血，但需避免因过度电凝而导致的迟发性穿孔，必须精确定位并使用最低限度的通电止血。如果**病变已完全切除或处理裸露的血管不妨碍其他治疗时，通常会使用夹子止血。获得暂时的止血后，最后使用夹子封闭整个创面（视频1）。**在出血点辨别不清涌血的情况下，可使用夹子闭合创面止血。**

3　创面边缘的观察及处理

即使是小病变，只要无法确定圈套切除的范围中包含正常黏膜，或圈套器切除过程中发生圈套器滑脱，就必须仔细观察创面周围的边缘是否存在病变残留。对于**圈套器圈套过程中的盲区、分片切除的创面底部以及屈曲部或皱襞背面等很难看清**的部位，应使用圈套器的鞘管按住后仔细观察，以明确是否存在病变残留。此时，**放大观察**是有用的，当难以辨认时，还可使用图像增强技术或染色法进行观察。如果怀疑或确认存在残留病变，则应进一步治疗。

当发现边缘有病变残留时：

根据病变残留的位置和大小，以及是否需要回收组织，选择追加治疗的方法。

①如果残留病变面积较大或残留组织为癌的可能性较高时，可根据情况，追加黏膜下注射，并更换较小的圈套器，尝试追加 EMR。

②如果圈套器滑脱，无法圈住病变或部分病变无法回收时，可使用热活检钳处理。

③如果在创面边缘处发现少量病变残留，或者考虑可能存在病变残留时，应追加进行灼烧。若具备高频电凝探头或氩气等离子凝固探头（APC），则可使用这些设备处理；若没有这些设备，也可从鞘管中仅伸出圈套器前端轻轻灼烧即可。

4 术后有必要夹闭创面吗？

关于预防性夹闭，日本消化内镜学会和日本消化病学会的指南分别指出：尽管预防性处理对较小病灶的 EMR 作用有限，但对于较大病灶或服用抗凝药等的术后出血高危人群，在一定程度上是有效的（推荐强度 2，证据水平 C）。另外，对预防穿孔和预防直径小于 20mm 息肉的迟发性出血，效果尚不明确。

也就是说，预防性金属夹夹闭并不能预防所有的术后出血。一些研究报道，对直径 ≥ 20mm 的较大病变有效。但对于直径小于 20mm 的病灶或小病灶，由于金属夹封闭增加了治疗费用和手术时间，这种治疗并非必不可少。对于未行抗凝治疗的患者，成本效益比较低。此外，EMR 术后的迟发性穿孔非常少见，其发生率也不明确，尚无关于预防穿孔的报道。

包括笔者在内的许多日本内镜医生，常常在内镜治疗后使用金属夹封闭创面。据报道，虽然 EMR 术后迟发性出血的发生率为 1.1% ~ 1.7%，即 58 ~ 90 人中仅 1 人发生出血。但一旦出现，则需紧急内镜检查和镜下止血，由于会给其他值班医生增添麻烦，因此术者也会感到内疚。EMR 通常为日间手术，原本希望通过封闭创面，在一定程度上预防迟发性出血、息肉切除术后电凝综合征和迟发性穿孔这些并发症，但实际上，对迟发性出血患者进行急诊内镜检查时发现，有些患者的夹子已经脱落了，有些患者虽然夹子未脱落，但从夹子间隙处可见渗血，说明打夹子的具体方法也会影响预防出血的效果。

今后，对于出血风险极低、小息肉的内镜治疗，因成本效益比低，并不推荐进行预防性金属夹封闭。

要点

题外话：夹子很贵吗？

一个钛夹的价格为 750 ~ 975 日元（44 ~ 57 元人民币）（Zeon 医疗，住友电木公司，奥林巴斯公司）。其附带的钛夹推送器为 5 0000 ~ 8 2500 日元（2943 ~ 4856 元人民币，Zeon 医疗，住友电木公司，奥林巴斯公司）。只能单次使用的一次性夹子为 3500 ~ 1 2000 日元（206 ~ 706 元人民币，MC 医疗，奥林巴斯公司，波士顿科学公司）。由于夹子不属于指定的医保耗材，因此不在医保范围内。

Q2 切除后应该闭合创面吗?

A2 当可能发生腹膜炎和术后出血时,必须进行封闭

个人认为必须封闭的情况排序如下:

①确认发生穿孔/穿透或固有肌层缺损/损伤时。

②切除后发现出血或见到裸露血管时。

③正在进行抗凝治疗的患者。

④合并如透析、肝硬化等具有潜在出血倾向的基础疾病或状态较差者。

⑤直径≥ 10mm 的病变,行门诊 EMR。

5 对较大的切除后创面行金属夹闭合的技巧

1)稍微吸气

送气会导致肠管扩张,创面进一步扩大,还会造成创面周围黏膜张力增加,打夹子时夹子容易打滑。有时一些部位仅通过吸气就可使创面底部折叠,有利于夹子腿够到。吸气减少黏膜张力,使夹子腿容易钩住黏膜,把黏膜拉近。

2)"弃子"夹子,拉链式固定(图2**B****C**)

如果夹子腿张开后无法够到全部创面,可先在创面边缘留置夹住正常黏膜的"弃子"夹子(比喻围棋或象棋中为达目的而故意舍弃的棋子,译者注)(图2**B**-②),也可先将两端分别夹住(图2**C**-③)。然后,将"弃子"夹子内侧的创面黏膜依次夹闭(图2**B**-③),这样逐步闭合创面,创面就像系拉链一样(图2**B**-④)。

3)垂直固定(图2**D**,视频2)

打夹子时,通常夹闭创面的短轴(即顺着创面长轴方向依次夹闭,译者注)。但对于容易折叠的肠管,夹子腿顺着肠管长轴方向,可能更易于钩住黏膜。将张开的夹子向内镜活检孔道方向回拉,直到夹子腿碰到活检孔道开口处为止,稳定夹子腿,不要晃动(图2**D**-②,视频2**A**)。然后将下方的夹子腿置于距离创面肛侧有一点距离的正常黏膜上作为支点(图2**D**-②,视频2**B**),缓慢上推(Down)角度钮,变成与创面正面直视(好像夹子从创面正上方张开一样),吸气、旋转镜身,使上方的夹子腿牢牢抓住创面口侧黏膜(视频2**C**)。基本原则是避免夹子从活检孔道中探出得过长,夹子能轻轻压住黏膜即可(视频2**D**),这时关闭夹子,就能牢牢夹闭(视频2**E**)。

4)关闭夹子的方法——(先慢后快?)

当夹子的两条腿触到创面边缘黏膜时,可一边吸气,一边推出推送器,将夹子的爪牢牢抵住黏膜,然后让助手先缓慢收夹子,最后再快速关闭夹子。如果从一开

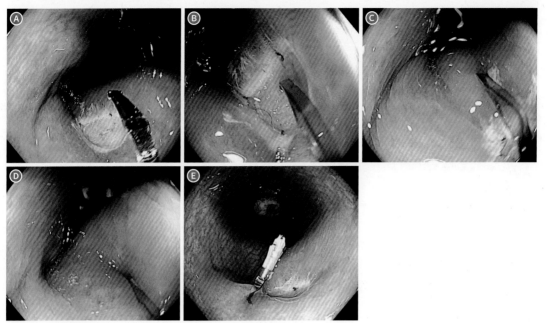

视频2　垂直固定

将张开的夹子向内镜活检孔道方向回拉，直到夹子腿碰到活检孔道开口处为止，稳定夹子腿，不要晃动（Ⓐ）。将下方的夹子腿置于距离创面肛侧有一点距离的正常黏膜上作为支点（Ⓑ），缓慢上推（Down）角度钮，变成与创面正面直视（好像夹子从创面正上方张开一样），轻轻吸气，使上方的夹子腿牢牢抓住创面口侧黏膜（Ⓒ）。伸出夹子轻压于黏膜上（Ⓓ），关闭夹子，牢牢闭合（Ⓔ）。

始就快速关闭夹子，可能导致夹子打滑。另外，如果在闭合过程中，收夹子速度太慢，可能会因呼吸波动、肠蠕动变形，导致实际固定夹子的位置发生改变。指导助手准确操作对能否成功封闭创面也很重要。

5）无法顺利进行时

如果操作时间过长，将会导致情况变得更差。这时，应请高年资医生或上级医生操作，并改用其他方法闭合创面（参阅**第6章-5**）。

参考文献

[1] 田中信治，他：大腸 ESD/EMR ガイドライン（第2版）. Gastroenterol Endosc, 61：1321–1344, 2019.

[2] 「大腸ポリープ診療ガイドライン 2020 改訂第2版」（日本消化器病学会／編），南江堂，2020.

[3] Liaquat H, et al：Prophylactic clip closure reduced the risk of delayed postpolypectomy hemorrhage：experience in 277 clipped large sessile or flat colorectal lesions and 247 control lesions. Gastrointest Endosc, 77：401–407, 2013.

[4] Matsumoto M, et al：Risk factors for delayed bleeding after endoscopic resection for large colorectal tumors. Jpn J Clin Oncol, 42：1028–1034, 2012.

[5] Nishizawa T, et al：Effect of prophylactic clipping in colorectal endoscopic resection：A meta-analysis of randomized controlled studies. United European Gastroenterol J, 5：859–867, 2017.

[6] Parikh ND, et al：A cost-efficacy decision analysis of prophylactic clip placement after endoscopic removal of large polyps. Clin Gastroenterol Hepatol, 11：1319–1324, 2013.

6 应对困难病变的对策

竹内洋司

1 哪些病变操作难度大？

虽然 EMR 操作简单，是大肠息肉内镜治疗的基本手段。但在很大程度上，受操作者的技术水平和病变本身的影响，有可能切除不完全。不同参考文献所列举的定义在细节上有所差别。欧美参考文献中，依据与病变有关的因素，如病变直径、形态、解剖部位、具体位置和合并疾病（表），把预测切除不全风险高的病变称为复杂息肉（complex polyp）。

2 针对大的 LST、SSA/P

肿瘤直径越大，整块切除的可能性越低。无蒂广基病变因难以用圈套器勒住，可能最终会分片切除。分片切除将使残留率和复发率增加，并可能导致病理诊断不准确，无法正确选择合适的追加治疗的方法。因此，对于高度怀疑为癌的病变，应避免分片切除，迫不得已时也应使分片的数量尽可能最少。

在常规 EMR 操作时，若进行多次黏膜下注射，黏膜下注射液会向周边扩散，膨隆变平坦，圈套器容易滑脱（图 1**A**）。因此，应从病变中央或口侧**进行充分的一次性黏膜下注射**，最好达到内镜视野中可识别病变全貌的程度（图 1**B**，视频 1）。

如果存在分片切除的风险，应基于病变的形态特点推测其浸润方式，选择适宜的治疗方法，这样才能对浸润深度做出准确的病理诊断。在 LST-G 中，对于较大结节或怀疑癌变的区域，应避免分片切除。而在 LST-NG 中，由于可能存在多灶浸润，必须进行整块切除，若病变**直径达 20mm 或以上**，则不应局限于 EMR，可考虑行 ESD 切除。

在 SSA/P 中，即使病变较大，一般也不伴有癌变，可采用分片切除。但常会出现病变边界不清，需使用 NBI 或靛胭脂染色以及图像增强内镜技术仔细判断病变范围。如果仍然难以判断边界，可预先在病变周围进行标记后再进行切除（图 2）。

3 操作困难的部位和特殊位置病变的处理（皱襞背面等处）

由于内镜治疗时需参照显示器中所观察到的内镜图像，当无法暴露病变全貌时，可能会出现圈套器无法完整套住病变，最终分片切除的情况。当然，隐藏在屈

表　基于影响因素的治疗困难病变的分类

影响因素	治疗困难的病变
大小	2cm 以上
肉眼形态	广基型
解剖部位	盲肠 邻近解剖学上特定部位（如回盲部、阑尾开口等） 狭窄、弯曲的管腔（如乙状结肠、肛管） 肝曲、脾曲，尤其是屈曲侧
具体位置	皱襞背面 跨越 2 个皱襞的病变 皱襞周边的病变 环 1/3 周以上的病变
合并疾病	憩室 狭窄 瘢痕（如既往活检、治疗后残留） 炎症性肠病

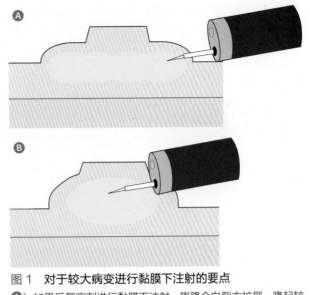

图 1　对于较大病变进行黏膜下注射的要点

Ⓐ）如果反复穿刺进行黏膜下注射，膨隆会向侧方扩展，隆起较为平坦，圈套器容易滑脱，难以完整切除病变。

Ⓑ）如果在病变中央附近的一个部位进行充分的黏膜下注射，就可形成急峻的隆起，圈套器易于圈套。

曲部和皱襞背面的病变也属于切除困难的病变。可用透明帽压住屈曲部或皱襞使其变平坦，以便更好地暴露视野，这种方法非常有效。在笔者医院，治疗时几乎所有病例都使用透明帽。若病变所在部位可进行翻转操作，可倒镜观察病变。若能暴露病变全貌，也可在倒镜状态下切除病变。有时尝试改变体位也很有用。在常规 EMR 操作中，还可在病变口侧进行黏膜下注射使皱襞变平坦，这种方法有时也有效。

水下 EMR（underwater EMR，UEMR，参考 Q）是指在管腔内注满水，不行黏膜下注射，直接圈套切除病变的方法。由于在肠道非充盈状态下进行治疗，即使病变位于皱襞背面也能辨认，有时也可完成操作。

4　针对合并其他状况的情况（合并憩室等）

如果病变位于乙状结肠等肠腔狭窄处，且病变附近存在憩室，可能会出现操作空间不足、黏膜下注射后操作空间进一步缩小以致 EMR 无法顺利开展的情况。此外，憩室还可造成炎症反复发作、黏膜下层纤维化、黏膜下注射后无法膨隆的情况。由于 UEMR 无须进行黏膜下注射，即使病变所在部位管腔狭窄，也能进行操作。即便病变合并纤维化，因其可在水中浮起，圈套器能直接圈套切除，操作更加容易。此外，对于内镜治疗术后残留复发的病变，通过 UEMR 也能轻松圈套，在短时间内切除病变（视频 2）。

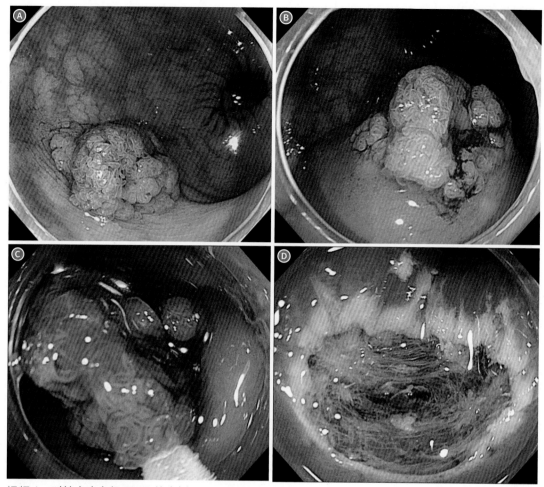

视频 1　对较大病变行 EMR 的实例

Ⓐ）治疗前，位于直肠的直径 20mm 的隆起型病变。

Ⓑ）仅在病变内部一个部位进行黏膜下注射，形成穹隆状隆起。

Ⓒ）使用较硬的圈套器，一边紧紧下压，一边圈套勒紧。

Ⓓ）切除后的黏膜缺损，边缘无残留，为整块切除。

 哪些病变采用 UEMR 有效？相关的操作技巧是什么？

Ⓐ 对于直径 10～20mm 中等大小的病变，直径超过 20mm 但癌变可能性小，以及残留复发的病变均有效。操作技巧：如同抓起漂浮物体一样套住浮起的病变，圈套切除

笔者开展的多中心研究显示，对于直径 10～20mm 中等大小的病变，与常规 EMR 相比，水平切缘阴性的比例在 UEMR 组更高，且适用于直径 10～20mm 的所有病变。如果病变直径介于 20～25mm 之间，则可能需要分片切除。不过，采用 UEMR 这种方法最多仅分 3 次就能将病变完全切除。因此，UEMR 对病变位于内镜操控不稳定部位者、浸润性癌可能性较低、希望避免 ESD 操作，希望避免长时间治疗的高龄患者等情况特别有效。此外，该方法对于上述的残留、复发、屈曲部位及合并憩室的病变也很有效，尤其适合于预测合并

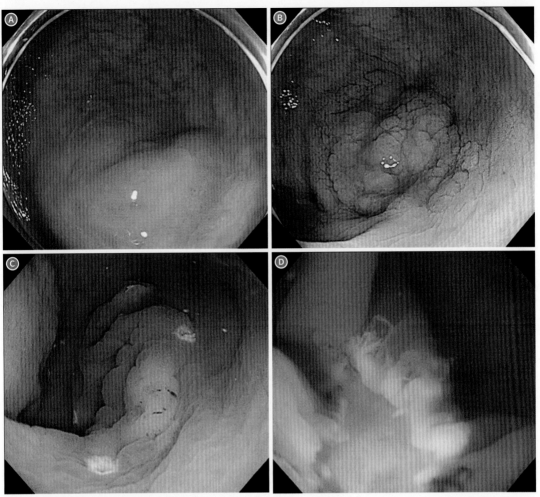

图 2　盲肠直径 20mm 的 SSA/P 的水下 EMR（UEMR）实例

Ⓐ）白光观察可见病变表面附着黏液，范围不清。

Ⓑ）喷洒靛胭脂的内镜图像，病变凹凸明显，但是边界依然不清晰。

Ⓒ）NBI 观察下，在病变周边 4 个点进行标记，病变范围易于辨认，进行 UEMR。

Ⓓ）术后创面，未见明显病变残留，为整块切除。

纤维化的病变。这类病变在行黏膜下注射时，纤维化部分无法隆起，仅周围隆起，无法通过圈套器切除（图 3）。而 UEMR 无须黏膜下注射，可直接圈套切除。对于预测合并纤维化、但直径大小适合整块切除的病变很有效（图 4，视频 3）。

　实际操作时，先吸引肠腔中的空气（CO_2），然后使用内镜的附送水功能在肠腔内注满水（笔者医院使用的是生理盐水）。由于即使注入大量液体，肠腔也不会过度伸展，黏膜张力类似稍微吸气后的松弛状态的肠管。这种状态恰好可使息肉在水中浮起，容易圈套切除。由于通过 NBI 可清晰分辨病变边界，通常使用具有 NBI 功能的内镜进行治疗。UEMR 操作的技巧是，圈套器不要过硬，不要过度用力下压，以一种像是套住漂浮物体般的感觉圈套病变。如果病变不能浮起，也可吸掉一些水，以便易于圈套。

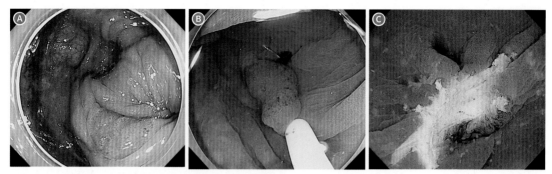

视频 2　对内镜治疗后残留复发的病变行 UEMR 操作

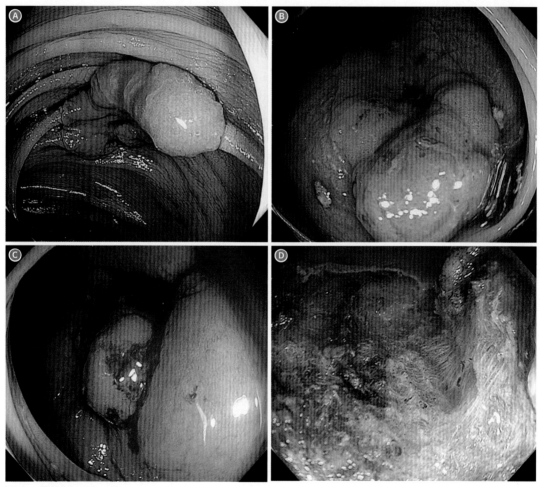

图 3　横结肠 LST-NG

Ⓐ）色素喷洒观察图像，病变直径为 20mm，可考虑使用圈套器整块切除。

Ⓑ）黏膜下注射后，仅中央部隆起不佳，若在这种状况下使用圈套器切除，可能会造成"甜甜圈"样切除，中央部残留病变。

Ⓒ）追加黏膜下注射后仅周边黏膜隆起，无法使用圈套器切除。

Ⓓ）改行 ESD，发现中央部有轻度纤维化。

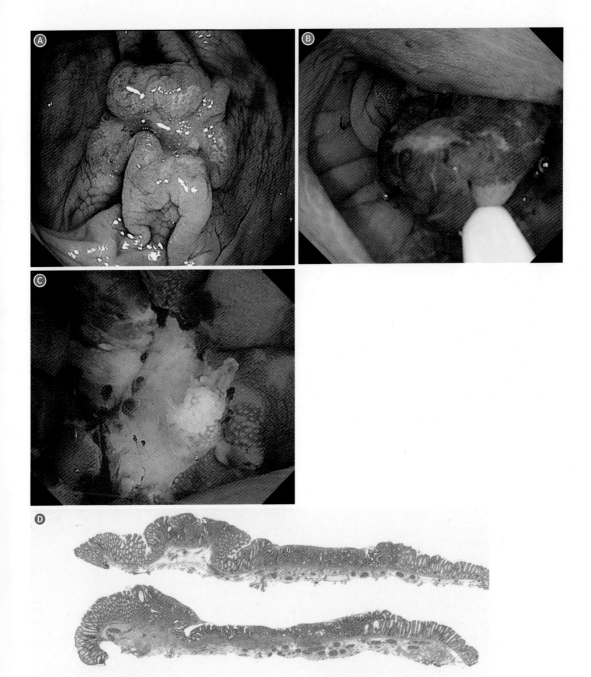

图 4　对预测伴纤维化的横结肠病变行 UEMR 的实例

Ⓐ）色素内镜观察，直径 15mm 的凹陷性病变，周边伴轻度反应性隆起、轻度皱襞纠集。放大内镜等方法观察，认为无明显浸润，预测为黏膜内病变。

Ⓑ）肠管内注入生理盐水，病变在水中浮起，圈套器易于圈套。

Ⓒ）切除后创面，无穿孔、无病变残留。

Ⓓ）切除标本的病理组织学图像。黏膜内高分化管状腺癌，黏膜下层有较多血管，合并轻度纤维化。

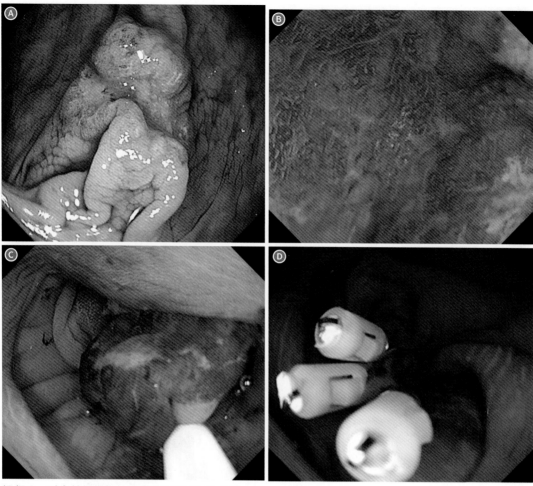

视频 3　对合并纤维化的病变行 UEMR 的实例

📚 参考文献

[1] Angarita FA, et al：Management of complex polyps of the colon and rectum. Int J Colorectal Dis, 33：115–129, 2018.

[2] Uraoka T, et al：Endoscopic indications for endoscopic mucosal resection of laterally spreading tumours in the colorectum. Gut, 55：1592–1597, 2006.

[3] Shichijo S, et al：Underwater EMR of a colonic adenoma surrounded by diverticula. VideoGIE, 5：157–158, 2020.

[4] Shichijo S, et al：Management of local recurrence after endoscopic resection of neoplastic colonic polyps. World J Gastrointest Endosc, 10：378–382, 2018.

[5] Yamashina T, et al：Comparison of Underwater vs Conventional Endoscopic Mucosal Resection of Intermediate-Size Colorectal Polyps. Gastroenterology, 157：451–461. e2, 2019.

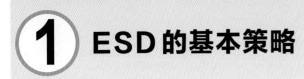

① ESD 的基本策略

鵬田賢次郎，永田信二

1 ESD 的基本操作流程

1）判断自己能否切除病变

大肠 ESD 的难易程度受病变部位、内镜操控性能影响，有很大差别。术前精查时，先要预估自己是否有能力切除病变，哪些是操作难点。具体说来，治疗困难的因素包括：跨越皱襞的病变、结肠屈曲部位的病变、正面朝向镜头。因此，正对肌层的病变、内镜操控性差、病变位于憩室旁、阑尾开口和痔疮上、治疗后复发等重度纤维化、cT1b 癌病变的手术穿孔率和不完全切除率将会增加，建议在高水平中心进行治疗。

2）内镜和透明帽的选择

进行 ESD 时，如需倒镜操作，可选择易于反转操作的细径治疗内镜。但细径内镜插入右半结肠较为困难，操控性欠佳。因此，在选择内镜时，需兼顾手术视野和内镜操控性能。操控性不佳时，也可选择带单气囊的滑动外套管。

选择透明帽时应结合病变特点。可供选择的透明帽包括：视野较好的圆筒形透明帽、钻入黏膜下层性能较好的 ST 帽以及介于两者之间的 ST 短帽。

3）变换体位

充分利用重力以及黏膜张力的牵引是高效完成 ESD 的关键。要随时注意患者的体位，以便更好地利用重力。

基本原则是把病变放在**肠腔积水位置的对侧**。由于重力产生的牵引力牵拉病变，切开和剥离时黏膜下层较易展开。但如果改变体位后，病变正对镜头，也会造成操作难度增加，这时可先选择易于切开的体位。另外，治疗过程中也可适当变换体位，使切开和剥离维持最佳的张力。

4）切开（视频1）

为了形成黏膜瓣，应呈弧形切开。**倒镜**操作时先从**口侧**切开，**顺镜**操作时先从**肛侧**切开。全周切开后，黏膜下注射液容易渗漏，不能维持黏膜下层的膨隆，因此要避免全周切开。继续切开后，修整黏膜切口边缘，做成黏膜瓣。为了以徐缓的角度进入黏膜下层，切开时应与病变边缘保持一定距离（图2）。

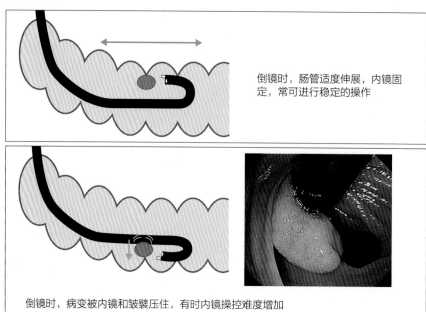

倒镜时，肠管适度伸展，内镜固定，常可进行稳定的操作

倒镜时，病变被内镜和皱襞压住，有时内镜操控难度增加

图1　倒镜操作与内镜操控性

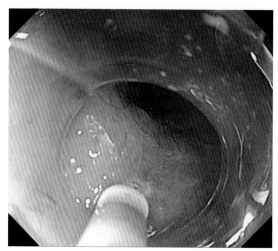

视频1　周边切开

　　在修整病变远端时，如果无法从切开方向的相反方向接近，则在切开线的非病变一侧的正常黏膜下方进行修整，而不是修整切开线的病变侧，这样操作比较安全（图3）。修整不充分时，就无法准确判断剥离终点，剥离范围可能超过病变范围，剥离到正常的黏膜下面（图4）。

5）剥离（视频2）

　　在形成合适的黏膜瓣后，用透明帽展开黏膜下层，形成适度牵引，暴露视野→保持视野稳定、出刀→剥离→再利用透明帽钻到黏膜下层、牵引、暴露视野→出刀

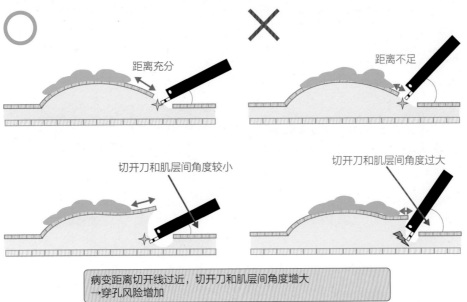

距离充分

距离不足

切开刀和肌层间角度较小

切开刀和肌层间角度过大

病变距离切开线过近，切开刀和肌层间角度增大
→穿孔风险增加

图2　病变与切开线的距离

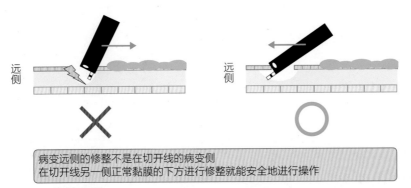

远侧

远侧

病变远侧的修整不是在切开线的病变侧
在切开线另一侧正常黏膜的下方进行修整就能安全地进行操作

图3　远侧的修整

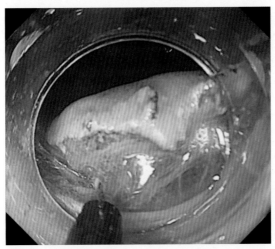

视频2　黏膜下层剥离

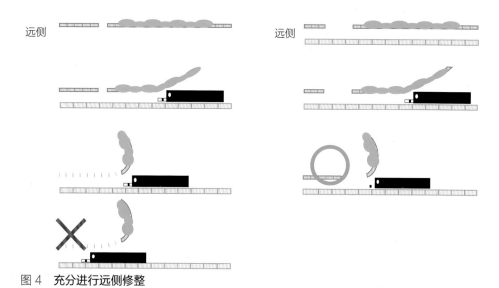

图 4　充分进行远侧修整

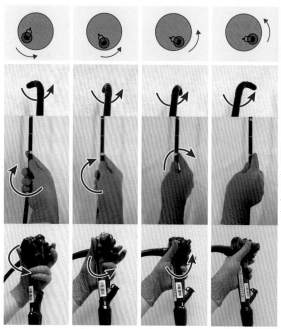

图 5　在 6 点位切开时内镜的操作方法

病变在 6 点位时，基本上使用旋镜的方法。向右侧移动时，逆时针旋转；向左侧移动时，顺时针旋转，结合角度钮的调整就可顺利进行操作。

→剥离，如此反复。

　　适当的牵引可维持良好的视野，但要注意避免透明帽过度钻入黏膜下层，需保持适当距离。如果透明帽钻入过度，会使切开刀方向指向肌层，非常危险，而且还会导致内镜在黏膜瓣中活动受限，难以自由操控切开刀。

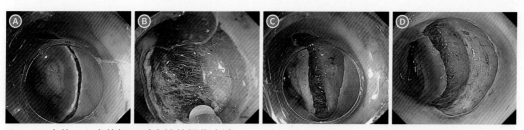

图6　3点位、9点位切开时内镜的操作方法

病变在3点位、9点位时，调整大旋钮纵向移动就可顺利切开。

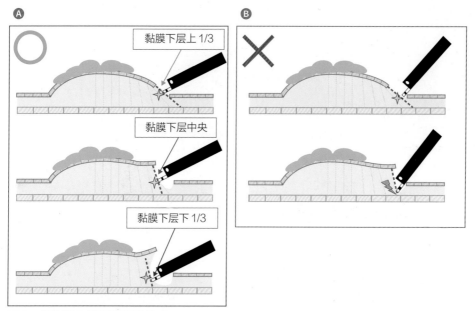

图7　顺利钻入黏膜下层的诀窍

Ⓐ）①钻入切开线病变侧下方（黏膜下层上1/3）→②钻入黏膜下层蓝色浓染部位（黏膜下层中央）
　　→③一边确认肌层，一边钻入肌层上方（黏膜下层下1/3~肌层上方），这样逐渐地进入黏膜下
　　层深层。

Ⓑ）如果一开始就剥离肌层上方，切开刀与肌层间的角度增大，穿孔风险增加。

6）基本切除顺序

　　　　病变的切除应按照以下顺序进行：切开和剥离病变近端→切开和剥离病变左
右侧（从重力侧开始）→剥离病变中央→切开病变内侧→剥离病变内侧（图10）。
如果切开和剥离病变近端后立刻剥离病变中央，病变的左右侧会残留呈三角形的
未切开黏膜，有时会造成黏膜下层无法隆起、难以形成牵引张力，造成剥离困难
（图11）。

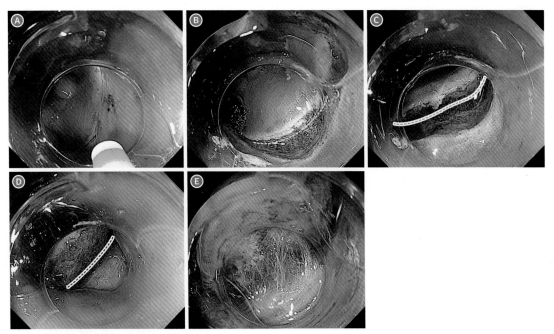

图 8　顺利钻入黏膜下层的技巧②

Ⓐ）描摹切开线。

Ⓑ）描摹病变侧黏膜下（黏膜下层的上 1/3：---）。

Ⓒ）描摹黏膜下层蓝色浓染部位（黏膜下层的中央---）。

Ⓓ）确认肌层，描摹肌层上方（黏膜下层的下 1/3～肌层正上方---）。

Ⓔ）逐渐进入深层，就能安全地钻入黏膜下层了。

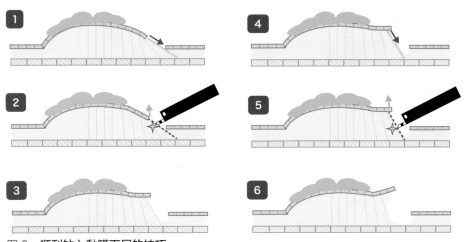

图 9　顺利钻入黏膜下层的技巧

切开后由于正常黏膜与病变之间尚有纤维残留，这些纤维产生牵拉，把病变向下方牵引（❶❹━）。如能有意识地切除引起牵拉的纤维，就能使病变侧产生有效张力，充分展开黏膜下层。

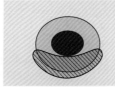 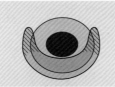 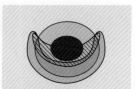

①切开和剥离病变近侧 　②切开和剥离病变左右侧 　③剥离病变中央
　　　　　　　　　　　　　（从重力侧开始）

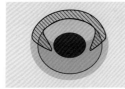 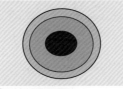

④切开病变内侧 　⑤剥离病变内侧

图 10 　基本切除顺序①

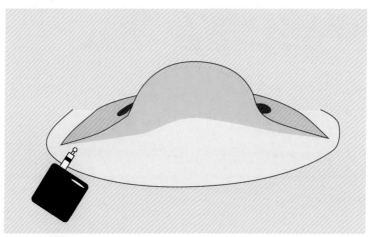

图 11 　基本切除顺序②
如果左右两侧残留，剥离会变得困难

Q1 内镜可以反转时和无法反转时，治疗策略有何不同？

A1 能反转操作时，一般先反转内镜进行治疗；不能倒镜操作时，若内镜操控不稳定，建议采用口袋法（pocket creation method）

　　反转操作时，肠管伸展，镜身稳定，常能进行稳定的操作。一般能反转操作时，先进行反转操作。但是反转操作时，有时会出现病变被镜身挡住或被压在皱襞下的情况，这时内镜的操控性变差（图 1）。

　　如果虽不能反转，但内镜的操控性较好，操作策略与前边讲述的基本策略相同。不能反转操作时，如果受呼吸运动影响较大或操控性差，建议采用口袋法。

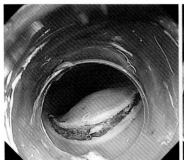
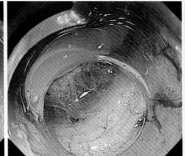
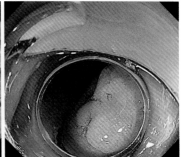

病变近侧周边切开　　　　　　　黏膜下层剥离　　　　　　　　　全周切开，剥离到圈套器能确切套住黏
膜下层的程度

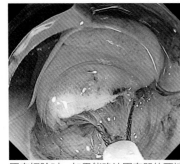
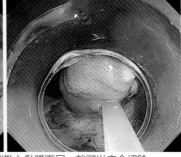

圈套切除时，如果能确认圈套器的两端勒入黏膜下层，就可以安全切除　　切除后创面底部

图 12　混合 ESD 的顺序

 Q2 如何控制内镜才能使先端系的切开刀平稳移动？

A2 基本上是利用旋转内镜

切开刀的移动是通过以下操作组合完成的：①进镜和退镜，镜身前后运动；②旋转内镜；③调节上下角度钮；④调节左右角度钮。病变在 6 点位时，一般可旋转内镜，想向右侧移动时，逆时针旋转；想向左侧移动时，顺时针旋转。通过调整角度钮的位置，就可以稳定地操控内镜（图 5）。

另外，病变在 3 点、9 点位时，只调节上下角度钮，就可沿着垂直方向移动切开刀，稳定地进行切开（图 6）。

 Q3 顺利钻入黏膜下层的技巧是什么？

A3 不要一下子就进入肌层上方剥离，而是要逐渐潜入深层

修整黏膜时，按照以下顺序逐步钻入黏膜下深层：①先沿着切开线病变侧的下方（黏膜下层的上 1/3）→②再沿着黏膜下层蓝色浓染部位（黏膜下层中央）→③最后确认固有肌层，沿着肌层的上方（黏膜下层的下 1/3～固有肌层上方）。这样逐步操作较为安全，可避免穿孔（图 7、图 8）。另外，如果切开线的黏膜下层纤维组织较多，可先切开纤维组织，切开

后，黏膜的张力可使切开线扩大，修整更为高效（图9）。

2 混合 ESD（hybrid ESD）的操作方法

混合 ESD 与 ESD 的切开和剥离方法基本相同，只不过是部分剥离后，通过圈套器切除病变。ESD 时需要制作黏膜瓣，使透明帽钻入黏膜下层。而混合 ESD 则需要充分修整边缘，**剥离到圈套器能确切套住黏膜下层的程度**，当然也可进行全周切开。

应注意，如果病变边缘剥离不充分，会造成圈套器套住病变时圈套器打滑、病变切除不完整，以至于变成分片切除。如果病变抬举不充分，有时会造成切除后病变中央有残留。如果肌层卷入圈套器中，还会引起穿孔。圈套切除时，应确认圈套器的两端勒入黏膜下层，这样操作才能保证安全切除（图12）。

参考文献

[1] Hayashi N, et al：Predictors of incomplete resection and perforation associated with endoscopic submucosal dissection for colorectal tumors. Gastrointest Endosc, 79：427-435, 2014.

[2] Asayama N, et al：Clinical usefulness of a single-use splinting tube for poor endoscope operability in deep colonic endoscopic submucosal dissection. Endosc Int Open, 4：E614-E617, 2016.

[3] Hayashi Y, et al：Pocket-creation method of endoscopic submucosal dissection to achieve en bloc resection of giant colorectal subpedunculated neoplastic lesions. Endoscopy, 46 Suppl 1 UCTN：E421-E422, 2014.

第6章

ESD

② 困难部位的 ESD 操作技巧

豊永高史

1 概述

大肠管壁较薄、管腔屈曲，一直以来被认为是 ESD 操作困难的部位。累及肛管、回盲瓣，邻近阑尾开口以及憩室内等特殊位置的病变，操作难度更高。本章节将对困难部位的 ESD 操作进行概述。

2 困难 ESD 的病例

困难 ESD 的病例可分为两大类，一类是**病变本身操作难度高、剥离困难**；另一类是**难以接近的病变**。剥离困难的病例包括：易出血、重度纤维化、黏膜下层脂肪丰富。这些病例的处理方法参见本书的其他章节（参考**第 7 章**）。难以接近的病例包括：呼吸运动影响较大、内镜操控受限以及病变位于回盲瓣和肛管的病例。对于前两者可采用变换体位、调节送气量、选择不同种类的内镜、使用牵引装置或气囊套管来处理。对于后者，可根据各自的部位、解剖特点采取相应的策略。

3 直肠下段（直肠 Rb）

直肠是内镜最容易接近的部位，肌层较厚，管腔宽大，是大肠 ESD 最容易的部位。但直肠 Rb 有丰富的粗大血管，贯穿肌层，管壁增厚，应谨慎处理。当病变累及 Herrmann 线时，切开线靠近齿状线，切开和剥离会涉及在肛管内操作（图 1）。

4 肛管内病变和合并痔疮的病变

肛管内腔狭小，暴露视野较为困难。如果仅靠内镜的前端与肛门边缘接触，会造成操作不稳定（图 2）。肛管上皮区域有痛觉，黏膜下层有粗大的动静脉，稍一不慎就会引起大出血。此处也经常伴有痔疮，也属于 ESD 操作困难的部位（图 3）。

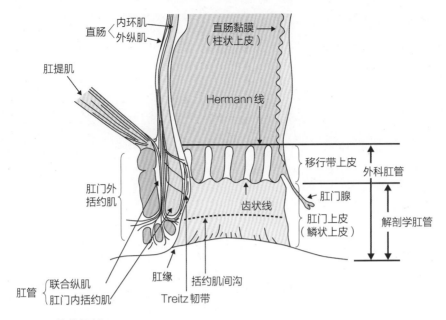

图1　肛管的解剖

　　由于在该部位操作会引起痛感，笔者使用黏膜下注射液时，采用透明质酸钠（Mucoup®）与局部麻醉剂（如 1% 利多卡因注射液）1∶1 混合。为了避免切开时出血，先进行非常浅的切开，切到黏膜肌层以上。伴有痔疮时，先在痔核间进行切开。用 Flush BT 刀的刀头把黏膜肌层钩到透明帽内进行切开，几乎不引起出血。但该部位 ESD 最困难的地方是由联合纵肌与黏膜支持韧带（mucosal suspensory ligament）在黏膜下层所形成的牢固的**纤维肌组织**。

　　联合纵肌向下行于内外括约肌之间，呈扇形分开，一部分经过肛门内括约肌下缘和肛门外括约肌皮下，附着于肛门上皮。另一部分穿过肛门内括约肌，形成黏膜支持韧带。这些结缔组织结构作为肛垫的组成部分，具有重要作用。但 ESD 时这些组织结构与该部位存在的粗大动静脉，是阻碍钻入黏膜下层的最大障碍。如果该部位切开层次处理恰当，肛管黏膜会被牵拉至直肠下段，黏膜下层可得到充分展开。处理切缘正下方的肛管支持韧带和血管网直至肛门内括约肌上方是该部位 ESD 最重要的操作步骤。有趣的是，这个过程与痔疮手术的操作方法基本相同，而且无论是否合并痔疮，ESD 的操作几乎相同。因此，手术效果和操作时间并无差异。是否出现术后疼痛因人而异。如果疼痛剧烈，可酌情使用 NSAIDs 栓剂或痔疮外用药及局部麻醉药。当切除范围接近环周 90% 时，可能会出现管腔狭窄。因此，建议使用可用手指涂抹的外用麻醉药。直肠和肛门狭窄将在其他章节中介绍（参照**第7章 -10**）。

5　回盲部

　　回盲部内镜操控性较差。因回盲部位于管腔盲端，操作时切开刀会指向肌层。

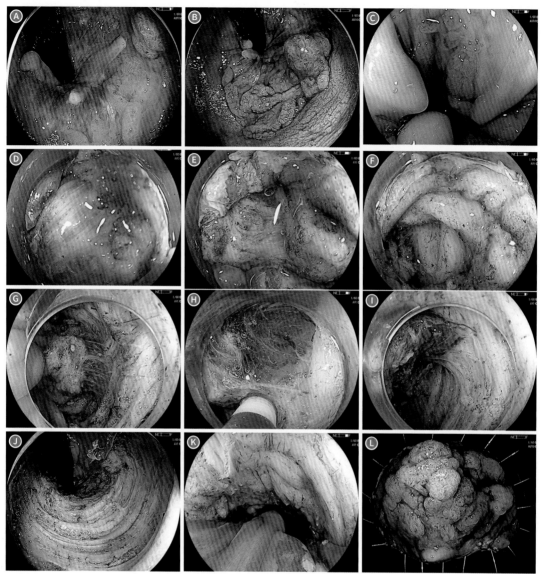

图 2　直肠 Rbp（Rb 后壁）的 LST-G 病变

ⒶⒷ）虽然病变比较小，但是需要在肛管内行半周切除。

Ⓒ）确定标记线，切开线紧邻齿状线。

Ⓓ）切开完成。黏膜下层可见纤维肌组织（Treitz 韧带）。

Ⓔ～Ⓖ）小心切开 Treitz 韧带，到达内环肌上方的黏膜下层。

ⒽⒾ）从这一步开始与直肠 Rb 的病例相同，一边适当切开处理血管，一边剥离。

ⒿⓀ）切除后状态。Ⓛ）新鲜切除标本。

对于拟行 ESD 的病变，应注意病变与**阑尾开口和回盲瓣**的位置关系，操作困难较多。即使无阑尾炎或阑尾切除手术史，**阑尾开口**周围也容易发生重度纤维化。黏膜下层菲薄，操作时切开刀正对肌层，应特别小心。**回盲瓣**周围黏膜下层脂肪组织丰富。脂肪组织电阻抗高，电流难以通过。因此，在切开、剥离和止血方面难度都会增加。另外，通电后由于烟雾和脂肪飞溅，视野会变差。

尽管回盲部病变操作难度大，但不像直肠病变 ESD 术后患者容易感到获益。回盲部病变切除后，有可能引起慢性腹泻，有时反而让患者感到不适。

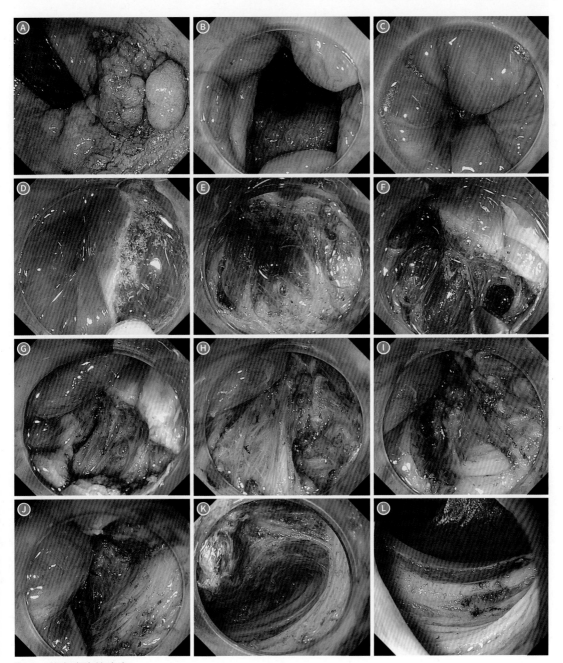

图 3　伴有痔疮的病变

Ⓐ ~ Ⓒ）接近直肠 Rb 后壁半周的 LST-G 病变，合并严重的痔疮。

ⒹⒺ）为了避免出血，浅切开暴露扩张的痔静脉。

ⒻⒼ）以止血钳接触痔静脉柔和电凝，痔静脉易于收缩。用钳子夹住伴行的动脉，凝固处理。

Ⓗ ~ Ⓙ）切开分离 Treitz 韧带，到达紧邻内括约肌上方的黏膜下层。

Ⓚ）即使痔核丰富，如果在其下方剥离也不会引起出血。

Ⓛ）切除后状态，未见明显出血。

（图 3：续下页）

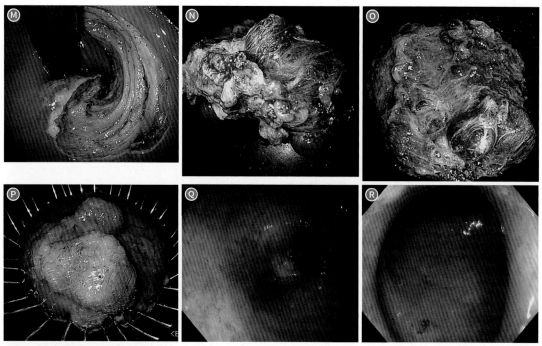

图 3　伴有痔疮的病变（续）

Ⓜ）切除后状态，未见明显出血。

Ⓝ～Ⓟ）新鲜切除标本，肛侧切缘可见较多黏膜下层肌纤维的明显的痔核。

ⓆⓇ）1 年后的内镜图像。可见 ESD 术后创面瘢痕化，无残留复发，痔疮也有所减轻。

6 累及回盲瓣和回肠末端的病变

首先要确定内镜能否到达病变口侧，如果能到达，即使病变累及回肠末端也是可以切除的（图 4）。但如果先处理病变的结肠和盲肠侧，病变将被牵拉至回肠。因此，应先切开病变的回肠侧并处理切缘的血管。

然后，从该切缘进行 C 形或反 C 形切开和剥离直至病变肛侧最远端，形成黏膜瓣后，进一步展开回盲瓣上的黏膜下层。这个部位的肌层是弯曲的，肌纤维稀疏、颜色较浅，应根据组织与周围的连续性仔细辨认，才能确定是肌纤维还是黏膜下层纤维。当到达回肠侧时，黏膜下层会突然向下方走行，应小心确定剥离线。

按照上述方法完成回盲瓣部位的剥离后，就可处理病变位于升结肠或盲肠的部分。尽管治疗时间和操作速度明显不如盲肠病变，但切除率并无差异。因此，个人认为，即使病变累及回盲瓣也可切除。有趣的是，包括次全周切除的病例在内，所有病例均未发生术后狭窄，推测可能是由于回肠和结肠的管腔是垂直的，回盲瓣上的溃疡愈合后收缩成放射状。最近也有行全周切除术后也未发生狭窄的病例。除非切除到回肠内深部，一般不会发生狭窄。

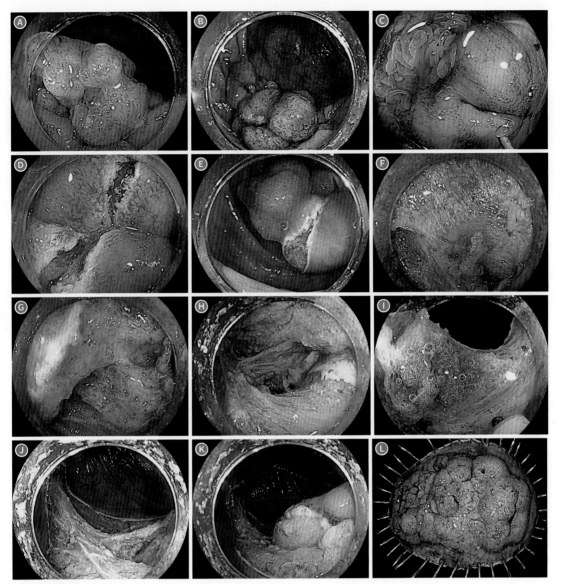

图4　回盲瓣上的病变

Ⓐ ~ Ⓒ）跨越回盲瓣上下唇的 LST-G 病变。病变延伸至回肠末端，可看清口侧边界。

ⒹⒺ）完成回肠侧的黏膜切开。

ⒻⒼ）从肛侧制作黏膜瓣。需小心辨认肌纤维。

ⒽⒾ）下唇侧剥离。应注意错综复杂的肌层。

ⒿⓀ）切除后状态。可以识别该部位的特点：肌层走行、脂肪组织较多等。

Ⓛ）切除标本。

7　邻近阑尾开口的病变（图5，图6）

　　如果病变与阑尾开口间尚有切开空间，先在该部位进行黏膜切开（**策略 A**），然后在病变的肛侧最远端进行横向切开并处理血管网，继续向阑尾开口侧推进，利用肛侧黏膜瓣在黏膜下层施加的反向牵引力，即使阑尾开口附近的管壁菲薄、纤维化严重的区域也能安全处理。

　　累及阑尾开口或环绕阑尾开口的病变应与阑尾黏膜一并切除。剥离阑尾黏膜下

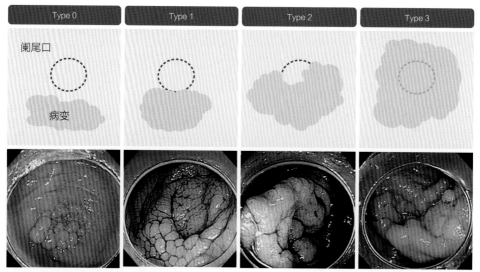

| Type 0 | Type 1 | Type 2 | Type 3 |

阑尾口

病变

图5　邻近阑尾开口处病变的分类

盲肠的病变邻近阑尾开口，有时病变可包围阑尾开口。这些病变分为4类，这样分类处理有助于病变的治疗。

Type 0：病变邻近阑尾开口（透明帽范围内），但是未侵及阑尾开口。

Type 1：病变边缘侵及阑尾开口，但是未延伸至阑尾内部。

Type 2：病变越过阑尾开口向其内扩展，但是可确定阑尾侧病变边界。

Type 3：病变完全覆盖阑尾开口，无法确定阑尾侧病变边界。

文献3更引用

　　层，然后从黏膜下层向腔内切除阑尾侧的黏膜（**策略B**）。若病变累及阑尾腔内，可造成切缘阳性，这种方法仅适合借助透明帽可确认病变边缘的病例，以及无法确认边缘但既往有阑尾切除手术史的病例。剥离阑尾黏膜下层是操作的关键，不过这个步骤可留到最后进行。待病变整体剥离后，变换体位，使病变下垂再进行剥离。最近开始尝试采用口袋法进行剥离，这种方法可对阑尾开口部施加更强的反向牵引力。在充分剥离、确保切缘安全的情况下，切断阑尾黏膜。

　　当然，策略B的治疗时间更长，但是术后需要担心发生阑尾炎的病例较少，保守治疗也能处理。策略A从理论上不会发生阑尾炎，但如果发生微小穿孔，使用钛夹封闭时可能会造成阑尾开口堵塞，发生阑尾炎。在缝合创面时，为了避免堵塞阑尾开口，要做扇形封闭。即使发生阑尾炎需要手术，如果病变为治愈性切除，可只切除阑尾，与回盲部切除相比，创伤程度降低。

8　憩室内的病变 (图7)

　　憩室内的病变处理方法与阑尾开口部的病变相同，当憩室和病变间有切开空间时，可选择**策略A**。如果不能切开，则尝试在憩室内进行剥离。建议一开始就采用口袋法，可获得更精准的反向牵引效果。如果憩室内黏膜下层可以辨认，大多能够进行剥离。对于黏膜呈口小肚子大、像"冰袋"一样下垂，即使采用口袋法，也无法将憩室翻过来的病例，无法完成整块切除。对于这类病例，可考虑手术或使用OTSC®系统进行全层切除（EMR with OTSC，EMRO）。但在ESD术后创面有溃疡的情况

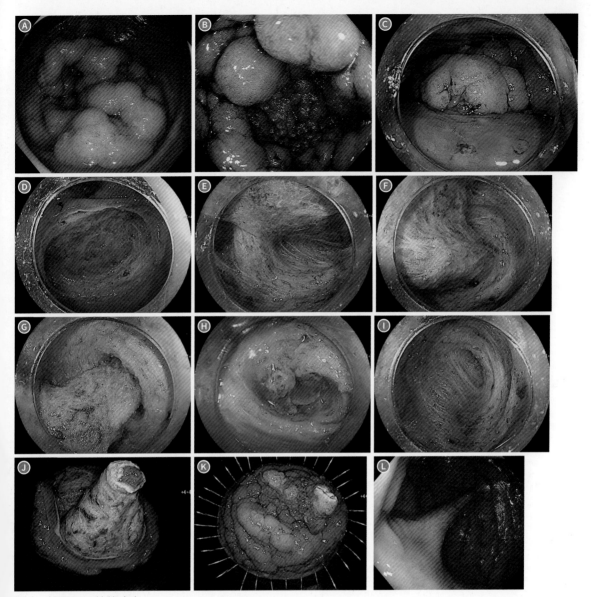

图6 **阑尾开口处的病变**

Ⓐ Ⓑ）盲肠 LST-G 病变，覆盖阑尾开口，阑尾侧病变边界无法确认（Type3）。

Ⓒ Ⓓ）患者既往无阑尾切除手术史，虽然没有把握保证切缘阴性，但还是根据患者意愿尝试了 ESD。为了使阑尾黏膜下层获得更好的牵引，一开始就采用了口袋法。

Ⓔ Ⓕ）采用口袋法，阑尾黏膜下层顺利展开。

Ⓖ Ⓗ）进入阑尾腔后，管腔变窄，从该处黏膜下层侧切断阑尾黏膜。

Ⓘ）切除后状态。Ⓙ）切除标本背面。

Ⓚ）用细针固定后的切除标本。为评价切缘，将阑尾侧翻转固定。Ⓛ）1 年后的内镜图像。

下，使用 OTSC® 也存在担心穿孔的风险，可待溃疡愈合形成瘢痕后再进行二期切除。

🗒 参考文献

[1] Tanaka S, et al：Feasibility and safety of endoscopic submucosal dissection for lower rectal tumors with hemor-rhoids. World J Gastroenterol, 22：6268-6275, 20160.

[2] Yoshizaki T, et al：Feasibility and safety of endoscopic submucosal dissection for lesions involving the ileo-cecal valve. Endoscopy, 48：639-645, 2016.

[3] Jacob H, et al：Endoscopic submucosal dissection of cecal lesions in proximity to the appendiceal orifice. Endoscopy, 48：829-836, 2016.

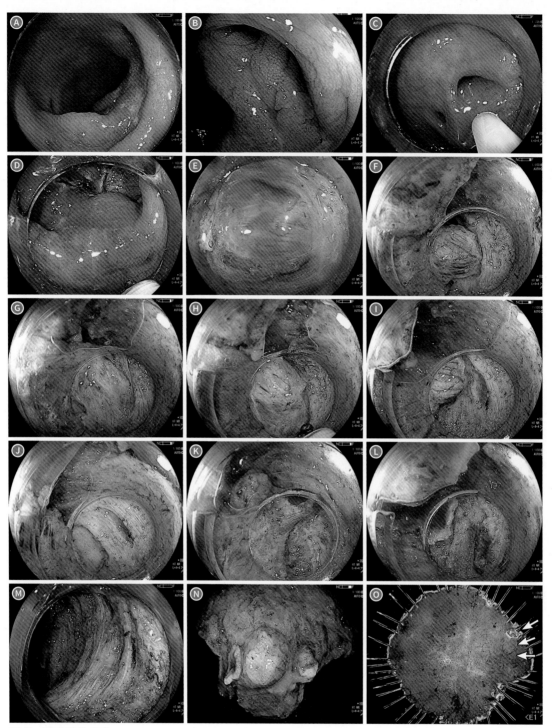

图 7　憩室处的病变

Ⓐ Ⓑ）肝曲的 LST-NG（假凹陷型）病变，病变边缘有憩室，其下方疑似也有憩室存在。

Ⓒ Ⓓ）首先，在憩室和病变之间切开（策略 A）。

Ⓔ Ⓕ）病变下方有憩室。用平直型透明帽无法钻入，更换为短 ST 帽。

Ⓖ ～ Ⓘ）形成黏膜桥后，ST 帽在憩室内形成较好的张力，用 Flush 刀 BT-S 的拍击（tapping）技术（在稳定内镜与刀头的情况下，一瞬间接触切割面进行切割，产生瞬间放电，译者注）进行剥离。

Ⓙ ～ Ⓛ）口侧有第三个憩室，憩室无法翻过来，切破了黏膜，但可以确认剥离已经越过病变。切断黏膜，尽可能减少黏膜残留。

Ⓜ）切除后状态。

Ⓝ）切除标本的背面，可见憩室和黏膜上的破损。

Ⓞ）用细针固定的新鲜标本。⇨ 憩室部位。

3 黏膜下注射的技巧

吉田直久

1 前言

在 ESD 实施过程中，需要使用各种各样的处置器械，如 ESD 切开刀、注射液、注射针、透明帽、高频电设备、可开闭金属夹、牵引夹以及镜头清洁剂。而口袋法和牵引法（traction method）这些策略也改善了 ESD 的操作难度。本章节主要详细讲述黏膜下注射的技巧。

2 黏膜下注射液和注射针

长期以来，EMR 的黏膜下注射液是生理盐水或浓甘油（甘油／果糖®），而 ESD 操作中，希望黏膜下注射液维持黏膜下膨隆的时间更长。在日本，主要使用 0.4% 的透明质酸钠，已经有各种研究报道了其维持膨隆的效果。这类产品，还包括 Mucoup®（波士顿科学公司）、CaseMart（奥林巴斯公司）。另外，还有 0.6% 的海藻酸钠 Riphthal® K（Kaigen 制药）也上市了。为了提高黏膜下层的可视性，大多会适当地混合靛胭脂。笔者医院使用的是 0.2% 的 Mucoup®，配置方法是在 Mucoup1V（20mL）中加入生理盐水 20mL 和 0.4% 的靛胭脂 0.3mL（靛胭脂的最终浓度为 0.003%），抽入 10mL 注射器并将其混合在一起使用。为了方便进行黏膜下注射，建议使用高流量注射针（Top Super Clip® A 等）。不过，虽然经验还不足，我们也在考虑可否注射原液，以提高液体垫的膨隆效果。

黏膜下注射液蓝色的深浅取决于术者的操作习惯。本院使用色泽较深、颜色鲜艳的蓝色注射液，即使是初学者也能很容易地确认黏膜下层与肌层的距离（图 1）。使用这种注射液时，如果蓝色较深，说明距离肌层较远，可安全剥离；如果蓝色较浅，说明距离肌层较近，应更加小心地进行剥离。

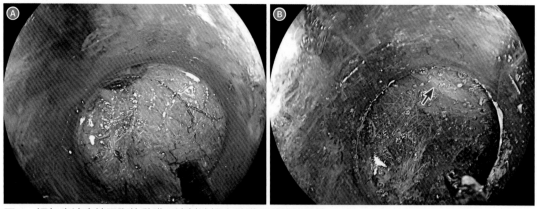

图 1　添加高浓度靛胭脂的黏膜下注射液提高黏膜下层的可视性

Ⓐ）黏膜下注射前，可见有一定透亮感的层次。如果技术熟练，即使不追加黏膜下注射，也能确认黏膜下层。

Ⓑ）黏膜下注射 0.2% 透明质酸钠 + 靛胭脂（最终浓度 0.003%），黏膜下层和肌层（➤）的分界可清晰辨认，蓝色很深，与肌层有较大的距离，可安全切除。

3　黏膜下注射的部位和方法

　　黏膜下注射的部位取决于肿瘤大小、病变与皱襞和结肠屈曲部的位置关系。在笔者医院，多数病变选择在病变肛侧进行黏膜下注射。在注入透明质酸钠等黏稠液体前，应**先注射生理盐水，判断注射层次是否合适**（图 2Ⓐ Ⓑ），然后再注入透明质酸钠，注射时尽量让病变与肌层平行。注射部位选择**距离病变肛侧 1cm 左右的位置较好**（图 2Ⓒ）。由于注射液可能从针孔漏出，应尽量减少注射次数。另外，进行黏膜切开时，即使看不见病变，针孔也可起到标记作用，能防止切入病变，准确切开（图 2Ⓓ）。

　　为了高效地进行切开和剥离，必须充分利用黏膜下注射后病变朝向的变化。对于正对内镜的病变，应在病变肛侧进行黏膜下注射，注射量应比平时增加一些，以便能够尽量**平行于肌层切开病变**（图 3Ⓐ）。由于注射液会流到病变下方，病变朝向会再次正对内镜，因此应只在病变肛侧注射，并与病变边缘保持一定距离，确定生理盐水进入黏膜下层后，再换成透明质酸钠（图 3Ⓑ）。这样可使病变与肌层平行，黏膜切开和剥离更加容易（图 3Ⓒ Ⓓ）。需要注意的是，如果从口侧进行黏膜下注射，病变正面会朝向内镜，使后续肛侧的剥离正对肌层，造成剥离困难。

　　对于直径 40 ~ 50mm 以上的较大病变和有隆起结节、口侧边界难以辨认的病变，如果后处理口侧，可能会造成治疗困难，这类病变并不少见。因此，建议**先从口侧开始黏膜下注射，切开黏膜建立剥离终点**（图 4Ⓐ Ⓑ）。跨越皱襞和结肠屈曲部的病变，其口侧不易观察，也建议先从口侧开始黏膜下注射。另外，病变正对内镜从肠腔肛侧难以接近的病变，也可以先从**侧面**开始进行黏膜下注射和切开（图 4Ⓒ Ⓓ）。

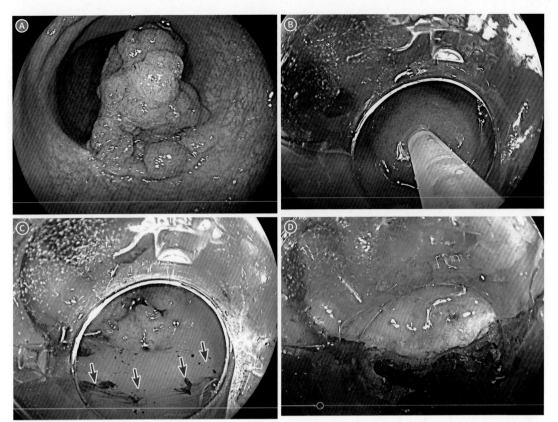

图 2　黏膜下注射的方法（典型病例）

Ⓐ）直径 30mm 的 Is 型病变（Tis 癌），病变不是正对内镜，操控性也很好，可确认病变全周，从肛侧进行黏膜下注射。

Ⓑ）黏膜下注射透明质酸钠等黏稠液体前，应先注射生理盐水，确认注射效果是否满意，然后再追加注射透明质酸钠溶液，尽可能使病变与肌层平行。

Ⓒ）建议在距离病变肛侧约 1cm 处进行黏膜下注射，黏膜下注射液可能会从针孔（➤）漏出，因此应尽可能减少注射次数，降低针孔数量。

Ⓓ）即使在切开时看不清病变，针孔仍可起到标记的作用。

4　预防黏膜下注射所致的出血

　　当黏膜表面可以看到浅表血管时，应避免在该部位进行黏膜下注射，以防止不小心造成黏膜下注射出血。尤其是当病变**邻近齿状线**，需要在**齿状线附近进行黏膜下注射**时，不仅要避开可见的血管，也要注意深层血管。另外，避免刺入注射针时用力过猛，这对预防出血也很重要（图 5Ⓐ ~ Ⓒ）。在黏膜下层血管丰富的部位，也可不伸出注射针的针尖，仅用鞘管抵住注射点进行注射，也能达到一定程度的黏膜下隆起（图 5Ⓓ ~ Ⓕ）。然后，如有必要，可在安全部位出针追加黏膜下注射。

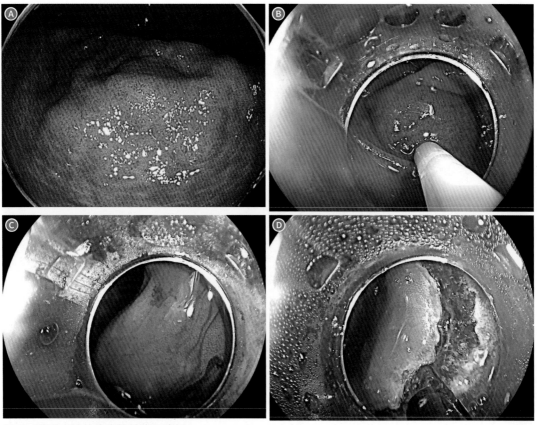

图 3 正对内镜的病变的黏膜下注射

Ⓐ）直径 25mm 的 0-Ⅱa 型病变（高级别腺瘤），观察起来比较容易。但 ESD 操作需要注意，肛侧黏膜下注射量要比平常增加，谨记尽量平行于肌层切开病变。

Ⓑ）仅在病变肛侧进行黏膜下注射，稍微抬起一点，见到生理盐水注入后，再注射透明质酸钠。

ⒸⒹ）病变方向与肠腔平行，黏膜切开和剥离变得容易。

5 结语

  本文对 ESD 中的黏膜下注射进行了概述，包括黏膜下注射液、注射方法、如何预防出血等。精心设计黏膜下注射，有助于提高 ESD 各阶段的操作效率。注意一定参考这些黏膜下注射方法。

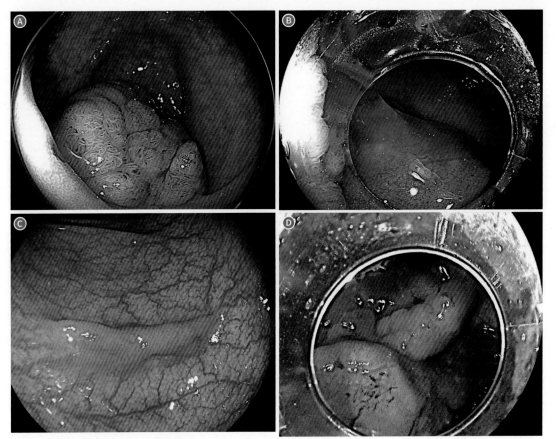

图 4　需要从口侧和侧方操作的病变

Ⓐ Ⓑ）直径为 40mm 且隆起较高的病灶（Tis 癌），口侧很难观察到。如果后处理口侧，治疗难度会增加。最好先在口侧进行黏膜下注射，沿预先设想的切开线切开黏膜。

Ⓒ Ⓓ）直径 30mm 表面隆起型病变（T1a 癌）。病变正对内镜且难以从肠腔肛侧接近时，有时也可在侧面进行黏膜下注射，然后切开。

致谢

　　在本文的编写过程中，衷心感谢井上 健先生、冨田侑里先生、桥本 光先生、杉野敏志先生、伊藤義人先生以及京都府立医科大学消化内科的医务人员。

📖 参考文献

[1] Tanaka S, et al：JGES guidelines for colorectal endoscopic submucosal dissection/endoscopic mucosal resection. Dig Endosc, 27：417–434, 2015.

[2] Yoshida N, et al：Tips for safety in endoscopic submucosal dissection for colorectal tumors. Ann Transl Med, 5：185, 2017.

[3] Yoshida N, et al：Efficacy of scissor-type knives for endoscopic mucosal dissection of superficial gastrointestinal neoplasms. Dig Endosc, 32：4–15, 2020.

[4] Yoshida N, et al：Efficacy of hyaluronic acid in endoscopic mucosal resection of colorectal tumors. J Gastroenterol Hepatol, 26：286–291, 2011.

[5] Fujishiro M, et al：Comparison of various submucosal injection solutions for maintaining mucosal elevation during endoscopic mucosal resection. Endoscopy, 36：579–583, 2004.

[6] Uemura N, et al：Efficacy and safety of 0.6 % sodium alginate solution in endoscopic submucosal dissection for esophageal and gastric neoplastic lesion：A randomized controlled study. Dig Endosc, 31：396–404, 2019.

第 6 章

ESD

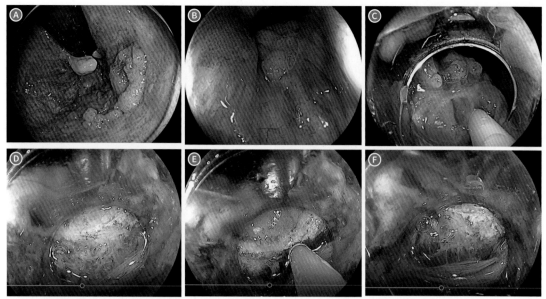

图 5　黏膜下注射防止出血的要点

Ⓐ）位于直肠 Rb，累及齿状线的直径 35mm 的表面隆起型病变（高级别腺瘤）。

Ⓑ）在进行肛管黏膜下注射时，需要仅刺入针尖，轻柔地注射。这时应尽可能避免刺到可见的黏膜血管。

Ⓒ）小心地进行黏膜下注射，无出血，获得理想的膨隆效果。

Ⓓ）当黏膜下层的血管丰富或由于纤维化等造成可视性差时，应避免盲目地进行黏膜下注射。

ⒺⒻ）不出针，仅用鞘管抵住黏膜下层进行黏膜下注射，可以获得一定程度的膨隆。

④ 切开及剥离

高丸博之，斋藤 丰

1 从哪里开始切开

　　从哪里最先开始进行切开，取决于 ESD 的整体策略。如果能反转操作，应先反转内镜从**病变口侧**开始切开（图1 A B）。反转操作时，镜身接触肠壁，操作稳定，且切开刀易于从水平方向接近病变。如反转操作困难，则正镜顺向操作，从病变肛侧开始切开（图1 C D）。

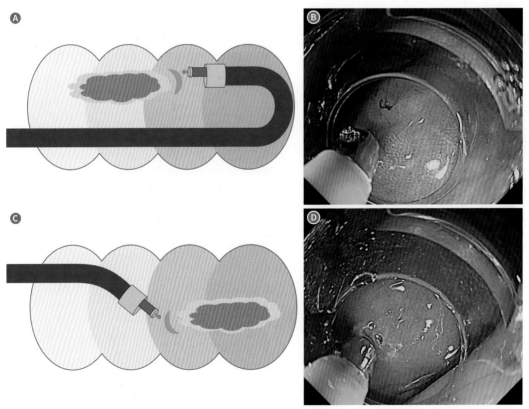

图 1　**正镜切开和反转切开的示意图**

Ⓐ）反转操作，内镜接触肠壁，操控稳定。

Ⓑ）反转时，切开刀可近似水平地接近病变。

Ⓒ）正镜操作，内镜不稳定，需要小心操作。

Ⓓ）注意正镜操作时，切开刀容易垂直于肌层，应特别谨慎。

2 沿哪条线切开好?

周边黏膜切开后需要先进行黏膜下层剥离，这时的剥离是从**紧邻黏膜固有层正下方**开始的。通常把黏膜切开后立刻进行的浅层剥离称为**修整**（图2ⒶⒷ）。此时，使用短ST帽钻入黏膜下层比较容易（图2Ⓔ）。充分剥离和展开黏膜下层后，利用透明帽钻入黏膜下层，剥离黏膜下层下1/3。此时，观察视野中可同时看到黏膜层（病变）、黏膜下层和肌层，一边确认剥离方向，一边慢慢进行剥离，操作安全而高效（图2ⒸⒹ）。大肠ESD中，如果使用IT nano™刀也可用刀刃在黏膜下层快速进行剥离。在内镜操作不稳定的情况下，可通过前端绝缘头固定切开刀，稳定地进行剥离（图3）。

3 修整的重要性

刚开始进行黏膜切开时，只切开黏膜固有层，然后利用透明帽钻入黏膜下层，充分暴露视野，才能进行高效剥离（图4）。为了能完成这个操作，重要的步骤就是

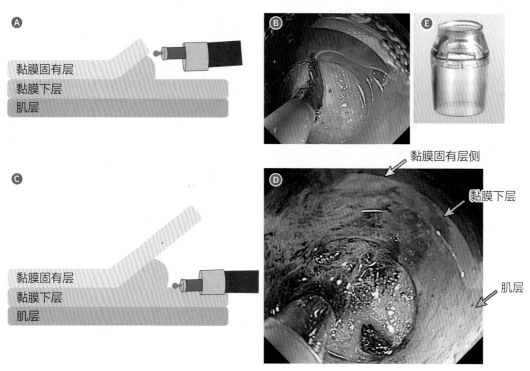

图2 **使用先端系切开刀的黏膜下层剥离**

ⒶⒷ）紧贴黏膜下方进行修整，安全有效。

ⒸⒹ）修整后。一旦钻入黏膜下层，视野良好，以黏膜下层的下1/3作为剥离线。

Ⓔ）ST短帽。前端为锥形，易于钻入，帽短有利于保证观察视野。

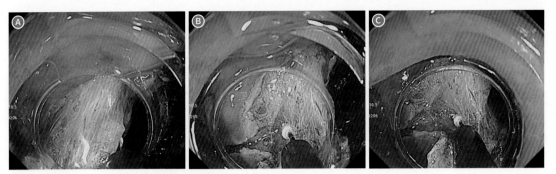

图 3 使用 IT nano™ 刀进行黏膜下剥离

Ⓐ Ⓑ）使用 IT nano™ 刀，用刀头前端接触黏膜下层，稳定视野。

Ⓒ）固定前端的刀头，用刀刃在黏膜下层进行有效剥离。

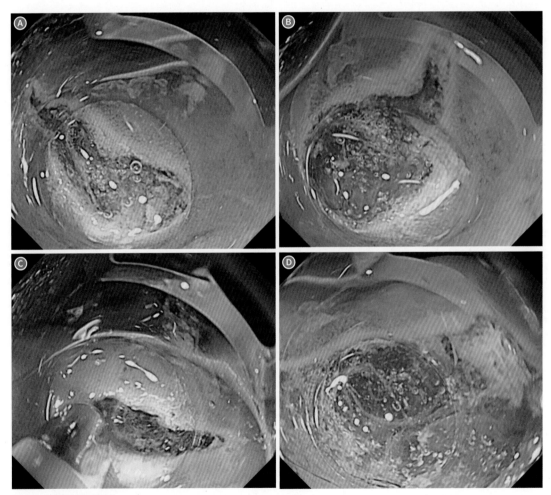

图 4 切开后的修整

Ⓐ）黏膜切开后，修整还不充分。

Ⓑ）尝试钻入黏膜下层，但没有足够的空间。

Ⓒ）在黏膜正下方追加修整。

Ⓓ）修整后钻入黏膜下层，获得良好的视野。

黏膜修整，适当地修整可使此后的钻入黏膜下层至剥离的过程变得更加容易、安全。为避免肌层损伤和穿孔，初次黏膜切开后进行修整时，应**充分 Up 大钮，小心地从黏膜正下方一点点剥离**。同时，需随时确认最佳的剥离深度。

4　培养对切除线上的病变最基本的距离感

由于内镜镜头是广角镜，类似鱼眼，靠近内镜的部分虽然实际距离近，但是由于被放大，看起来远；相反，远离内镜的部分虽然实际距离远，但看起来却显得比较近。因此，需要通过训练来培养这种距离感。即使适应了这种距离感，当病变位于皱襞背面、结肠屈曲位时，有时还是会感到难以准确定位。因此，切除操作要一点点地进行，并适当地进镜、退镜进行调整，从不同的观察视野来确认切开线。

由于切开时病变切缘会因热凝固效应略微收缩，固定标本时也需在边缘留出一定空间，因此，一般把切开线定在病变周边 5~10mm 或稍宽的位置，才能正确进行病理评估。

全周切开的时机

黏膜下注射后，抬举良好的 LST-G 病变等，依靠体位变换、重力牵引，就可取得理想的牵拉效果，这类病变在早期阶段就可进行全周切开和剥离。依靠体位变换、重力牵引效果不佳时，则应留下部分黏膜不要切开，让残留的黏膜起到牵引作用（口袋法、隧道法，图 5Ⓐ）。之后，待黏膜下层充分剥离后再追加切开。使用金属夹牵引时，牵引部位、夹子固定处有时会妨碍环周切开，应认真考虑部位、接近病变的角度等因素，有时也可选择牵引前先完成环周切开（图 5Ⓑ）。

5　剥离深度的基本原则和策略

充分黏膜下注射后，剥离深度一般控制在**黏膜下层中央~下 1/3**。

为了达到治愈性切除，剥离时应保证垂直切缘阴性。对于疑似黏膜下层有浸润的病变，剥离应在肌层上方，保证足够剥离深度，但是需要小心避免穿孔。相反，因害怕损伤肌层，剥离时离肌层过远，可能造成剥离层次离黏膜侧（病变）过近，甚至切到病变内，还可能引起黏膜固有层热损伤，影响病理评估。

对于有纤维化的病变，黏膜下注射常常隆起不充分，剥离困难。如果因存在纤维化，剥离时离肌层过远，可能出现垂直切缘阳性。反之，如果贴近肌层剥离纤维化部分，则可能损伤肌层，甚至穿孔。上述这些情况下，剥离应特别谨慎。

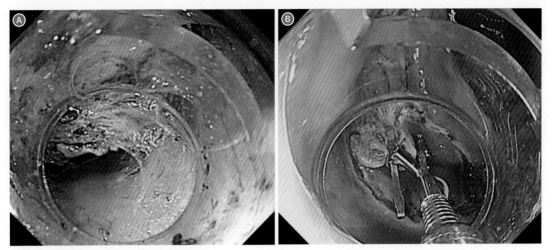

图 5 各种剥离方法和环周切开的时机

Ⓐ）隧道法。不进行全周切开，而是保留部分黏膜进行剥离，从而获得牵引效果，得到良好的视野。与口袋法的原则相同。

Ⓑ）由于前次检查医生活检造成严重纤维化的病例。通过钛夹进行牵引，如果钛夹牵引会干扰周边切开的视野时，最好先进行全周切开。

 Q1 有必要标记吗？

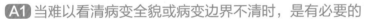

A1 当难以看清病变全貌或病变边界不清时，是有必要的

结肠病变大多边界清晰，几乎不需要标记。但结肠屈曲部位和跨越皱襞的病变，若体积较大、难以看清全貌时，可进行部分标记，这样更易于确定切开线。

 Q2 如何兼顾 T1 癌的剥离深度和操作安全？

A2 考虑为 T1 癌时，为了保证 R0 切除，应充分进行剥离

如果术前判断浸润深度为 T1a，只要保证足够的剥离深度，就能达到 R0 切除。即使对于疑似 T1b 的直肠病变，若能 R0 切除，也可考虑追加放化疗（JCOG 临床试验等）。由于直肠的解剖学特点，即使肌层受损，也很少发生弥漫性腹膜炎，为达到 R0 切除，应保证足够的剥离深度。总之，在制订治疗方案时，应事先充分告知患者，包括安全性、疗效、追加手术的可能性等，并兼顾患者自身的因素。

Q3 肌层损伤的处理方法有哪些？

A3 小穿孔可使用金属夹缝合

对于小穿孔，多数可在内镜下使用金属夹缝合。首先，应充分吸引肠液，防止渗漏，也可变换体位，以便保证视野清晰。应避免过度送气和粗暴操作，防止肌层损伤加重。使用 CO_2 送气也很重要，甚至可以说是 ESD 所必需的。如果肌层的损伤部位尚未充分剥离和展开，且患者生命体征稳定，那么进一步追加剥离，有时可改善视野。由于金属夹夹持肌层时可能会损伤肌层，甚至造成穿孔，故夹闭时要将穿孔周边的非肿瘤黏膜和结缔组织一并夹住。

另外，在并发症的处理策略方面，还应注意以下几点：事先充分准备，评估穿孔风险；适当的预处理；保持镇定；提前预备金属夹；上级医生的指导和助手的操作经验也很重要。

 Q4 如何从肛门取出巨大病变？

A4 回收器械除回收网篮外，还可使用套管、肛门镜等

当使用套管时，可使用橡胶手套等向套管内施加负压，利用套管吸出病变，也可用套管吸入部分病变，然后将病变与套管一起回收。

使用肛门镜时，对于较大病变可使用 Strange 型肛门镜。患者镇静较浅时，也可让患者在合适时机配合做排便动作，辅助排出病变。

 Q5 切除标本的最佳固定方法是什么？

A5 标本固定对于准确进行病理评估非常重要

固定时，应使用固定针钉住病变的黏膜固有层和黏膜肌层，在不同方向施加的张力均匀一致（图 6）。大肠病变较薄时，若张力过高，有时会造成黏膜撕裂。

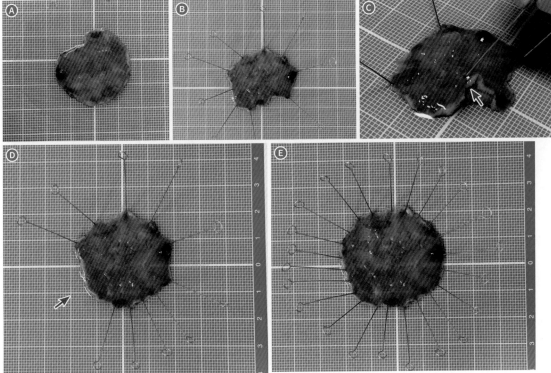

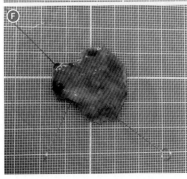

图6 固定 ESD 切除标本的操作顺序

Ⓐ）固定前，在固定板上滴加生理盐水，有利于标本平整展开。

Ⓑ）用细针大致固定。

Ⓒ）下方卷曲的部分（➤）需要小心地向外张开、展平。

Ⓓ）均匀地添加固定针。取下固定针，一边确认总体张力，一边重新固定（➤），就可获得均匀的张力。

Ⓔ）完成。

Ⓕ）不好的例子。黏膜卷在下面，无法进行正确的病理评价。

⑤ ESD 术后创面的处理及创面缝合

平賀裕子

1 血管的处理方法

　　ESD 的迟发性出血率是 0.7% ~ 3.1%，为 EMR 的 1 ~ 2 倍，大病灶出血率较低，可能与术中已进行预防性止血（血管处理）和止血治疗有关。

1）剥离中的血管处理方法

　　需要处理的血管多寡，取决于病变部位和其自身特点。另外，**剥离深度也很重要**。若因害怕穿孔，剥离层次在较浅的黏膜下层的中层偏上时，一旦病变黏膜下层血管丰富，尤其是伴穿支动脉贯穿固有肌层时，血管分支会在黏膜浅层形成血管网，在该层次剥离，增加出血风险。剥离层次中若能见到横向走行的粗大血管，表明剥离层次在血管网以下。剥离层次中若能透见固有肌层走行（图 1），不仅血管较少，固有肌层穿通支易于辨认，也能识别肌层，操作更为安全。

　　另外，在出血前，根据血管直径粗细，对事先发现的血管采取相应预处理也很重要。对于**细小血管**，可减慢切开刀的移动速度，延长通电时间切断血管，一般不会出现问题。而对于**穿通支血管**，切断前则要预先凝固、灼烧。如果血管不太粗，无须更换止血钳，只用切开刀就可通过内镜下血管闭合的方法（endoscopic vessel-sealing）进行预凝固。具体方法：先分离血管，用切开刀钩住并贴紧血管进行柔凝（Effect 7，100 W），确认血管变白后，再用强力电凝离断。在胃 ESD 中，有时用低输出量的强力电凝（Effect 1，10 W）替代柔和电凝，即所谓的 F1-10 法。据报道，使用这种方法，即使较粗的血管也能预先凝固。但是，F1-10 法与柔凝相比，凝固范围更广，深度更深，存在凝固过度的风险。如果遇到**粗大的、有搏动的穿通**

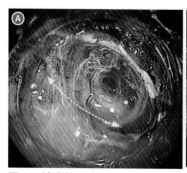
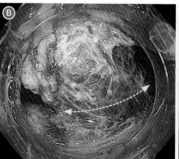
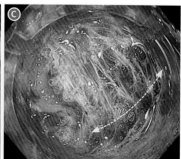

图 1　恰当的剥离深度
盲肠的直径 55mm 的 0-Ⅱa（LST-G 颗粒均一型）病变（pTis 癌）。ESD 剥离时黏膜下层见多条横向走行的粗大血管（Ⓐ）蛇行的粗大血管网（ⒷⒸ）确认血管后，血管网下方的黄色箭头◁┅┅▷为理想的剥离线。

支血管（图2），在粗大的、发红的静脉旁常伴行色泽略微发白的动脉，要特别注意避免损伤血管，并剥离周围组织以便暴露血管（图2Ⓐ）。对于粗大的、发红的静脉，可不张开止血钳，直接接触血管进行柔凝，血管就很容易收缩。对于伴行的动脉，则应使用止血钳钳夹。为了尽可能避免因热效应损伤肌层，应把止血钳稍稍提起后再凝固，直至血管完全变白（图2Ⓑ）。若几秒钟后，血管中心变白部位再次变红，说明还有残存血流，应重新凝固直至血管完全变白，最后切断（图2ⒸⒹ）。如果预凝固通电时间过长，固有肌层可能会发生热变性。因此，如果重复2~3次，血管仍不能完全变白，可先不处理血管，继续剥离，直至用金属夹夹闭血管也不干扰后续剥离时，用短臂金属夹夹闭（预先夹闭）血管根部，再用强力电凝离断血管。

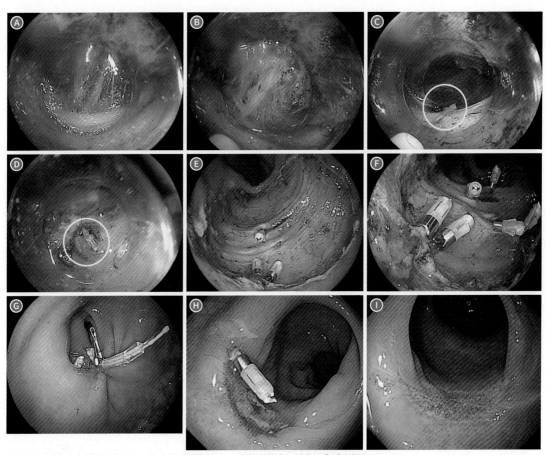

图2 穿通支血管的处理，预防性血管夹闭 + 创面缝合，创面愈合过程

直肠Rb 直径35mm（切除直径45mm×35mm）的0-Isp 病灶 [pT1a（SM 900μm）癌]。部分暴露穿过固有肌层的穿通支血管（Ⓐ）后，用止血钳柔凝模式进行预凝固（Ⓑ），用切开刀切断血管，无出血（ⒸⒹ ○内切断的血管残端）。除穿通支以外，还有丰富的血管，用止血钳预凝固，术后在5个位置，包括肌层热变性（变白）的部位，预防性地夹了6个金属夹（ⒺⒻ），内镜下进行荷包缝合（常规内镜法），几乎完全缝合了整个创面（共使用11个夹子，留置1个尼龙圈，用时27min，Ⓖ）。无迟发性出血。1个月后（Ⓗ），创面可见大约10mm的肉芽组织，残留1个夹子。2个月后（Ⓘ），夹子脱落，创面愈合，瘢痕平整。

2）剥离中的止血方法

即使谨慎地处理血管，ESD 术中出血也不可能完全避免。大肠的固有肌层较薄，凝固止血时要充分考虑对肌层的影响，通电时长控制在最低限度，才能有效避免因肌层热变性所致的迟发性穿孔和 ESD 术后电凝综合征（post-ESD electrocoagulation syndrome）。建议使用钳杯较小的大肠用止血钳，或对肠壁深层影响小的附件。

如果出血点是可识别的**小血管出血**，用切开刀轻轻接触，在剥离状态下，短时间（0.5s）凝固止血即可。如果**尝试 2~3 次仍无法止血或出血加重**，则应更换止血钳。如果止血钳夹住组织时，出血暂时停止，说明钳夹部位是出血点，这时轻轻向上提拉止血钳，使电流集中于止血钳前端，用柔凝模式通电 1~2s，重复 1~2 次，直至组织受热汽化、冒泡，再松开止血钳，并立刻冲水给组织降温，防止残余热量传导至周边组织造成热损伤。如果止血钳钳夹组织后仍然出血不止（出血速度不减）或止血钳的钳杯与周围组织接触范围过大，升温不充分，通电无效，应松开止血钳重新钳夹。如果重复 2~3 次还**不能完全止血**，不要继续通电，建议改为金属夹止血。为了避免打夹子后影响后续剥离，可先继续剥离病变，得到充分空间后，再打夹子。止血后，应尽量**抽吸积存的血液和凝血块**，防止术后误认为迟发性出血。

3）预防术后创面出血的血管处理方法

根据《日本消化内镜学会指南》，有明显血管裸露时，大多行预防性凝血处理，而直肠 Rb 存在粗大、搏动性血管显露时，有时也可预防性使用金属夹。对 ESD 术后创面上可见的裸露血管进行**预防性烧灼**，也可预防出血，但需要注意，凝固过度会造成固有肌层热损伤。因此，操作时应使用止血钳钳夹血管并提起，使电流集中于止血钳前端，使用柔凝，通电时间应控制在最小限度。为了快速凝固，避免凝固过深，可调高效果设定，调整至 5.5~7.0。

笔者的习惯是，对于烧灼一下即可凝固的静脉采用烧灼法，对于可见到搏动的动脉则预防性给予金属夹夹闭。另外，为了预防术中已凝固的血管和穿通支再次出血，可追加金属夹夹闭（图 2 **E** **F**）。在**使用金属夹预防出血**时，应注意避免夹子的前端将固有肌层的肌纤维间隙扩大，尤其是肌层热变性时，夹子的前端不要刺破肌层。操作要点：稍微吸气，沿肌纤维走行方向，用夹子夹住血管及周边的肌层，一边轻轻吸气，一边关闭夹子。

Q1 有哪些预防迟发性出血的有效办法？

A1 预防性烧灼法和金属夹封闭法是有效的，但循证依据尚不充分

对于直径大于 20mm 的病变，EMR 术后创面底部予以止血钳烧灼预防出血的多中心 RCT 研究表明，与对照组相比，预防性使用止血钳处理可降低 EMR 术后出血率（8%vs 5.2%），但差异未达到统计学意义。

对于创面底部预防性金属夹夹闭的效果，《日本消化内镜学会大肠 ESD/EMR 指南》指出，对于较大病变和正在进行抗血栓治疗等术后出血高危患者，预防性夹闭术后创面，对防止出血具有一定作用（推荐强度 2、循证等级 C）。但是，完全缝合创面，对预防包括术后出血在内的迟发性并发症的效果尚未得到充分的循证依据。一项前瞻性研究显示，内镜下缝合 ESD 术后创面可有效降低迟发性出血的发生率，但也有 RCT 研究表明，迟发性并发症的发生率并未减少。

认为预防性止血处理无效的研究多数也显示术后并发症的发生率是下降的，只是未达到统计学差异。因此，总体认为，对于具有术后出血高危因素的患者（术中出血多、慢性肾病、服用抗血栓药、直肠病变、盲肠病变等），还是采用预防性创面烧灼和创面缝合处理更为妥当。

2 创面缝合的必要性

在缝合 ESD 术后创面时，需要注意两个问题：能否缝合与是否有必要缝合。根据《大肠 ESD/EMR 指南》，缝合 ESD 术后创面对预防术后并发症有一定作用，但预防迟发性穿孔的有效性尚未得到充分证据。不过，也有 RCT 研究报道，内镜下缝合 ESD 术后创面对预防并发症无效。对于外科手术而言，不缝合手术创面，手术就没有完成。而对于内镜治疗来说，若能完全缝合创面，就可以减少薄弱的创面所受到的机械刺激，防止其受到粪便和细菌污染，愈合更快。

1）术中穿孔、穿通（图3）

ESD 术中穿孔发生率为 2% ~ 14%，高于 EMR。但切开刀或剪刀切到肌层所致的穿孔并非组织缺损，与 EMR 相比，多为较小的穿孔。与 EMR 相同，如果可以完全缝合穿孔，可仅采取禁食和抗生素治疗的方法，大多不需要外科手术。但如果不能完全缝合创面，就要做好急诊外科手术的准备。穿孔周边有时也能见到固有肌层显露、肌层变薄、肌纤维稀疏的部位。为了降低肌层薄弱部的张力，使用金属夹夹闭穿孔后，建议缝合整个创面，使这些部位被黏膜覆盖，起到保护作用。

2）固有肌层损伤

固有肌层损伤可引起发热、腹痛等症状以及严重炎症反应。遇到这种情况，应考虑发生迟发性穿孔和局限性腹膜炎（post-ESD electrocoagulation syndrome，ESD 术后电凝综合征）等并发症的可能性。

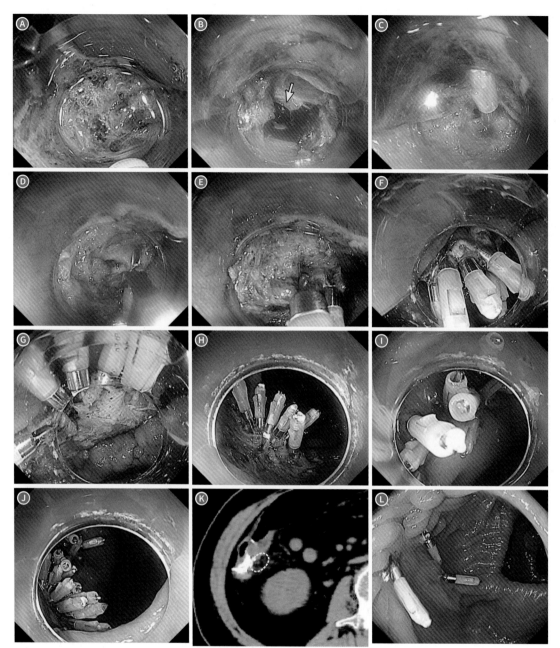

图 3　术中穿通（直径 2mm）用金属夹完全夹闭，金属夹夹闭创面，创面愈合过程

升结肠直径 45mm（切除直径 55mm×45mm）的 0-Ⅱa（LST-G 颗粒均一型）病变（pTis 癌）。黏膜下层有脂肪沉积和轻度纤维化，血管网较为丰富（**A**）。用切开刀预凝固穿通支血管时出现 2mm 大的穿孔（⇨）（**B**）。更换为剪刀，处理血管并剥离，然后用一个夹子将穿孔大体夹闭（**C**）后，小心地继续剥离周边，连同留置的夹子，总共用 2 个夹子（**DE**）闭合穿孔，完成穿孔部周边的剥离后，继续打夹子加固，从而完全闭合穿孔（**F ~ H**）。完成剩余的剥离后，用"疯狂金属夹法"（后文将详述）几乎将整个创面完全闭合（总共 15 个夹子，用时 25min，**IJ**）。术后进行 CT 检查（**K**），在夹子周围仅发现气体影（○）（无渗出，译者注），诊断穿通（系膜侧穿孔，译者注），术后立即给予抗生素，无特殊症状，也未出现炎症反应，谨慎观察随访。术后第 2 天开始进食，恢复良好，术后第 4 天出院。1 个月后（**L**），创面愈合，可见褶皱样瘢痕，仅边缘残留 3 个夹子。

ESD 术后最危险的并发症是迟发性穿孔，其发生率为 0.1 ~ 0.4%，非常罕见。但大多数患者在**发生弥漫性腹膜炎后才被发现**，几乎都需要紧急外科手术。术后 24h 内发生的居多，约 1/3 的患者是在 24h 以后才得到诊断的。当患者出现腹痛、腹膜炎体征、发热、炎症反应等表现，怀疑腹膜炎时，应积极行腹部 CT 检查，确认有无腹腔内游离气体。直肠 Rb 的病变，穿孔不在腹腔内而在盆腔，因此可产生后腹膜、纵隔气肿，以及会阴、大腿、腹股沟等部位的皮下气肿。如果发生厌氧菌和需氧菌混合感染时，病情会急剧恶化，致死率很高，还可能发生坏死性筋膜炎（Fournier's gangrene 综合征）。因此，对于腹腔外穿孔，绝不能掉以轻心。

Q2 为避免迟发性穿孔，需要注意哪些问题？

A2 发现肌层损伤时，可使用夹子夹闭，谨慎观察病情变化

发生迟发性穿孔的原因是由于通电时间过长和固有肌层损伤。病变切除后，如果创面出现肌层热损伤、撕裂、肌纤维裂开、充血等情况时，要按照术中穿孔的处理方法，先将肌层损伤部位进行减张夹子夹闭，然后缝合该部位的黏膜表层，保护创面。延长禁食时间，根据情况预防性使用抗生素。同时，注意观察炎症反应及症状改变，密切关注病情变化。

> **要点** ESD 术后电凝综合征（PECS）（图 4）
>
> 因过度电凝导致固有肌层损伤和热损伤，造成不伴穿孔的腹膜炎，称为息肉术后电凝综合征（post-polypectomy electrocoagulation syndrome），发生于息肉切除术后，也见于 ESD 术后。与息肉切除和 EMR 相比，ESD 的发生率更高。由于具体定义不同，发病率在 4.8% ~ 40.2% 不等，多数在 10% 左右。
>
> 虽然 ESD 术后电凝综合征的临床表现类似迟发性穿孔，也会出现发热和腹膜刺激症状，但一般情况下，禁食、给予抗生素、保守治疗就能痊愈，几乎不会进展为迟发性穿孔，但需要谨慎观察。有研究报道，完全缝合创面可降低 ESD 术后电凝综合征的发生率，也有 RCT 研究表明，预防性使用抗生素也可降低 ESD 术后电凝综合征的风险。

3）术中出血过多，粗大穿通支

术中已凝固的血管经过一段时间后可重新开放，再次出血。因此，如前所述，对于术中反复电凝止血的血管和粗大的穿通支可预防性给予金属夹夹闭，该部位因凝固止血发生肌层热损伤的可能性较大。为防止夹子脱落、保护创面，可追加创面缝合。

4）抗凝治疗的病例

为了降低术后出血风险，防止因粪便摩擦、肠腔压力升高、肠壁蠕动等因素对创面所致的机械刺激，建议缝合创面。

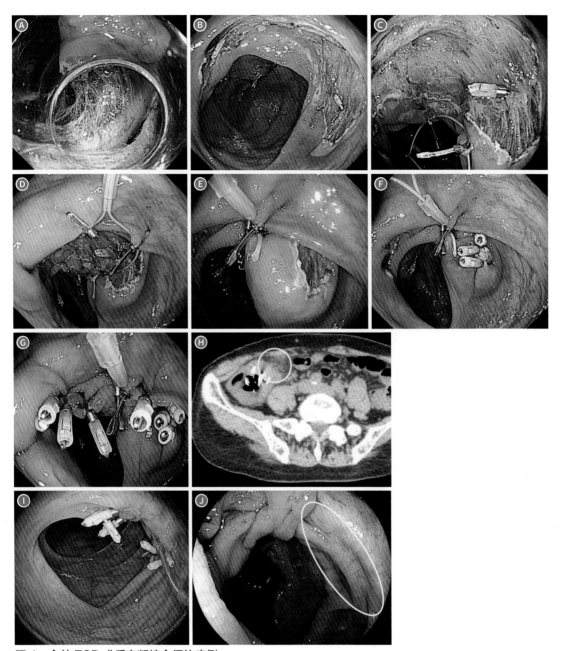

图4 合并 ESD 术后电凝综合征的病例

80 余岁的女性，Stanford A 型主动脉夹层动脉瘤术后，非典型分枝杆菌病随访期间，因房颤口服艾多沙班（edox-aban）（自 ESD 手术日起停药 3 天）。邻近回盲瓣升结肠直径 60mm（切除直径 80mmx70mm）的 0-Ⅱa（LST-G 结节混合型）病变（pTis 癌）在反转剥离操作时，发生了肌纤维撕裂（Ⓐ）。剥离后，在该部位用金属夹夹闭（Ⓑ），然后通过内镜下荷包缝合法（常规内镜法）缝合创面中央（Ⓒ～Ⓔ）。进一步夹闭创面两侧（ⒻⒼ），几乎完全闭合创面（总共使用 14 个夹子，留置 1 个尼龙圈，用时 22min）。第 2 天，出现轻度炎症反应，发热，体温 38℃，右下腹部压痛，活动时疼痛，诊断为局限性腹膜炎，进行 CT 检查（Ⓗ），未见游离气体，可见创面管壁增厚，周围脂肪组织密度增加（Ⓗ○）诊断为 ESD 术后电凝综合征。给予抗生素、禁食、密切随访观察，期间出现腹部症状，发热超过 38℃，3 天后症状减轻，白细胞计数恢复至术前水平。术后第 5 天开始进食，病情恢复良好，术后第 8 天出院。1 个月后（Ⓘ），创面瘢痕愈合，可见 8 个夹子和尼龙圈残留，1 年后（Ⓙ○）全部脱落。

5）慢性肾功能不全、透析、肝硬化、血糖控制不佳等基础疾病

与4）一样，这样处理不仅可减少术后出血风险，还有助于改善患者对感染抵抗力下降和创面愈合延迟的问题。

3 缝合创面的技巧

由于管壁伸展，ESD 术后创面比实际切除范围扩大，因此，经常会出现想用夹子夹闭创面，但夹子的另一侧臂怎么也够不到创面对侧边缘的情况。此时，可依据病变部位不同，采用吸气、变换体位的方法接近创面边缘黏膜，从创面一端开始，采用拉链式（视频1）或垂直夹闭（视频2）（参考**第5章-5**）的方法夹闭创面。创面过大，夹子的张开幅度无法够到对侧黏膜时，可采用以下两种缝合方法（图5）：一种方法是用夹子钩拉黏膜**接近创面对侧，夹闭两侧黏膜**。另一种方法是不夹闭两侧黏膜，先夹闭术后创面底部，缩小创面，使两边黏膜能够靠近。

1）黏膜牵引法（图5**A** ~ **G**）

用夹子一侧的爪钩住一边黏膜，另一侧爪钩住对侧黏膜，按常规方法夹闭。一开始最好先夹闭最靠边缘的黏膜，这样夹闭的距离比较短，容易操作。为了便于夹子爪钩住一侧黏膜，可采用黏膜切开法（Mucosal Incision 法，扣眼法）（图5**A**）。这

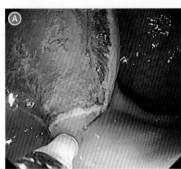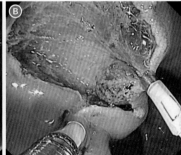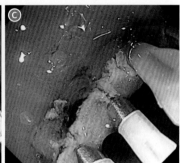

视频 1　大创面的金属夹夹闭（拉链式）

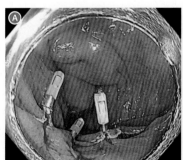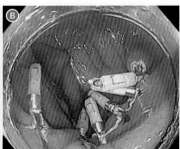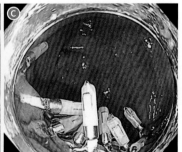

视频 2　大创面的金属夹夹闭（垂直夹闭）

种方法是先用切开刀或圈套器尖端在创面边缘的黏膜刺出几个小孔（图5❹-①），用夹子爪钩住小孔，闭合时不易打滑（图5❹-②~⑤）。钩拉（hold-and-drag）闭合法（图5❸）是使用可重复开闭的夹子，先钩住一侧黏膜，注意不要滑脱，再牵拉至对侧黏膜夹闭（图5❸-①），优点是即使黏膜滑脱（图5❸-②~⑤），也可重新夹闭。

如果采用常规方法使用金属夹牵拉黏膜夹闭感到困难，也可尝试以下方法。先把一个小的尼龙圈套在金属夹一侧臂上，然后把套有尼龙圈的夹子固定在一侧黏膜上（图5❹-①），用第2个夹子的爪钩住尼龙圈，牵拉固定在对侧黏膜上（图5❹-②~⑤），这种方法称为套环（loop）夹闭法（图5❹）。也可不使用尼龙圈，先用第一个夹子夹住一侧黏膜边缘，再用第2个夹子夹住第1个夹子的尾部，形成夹子上叠夹子（clip-on-clip）的状态（图5❹-①）。由于第2个夹子的两个夹子臂之间留有空隙，最后用第3个夹子钩住第2个夹子夹臂之间的空隙，即可牵拉至对侧黏膜（图5❹-②~⑤）。这种方法称为叠夹子（clip-on-clip）夹闭法（图5❹）。这种方法中的第2个夹子的两个夹臂间的空隙起到了第一种方法中的尼龙圈的作用。Hachisu等发明了留置尼龙圈和金属夹的荷包缝合法，类似外科的荷包缝合法，用两个夹子把预先留置的尼龙圈固定在黏膜上（图5❹-①~⑤），然后像收绳一样，收缩尼龙圈进行缝合（图5❹）。但是，这种方法需要双通道内镜，因此较少使用。如果使用普通内镜进行操作，还需要采用各种技巧（可在体外先将尼龙圈从释放手柄上取下，送入肠腔，再与手柄连接（图12❹）。还可不用尼龙圈，把2m长的丝线（3-0）系在夹子的一侧臂上，经活检孔道固定于一侧黏膜（图5❹-①）。用第2个夹子夹住丝线固定于近侧的另一边黏膜上（图5❹-②），然后拉紧从钳道内伸出的丝线，即可缩小创面（图5❹-③~⑤），这种方法称为丝线夹闭法（图5❹）。优点是当追加打夹子时，通过牵拉丝线更容易看到闭合面的正面，但需要注意的是，最后需要使用专门的内镜剪刀钳（FS-3L-1，Olympus）剪断丝线。

2）术后创面使用夹子闭合的方法（创面夹闭法）(图5❹，❶)

如果闭合创面时不强求对合黏膜，创面缝合可以变得更简单。先将夹子张开对准创面底部，顺着肌纤维走行进行夹闭，创面逐渐缩窄后，就可完全夹闭黏膜。双层夹闭法（double-layer夹闭法）（图5❹）是先用夹子缩小创面底部的中心，最后在原有夹子的空隙间再打夹子闭合黏膜（图5❹-②~④），这种方法不干扰后续在黏膜间的空隙打夹子。黏膜-黏膜下层夹闭法（mucosa-submucosa夹闭法）（图5❶）是先夹闭创面边缘一侧的黏膜和创面底部（图5❶-①-③），待创面逐渐缩小后，夹子爪就可够到对侧黏膜，完全夹闭了（图5❶-④，⑤）。这种方法的好处在于无须过分用力钩住一侧黏膜，强行牵拉。

> **要点**　**疯狂金属夹法**
> 笔者对于ESD术后的创面几乎都进行缝合，除非是前面提到的打夹子困难的部位或因肠蠕动剧烈无法控制的病例。一般情况下，仅用金属夹就能缝合，称为疯狂金属夹法。这种方法是先在创面基底部肌层损伤部位和止血处理后的血管上打夹子，使创面底部变厚；然后把创面底部连同周围黏膜一起夹住，使创面底部缩小；最后，再在创面两端打夹子，就像固定拉链的两头一样。即使夹子爪

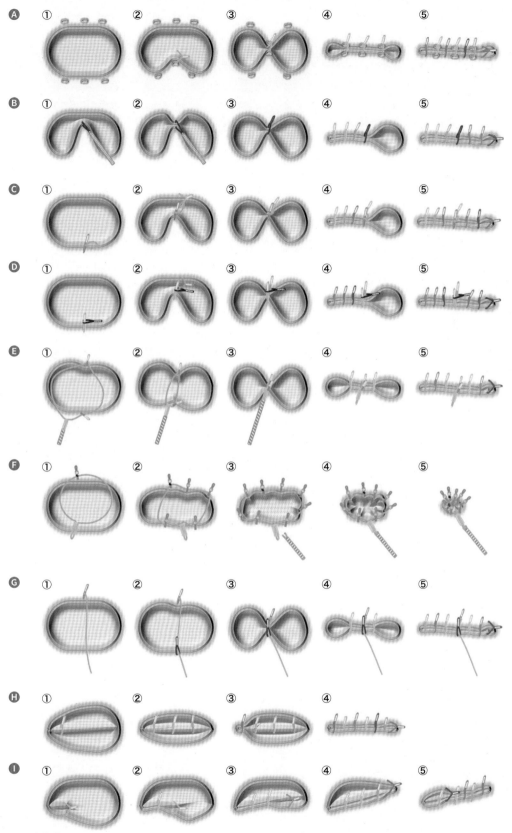

图 5　创面缝合法

Ⓐ）黏膜切开法（Mucosal Incision 法，扣眼法）。Ⓑ）钩拉闭合法（hold-and-drag 闭合法）。Ⓒ）套环金属夹闭合法。Ⓓ）叠夹子（clip-on-clip）闭合法。Ⓔ）内镜下荷包缝合法。Ⓕ）常规内镜下荷包缝合法（视频 3）。Ⓖ）丝线金属夹缝合法。Ⓗ）双层夹闭法（double-layer 夹闭法）。Ⓘ）黏膜 - 黏膜下层夹闭法（mucosa-submucosa 夹闭法）。

够不到对侧黏膜，也可先夹金属夹能够到的创面底部或周边黏膜。总之，就是在夹子臂能够到的地方先打夹子，然后再追加夹子，直到创面完全封闭/看不到创面底部为止。用这种方法，即使不能笔直、漂亮地封闭创面，只要创面不显露，就OK了。也有人说，在创面底部肌层上打夹子不会出问题吗？其实，只要把黏膜闭合，不出现穿孔，是没有问题的。ESD术后4周行内镜检查确认创面愈合情况时，可看到多数病例已经达到瘢痕愈合（图3🄛，图4🄘），也有一些病例残留少许肉芽组织（图2🄗）。很少看见创面内有金属夹残留，大部分夹子都脱落了。1个月后，残留的金属夹也逐渐脱落（图2🄘，图4🄙）。

参考文献

[1] 田中信治，他：大腸ESD/EMRガイドライン（第2版）. Gastroenterol Endosc，61：1321-1344，2019.

[2] Ishida T, et al：Efficacy of forced coagulation with low high-frequency power setting during endoscopic submucosal dissection. World J Gastroenterol, 23：5422-5430, 2017.

[3] Bahin FF, et al：Prophylactic endoscopic coagulation to prevent bleeding after wide-field endoscopic mucosal resection of large sessile colon polyps. Clin Gastroenterol Hepatol, 13：724-30.e1, 2015.

[4] Ogiyama H, et al：Prophylactic clip closure may reduce the risk of delayed bleeding after colorectal endoscopic submucosal dissection. Endosc Int Open, 6：E582-E588, 2018.

[5] Lee SP, et al：Effect of prophylactic endoscopic closure for an artificial ulceration after colorectal endoscopic submucosal dissection：a randomized controlled trial. Scand J Gastroenterol, 54：1291-1299, 2019.

[6] Nomura S, et al：A multicenter, single-blind randomized controlled trial of endoscopic clipping closure for preventing coagulation syndrome after colorectal endoscopic submucosal dissection. Gastrointest Endosc, 91：859-867.e1, 2020.

[7] Osada T, et al：Closure with clips to accelerate healing of mucosal defects caused by colorectal endoscopic submucosal dissection. Surg Endosc, 30：4438-4444, 2016.

[8] 斎藤　豊，他：大腸-6）ESD.「消化器内視鏡ハンドブック改訂第2版」（日本消化器内視鏡学会/監，日本消化器内視鏡学会卒後教育委員会/責任編集），pp406-416，日本メディカルセンター，2017.

[9] Jung D, et al：Risk of electrocoagulation syndrome after endoscopic submucosal dissection in the colon and rectum. Endoscopy, 45：714-717, 2013.

[10]Ito S, et al：Risk factors of post-endoscopic submucosal dissection electrocoagulation syndrome for colorectal neoplasm. J Gastroenterol Hepatol, 33：2001-2006, 2018.

[11]Yamasaki Y, et al：Line-assisted complete closure for a large mucosal defect after colorectal endoscopic submucosal dissection decreased post-electrocoagulation syndrome. Dig Endosc, 30：633-641, 2018.

[12]Lee SP, et al：A randomized controlled trial of prophylactic antibiotics in the prevention of electrocoagulation syndrome after colorectal endoscopic submucosal dissection. Gastrointest Endosc, 86：349-357.e2, 2017.

[13]西澤俊宏，他：内視鏡治療後の縫縮術のコツ. Gastroenterol Endosc，59：1437-1443，2017.

[14]Otake Y, et al：New closure technique for large mucosal defects after endoscopic submucosal dissection of colorectal tumors（with video）. Gastrointest Endosc, 75：663-667, 2012.

[15]Akimoto T, et al："Hold-and-drag" closure technique using repositionable clips for large mucosal defects after colonic endoscopic submucosal dissection. Endosc Int Open, 4：E1068-E1072, 2016.

[16]Sakamoto N, et al："Loop Clip", a new closure device for large mucosal defects after EMR and ESD. Endoscopy, 40 Suppl 2：E97-E98, 2008.

[17]Nomura T, et al：New closure method for a mucosal defect after endoscopic submucosal dissection：the clip-on-clip closure method. Endoscopy, 50：547-548, 2018.

[18]Hachisu T, et al：Endoscopic clipping with a new rotatable clip-device and a long clip. Dig Endosc, 8：127-133, 1996.

[19]Matsuda T, et al：Complete closure of a large defect after EMR of a lateral spreading colorectal tumor when using a two-channel colonoscope. Gastrointest Endosc, 60：836-838, 2004.

[20]平賀裕子，他：2チャンネルスコープなしで可能な内視鏡的巾着縫合法のためのデバイスの開発. Gastroenterol Endosc，59：205-206，2017.

[21]Tanaka S, et al：Endoscopic double-layered suturing：a novel technique for closure of large mucosal defects after endoscopic mucosal resection（EMR）or endoscopic submucosal dissection（ESD）. Endoscopy, 44 Suppl 2 UCTN：E153-E154, 2012.

[22]Nishizawa T, et al：Feasibility of endoscopic mucosa-submucosa clip closure method（with video）. Endosc Int Open, 6：E1070-E1074, 2018.

田中寛人，浦冈俊夫

1 存在纤维化的病例

　　合并纤维化是大肠 ESD 治疗困难的原因之一，为此，术前应充分进行评估。易合并纤维化的病例包括：① T1 癌；②部分浅表型肿瘤（尤其是 LST-NG）；③活检后或病变部分切除术后，以及内镜切除术后残留或局部复发的病变；④背景黏膜伴纤维化的病变 [溃疡性结肠炎（UC），放疗术后，盲肠和直肠的病变]；⑤较大的 0-Is 型病变等（图 1~图 4）。其中，易发生重度纤维化的病例包括：T1b 癌，既往有治疗史，切除术后残留、局部复发，合并溃疡性结肠炎以及较大的 0-Is 型病变。

　　Matsumoto 等报道，黏膜下层纤维化的严重程度，可根据 ESD 术中所见分为 F0 ~ F2。F0 是指黏膜下层透明，无可以辨认的纤维化；F1 是指存在蜘蛛网样、稀疏的纤维化；F2 是指存在类似白色肌层样的纤维化（图 5）。纤维化的处理策略主要针对 F2 纤维化。本章节重点介绍重度纤维化（F2）的治疗策略。

2 ESD 的参数设定

　　笔者医院的 ESD 大多使用 Dual 刀（奥林巴斯公司），遇到操作困难的病例则使用钩刀（奥林巴斯公司）。前端透明帽一般使用长度 4mm 的透明帽（奥林巴斯公司），有重度纤维化时更换为 ST 帽（富士胶片公司）。黏膜下注射液一般使用添加了靛胭脂的甘油果糖，必要时使用透明质酸钠溶液（Mucoup®）。高频电设备采用 VIO300D（爱尔博）[切开：干切（DRY CUT）（效果 2，30W）；凝固：快速电凝（SWIFT COAG）（效果 3，30W）] 或 VIO3（爱尔博）[切开：干切（效果 4.0）；凝固：快速电凝（效果 3.5）]。

3 纤维化病变行 ESD 的注意事项

　　对于重度纤维化病变行 ESD 时，需要注意以下几点。

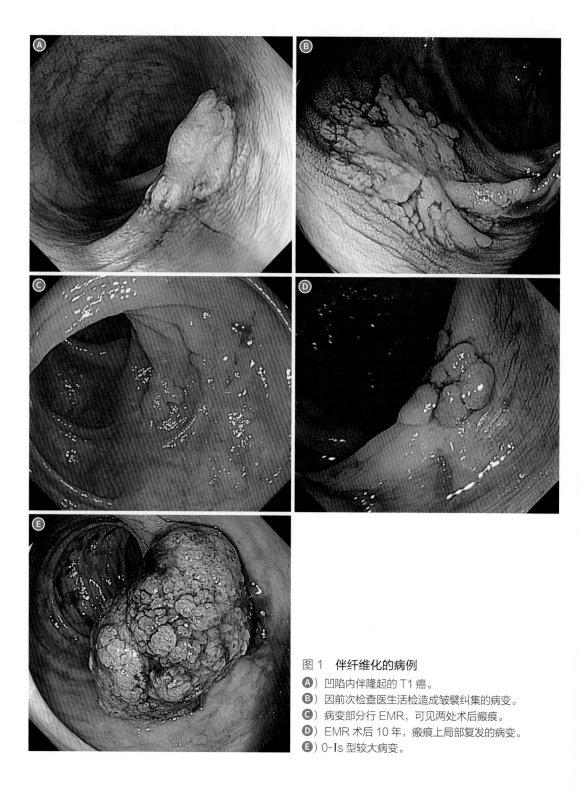

图 1　伴纤维化的病例

Ⓐ）凹陷内伴隆起的 T1 癌。

Ⓑ）因前次检查医生活检造成皱襞纠集的病变。

Ⓒ）病变部分行 EMR，可见两处术后瘢痕。

Ⓓ）EMR 术后 10 年，瘢痕上局部复发的病变。

Ⓔ）0-Is 型较大病变。

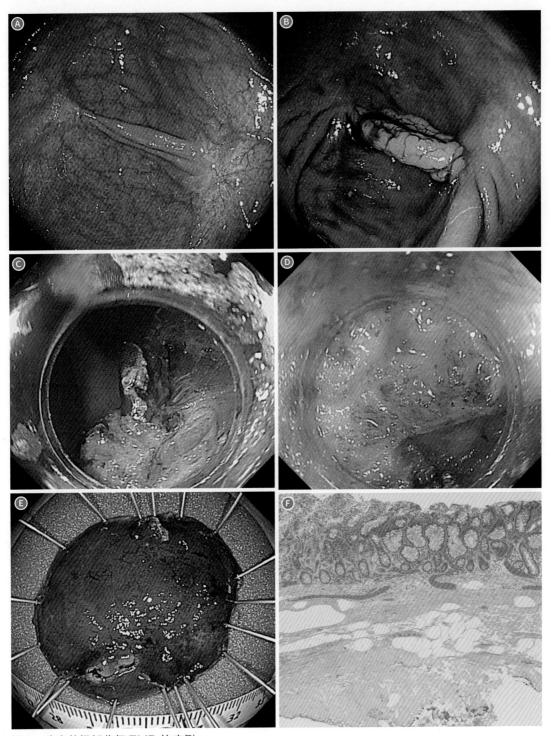

图 2 病变曾经部分行 EMR 的病例

A B）盲肠的 0-Ⅱa（LST-NG）病变，病变两端有 EMR 术后瘢痕。

C D）可见严重纤维化。

E）ESD 切除标本。将一部分包含瘢痕的正常黏膜切除，整块切除病变。

F）黏膜下层可见严重纤维化。

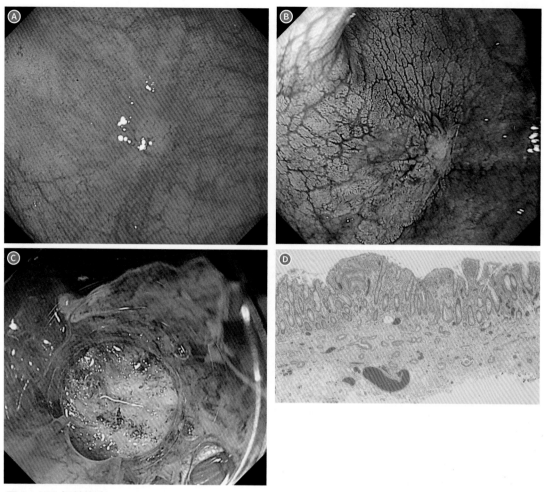

图 3　UC 相关的癌

Ⓐ）边界不清、轻微隆起的病变。

Ⓑ）喷洒靛胭脂，黏膜凹凸不平更明显，但部分边界不清。

Ⓒ）可以 ESD 切除，但伴有严重纤维化。

Ⓓ）病理结果为 tub1，pT1a（SM 300μm），Ly1a，V0，BD1，癌周边伴异型增生（dysplasia）。黏膜下层可见肿瘤浸润和纤维化。

1）变换体位

　　首先，与常规 ESD 一样，通过体位变换将病变置于积水的对侧（重力的对侧）。尽管伴有纤维化的病变在纤维化部位重力牵拉效果不理想，但多少还是可以起到一点作用的，帮助判断肌层的层次很有必要，而且万一发生术中穿孔，也可最大限度地减少肠液向腹腔渗漏。

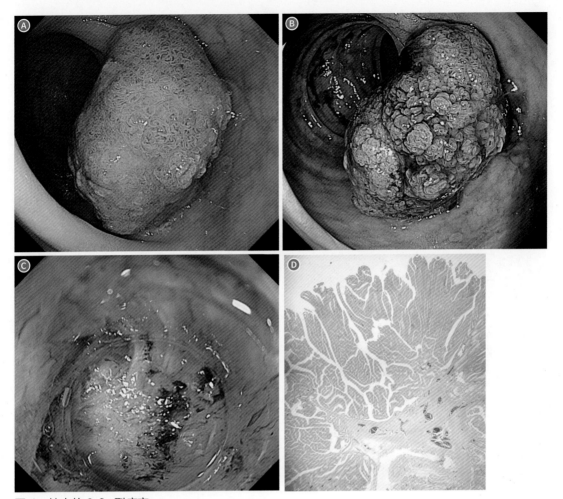

图4 较大的 0-Is 型病变

Ⓐ Ⓑ）乙状结肠可见较大的 0-Is 型病变。

Ⓒ）根据肌层被牵引，判断存在重度纤维化，但可通过 ESD 整块切除。

Ⓓ）病理诊断为腺癌伴绒毛管状腺瘤（adenocarcinoma with tubulovillous adenoma），pTis，Ly0，V0。黏膜下层伴纤维化。

2）切开线

对于伴有纤维化的病变，若从纤维化处或紧邻纤维化部位开始切开，很难钻入黏膜下层，后续治疗非常困难。因此，应在**距病变足够大距离的部位进行黏膜下注射**，确认该处黏膜下层充分隆起且无纤维化后，再开始黏膜切开。黏膜切开后，修整该处黏膜，并剥离黏膜下层，进入适当的层次，利用透明帽的牵引作用，对纤维化部分进行剥离，这样操作有利于后续治疗的推进。

若同时使用具有注水功能的附件，可方便地调整黏膜下注射的频次和注射量，对维持黏膜下层的隆起效果非常重要。另外，如果黏膜下注射液难以保留，可在注射甘油果糖后追加透明质酸钠溶液，以便确定剥离层次。但在重度纤维化部位，黏膜下注射液无法注入，很难与肌层区分。这时，可在周围纤维化较少的部位先行黏膜下注射，参考**重度纤维化两端的黏膜下层连线**，确认肌层的界线（视频 Ⓐ）。剥

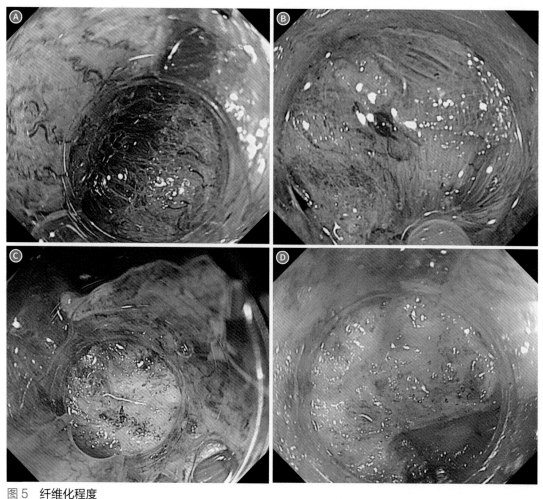

图5　纤维化程度

Ⓐ）F0：无纤维化。Ⓑ）F1：蜘蛛网样的纤维化。Ⓒ）F2：带状纤维化。Ⓓ）F2：肌层样的纤维化。

离时，先不剥离重度纤维化的部分，而是逐渐剥离纤维化周围黏膜下层有注射液的部分，若能暴露纤维化两端，就能确定肌层的界线，然后用 Dual 刀剥离。如果无法确定肌层的界线，也可仔细地用**钩刀**切除纤维化的部分（视频Ⓑ）。**钩刀**的设置与 Dual 刀相似。**钩刀**前端呈 90° 弯曲，形成弯钩，可钩住纤维组织，通电时对深部组织损伤小，有利于安全切除。弯钩的长度为 1.3mm，虽然一次可切割的范围很小，但由于尖端可 360° 自由旋转并停留于任意位置，对处理纤维化非常有效。

3）使用 ST 帽

存在重度纤维化、难以钻入黏膜下层时，可使用锥形 ST 帽，易于施加反向张力。操作时，只需将 ST 帽轻压在切开线上，就能很容易地区分纤维化部分与肌层。自从 ST 帽的安装部改为硅胶材质以后，帽的安装和固定变得比以前更加容易。

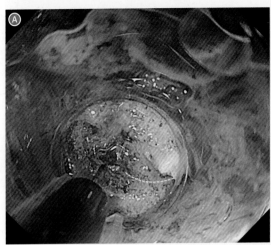
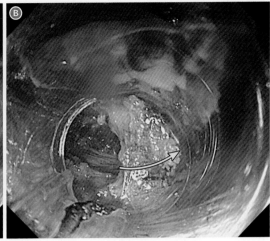

视频 **纤维化部分的剥离**

Ⓐ）以重度纤维化两端的黏膜下层连线作为假设的肌层（---）。

Ⓑ）一边设想肌层走行，一边从左向右（⇨）切除。

4）需要特别注意的病变

较大的 0-Is 型病变，由于肌层受到牵拉，有时会合并重度纤维化。这种情况下，即使由经验丰富的内镜医生操作，ESD 有时也很难完成，不得不终止治疗。对于 UC 相关的肿瘤，根据《炎症性肠病患者结肠息肉检出监测和管理国际共识（SCENIC）》及《欧洲克罗恩病和结肠炎组织（ECCO）指南》，边界清晰、周边无异型增生（dysplasia）的病变，符合内镜治疗的适应证。UC 病变区域的黏膜下层常存在轻度与重度纤维化相混杂，术前很难预测纤维化的位置和程度。因此，并非总能从距纤维化有一定距离的部位潜入黏膜下层，有可能从治疗起始阶段就面临处理纤维化的问题，这是治疗困难的原因之一（图 3）。

Q1 除纤维化以外，治疗困难的病变还有哪些特点？

A1 屈曲部位的病变，较大的病变等

ESD 处理困难的病变还包括：结肠屈曲部位、跨越两条皱襞、直径超过 50mm、回盲瓣和齿状线上的病变、内镜操控性不佳。

Hori 等研究和探讨了操作时间超过 150min、分片切除、穿孔等这些 ESD 操作困难的预测因素。其中，除了纤维化以外，肿瘤位于屈曲部位，是导致操作时间超过 150min、分片切除和穿孔的独立危险因素。此外，直径超过 50mm、跨越两条皱襞、病变位于回盲瓣和齿状线上，是治疗时间超过 150min 的危险因素。

此外，Imai 等将分片切除和穿孔定义为治疗困难，并报告了治疗困难的预测因素。其中，皱襞纠集和隆起型病变被认为与合并纤维化有关。除了纤维化以外，内镜操控性不佳、病变位置、跨越皱襞、医生操作不熟练是 ESD 操作困难的预测因素。

Q2 术前能预测纤维化吗？

A2 以下病变有时可以预测

如前所述，以下病变有时可以预测：①T1 癌；②部分浅表型肿瘤（尤其是 LST-NG）；③活检后或病变部分切除术后，以及内镜切除术后残留或局部复发的病变；④背景黏膜伴纤维化的病变（溃疡性结肠炎，放射治疗术后，盲肠和直肠的病变）；⑤较大的 0-Is 型病变等。其内镜下表现如图 1~图 4 所示。

较大的 0-Is 型病变，有时存在肌层粘连，仅从内镜表现很难判断。据 Sakamoto 等报道，CT 下病变基底部有"束状低密度区"（bundle-like low-density area，BLDA）可作为 ESD 操作困难的预测因素。BLDA 是指增强 CT 结肠成像时，黏膜下层可见与隆起型病变相比呈低强化的区域，有望作为肌层粘连的预测因素。

术前预测伴重度纤维化的病变，强烈推荐由大肠 ESD 技术熟练的医生进行治疗。

参考文献

[1] Matsumoto A, et al：Outcome of endoscopic submucosal dissection for colorectal tumors accompanied by fibrosis. Scand J Gastroenterol, 45：1329–1337, 2010.

[2] Laine L, et al：SCENIC international consensus statement on surveillance and management of dysplasia in inflammatory bowel disease. Gastroenterology, 148：639–651.e28, 2015.

[3] Magro F, et al：Third European Evidence–based Consensus on Diagnosis and Management of Ulcerative Colitis. Part 1: Definitions, Diagnosis, Extra–intestinal Manifestations, Pregnancy, Cancer Surveillance, Surgery, and Ileo–anal Pouch Disorders. J Crohns Colitis, 11：649–670, 2017.

[4] 浦岡俊夫，他：潰瘍性大腸炎関連腫瘍に対する内視鏡治療—私はこう考える．胃と腸，55：170–171，2020.

[5] Hori K, et al：Predictive factors for technically difficult endoscopic submucosal dissection in the colorectum. Endoscopy, 46：862–870, 2014.

[6] Imai K, et al：Preoperative indicators of failure of en bloc resection or perforation in colorectal endoscopic submucosal dissection：implications for lesion stratification by technical difficulties during stepwise training. Gastrointest Endosc, 83：954–962, 2016.

[7] Sakamoto T, et al：The use of computed tomographic colonography in predicting the difficulty of endoscopic treatment for large protruding neoplasms. Int J Colorectal Dis, 27：1243–1244, 2012.

① 针对蠕动、呼吸波动及心跳剧烈时的处理方法

根本大樹，愛澤正人，冨樫一智

Q1 蠕动强烈的时候怎么办？

A1 局部喷洒 4% 利多卡因溶液约 5ml（视频）

　　大多数情况下，由于预先经皮下或静脉输注给与了解痉剂（丁溴东莨菪碱或胰高血糖素），故再次使用解痉剂效果会比较差。尽管有时给予镇静剂（如咪达唑仑等）或吸引肠腔内的气体也会起到一定作用，但还是建议在管腔内喷洒 4% 利多卡因溶液约 5ml。大多数情况下，在刚喷洒完药物的短时间内（1min 左右），肠管蠕动即可被抑制。如果行内镜治疗，可在治疗部位附近黏膜下注射 1% 利多卡因溶液 2~3ml。作用机制：该药与初级感觉神经 Na⁺ 通道中的特定结合位点结合，阻止离子细胞内流，阻断神经传导，因此主要的禁忌证仅为利多卡因过敏。截止至 2020 年 10 月，该药尚未纳入医保范围，但因其价格便宜、使用方便，因此强烈推荐在肠蠕动强烈、操作困难时作为辅助药物使用。

Q2 呼吸波动或心跳剧烈时怎么办？

A2 尝试吸气或变换体位，ESD 时考虑使用口袋法

　　首先，需要吸气。通常侧卧位时呼吸波动增强，因此除非治疗困难，否则可建议让患者变换体位至仰卧位，同时让患者配合呼吸浅一些或者嘱其屏气也很有效。

　　存在呼吸波动时，需要利用内镜与病变分离时的短暂时间进行切开操作。适当更换处置器械也有效。特别是剪刀型切开刀或钩刀可抓住组织，在远离肌层的状态下进行切开，操作更为安全。

　　另外，推荐应用口袋法，该法由于内镜和病变在口袋内的运动是同步的，因此能够抵消呼吸运动和心跳引起的波动。此外，各种牵引法多数也很有效。

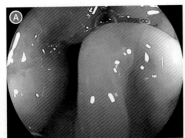
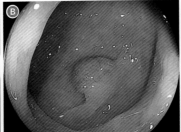
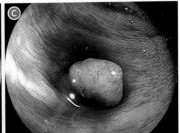

视频　蠕动强烈时的处理办法

Q3　有必要进行镇静或静脉全麻吗?

A3 基本上采用浅镇静

原则上,大肠 EMR·ESD 建议进行清醒镇静(conscious sedation),原因是在深度镇静(deep sedation)的情况下,很难变换体位,且呼吸运动也会增强。笔者的习惯是:根据患者年龄,静脉给予咪达唑仑 1~2mg+ 哌替啶 15~30mg,然后根据需要,再小剂量追加用药(咪达唑仑 1mg/ 次)。

Q4　肛门松弛、管腔无法张开时怎么办?

A4 若病变位于直肠,可用双手捏住双臀;若病变位于乙状结肠以上,可尝试使用带气囊的外套管

位于直肠的病变,可先尝试让助手辅助,用双手捏住并挤压患者双臀,若管腔仍无法张开,可更换为即使管腔不张开也能进行治疗的方法(如口袋法或牵引法等)。位于乙状结肠以上的病变多数操作并不困难,若气体排出较多时,可让患者变换体位,以便病变部位可存留气体;或使用双气囊内镜操作。配有防漏气阀适配装置的下消化道用外套管可能也有效,但我们没有这方面的使用经验。

📖 参考文献

[1] Nemoto D, et al:Inhibitory effect of lidocaine on colonic spasm during colonoscopy: A multicenter double-blind, randomized controlled trial. Dig Endosc, 31:173-179, 2019.

[2] Takezawa T, et al:The pocket-creation method facilitates colonic endoscopic submucosal dissection(with video). Gastrointest Endosc, 89:1045-1053, 2019.

② 内镜操作

池松弘朗

Q1 尽管能够将病变置于6点位，但难以维持稳定，有何处理技巧？

A1 应结合操作技巧、周围环境等因素来处理！

无法保持内镜稳定，大多见于两种原因：①虽然将病变置于6点位，但由于肠管蠕动和呼吸运动的影响，位置发生改变，②需要同时使用双手旋转内镜和调节角度，插入治疗附件时，无法保持内镜位置固定。

对于情况①，可给与解痉剂或让患者屏气；也可通过变换体位，保持病变位置稳定，这种处理办法有时更容易。当然，最理想的办法是取直镜身，在无襻状态下进行操作。特别是在乙状结肠等弯曲较多、位置无法固定的情况，推镜操作可能更容易。总之，应针对不同情况灵活处理，必要时还可使用镇痛药和镇静剂。

对于情况②，有以下几种解决方案。第一种方法，是先确定如何将内镜从原先的自然状态调整至病变置于6点位，即内镜治疗的最佳状态，然后把内镜调回至初始状态，插入治疗附件后再按照上述方式把病变置于6点位。尽管这种方法可将内镜调整至最佳治疗位置，但在插入和退出附件以及黏膜下注射穿刺的细节上，需要采取更多技巧。第二种方法，是将内镜固定在检查床上防止镜身回转，同时插入附件（图1）。第三种方法，是右手不松开镜身，继续保持旋转镜角度，固定大小钮，用左手插入附件（图2）。这两种方法都需要移开左手或右手，因此松手时应注意谨慎操作。第四种方法，是一边用拇指和食指插入治疗附件，一边用左手的小指和无名指固定镜身（图3）。这种方法最为理想，但需要一定的操作经验和技巧。最后，如果内镜操作间还有其他辅助人员，也可让他们协助扶镜或插入治疗附件（图4）。

总之，需要结合内镜状态、周边条件和个人操作水平选择上述处理方法。

Q2 需要始终让病变处于6点位吗？当病变处于面朝内镜位置时怎么办？

A2 尽可能让病变处于6点位

在治疗过程中，原则上应将病变保持在6点位，能够自如操控内镜是内镜治疗的最基本要求。当然，在肠镜检查中，内镜插入、镜下观察和诊断时的内镜操作非常重要，而治疗时则需要操作更加细致。仅切除病变是不够的，还必须保证操作安全。

之所以需要将病变置于6点位，是因为内镜治疗附件从活检孔道伸出的位置正好位于画面的5~6点位，这样操作时可准确地识别病变切缘，从而完整地切除病变，没有残留。当然，也有即使病变不在6点位也能切除的情况，但是能够将病变置于6点位进行切除，是ESD必须掌握的操作技能，特别是对于初学者，同时也是非常重要的训练内容。

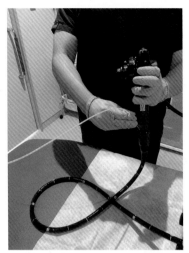

图 1　将内镜固定于检查床上

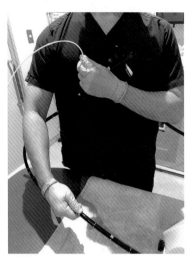

图 2　固定大小钮

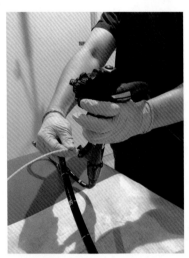

图 3　用无名指及小指固定镜身

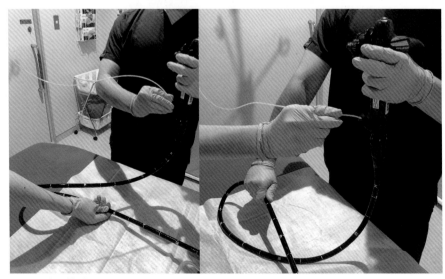

图 4　助手协助

ESD 切除的基本操作是尽量将切除线置于 6 点位，沿着左右方向切除（图 5）。有时也可将病变置于 3 点或 9 点位，调节（Up）大钮进行切除（图 6 Ⓐ），或将病变置于 12 点位，并借助重力沿左右方向切除，这些方法有时也是有效的（图 6 Ⓑ）。

下面介绍病变面朝内镜时如何处理。对于 EMR 来说，即使病变处于正面，也要尽量将圈套器的根部置于病变的肛侧进行切除（图 7），因此，黏膜下注射非常重要。黏膜下注射后应使基底部充分隆起，便于后续的圈套切除，之后，将病变调整至 6 点位，按照常规方法切除。而 ESD 时，需要在病变口侧进行充分黏膜下注射，进行黏膜切开，因垂直方向为固有肌层，不能过度下压切开刀，而应稍稍接触组织，通过电火花（spark）的热效应，谨慎剥离，精心制作黏膜瓣。

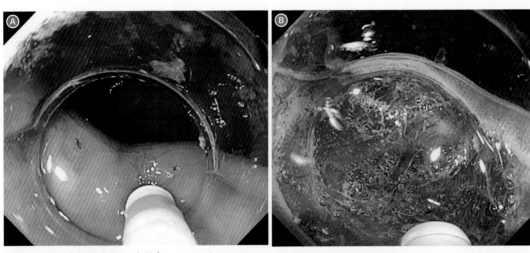

图 5　ESD（病变位于 6 点位）

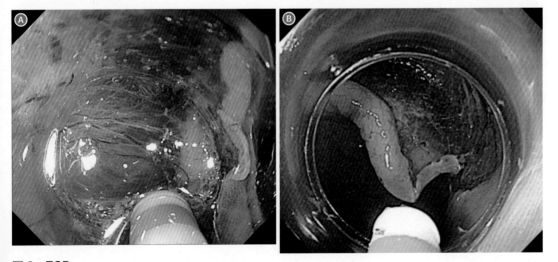

图 6　ESD
Ⓐ）病变位于 3 点位。Ⓑ）病变位于 12 点位。

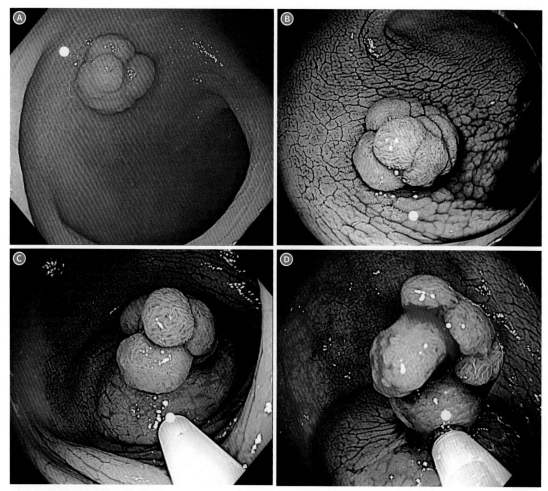

图 7 病变面朝内镜时的 EMR

Ⓐ）为从正面观察病灶，尽量将肛侧的 ⬤ 置于基底进行切除。

Ⓑ）将 ⬤ 移至视野的 6 点位。

Ⓒ）病变近侧黏膜下注射后获得充分膨隆。

Ⓓ）将 ⬤ 置于基底并进行圈套。

Q3 如何判断正镜切除还是倒镜切除？

A3 观察病变的同时进行判断

　　无论是 EMR 还是 ESD，笔者基本上都选择正镜切除。这是因为肠镜镜身的直径比胃镜粗，治疗时经常需要安装透明帽，倒镜操作时存在黏膜损伤、穿孔等风险。但目前也有研究认为，尤其在 ESD 中，建议从口侧反转镜身进行切除。笔者认为这与术者的个人习惯和偏好有关，但应注意反转镜身操作需要掌握一定的技巧。

　　另外，仅就倒镜较为容易的直肠下部和升结肠而言，直肠下部靠近肛管的病变、正镜操作比较困难的后壁 - 左侧壁的病变以及隐藏于升结肠皱襞背面的病变，可能还是反转镜身操作更容易，效果更好（图 8）。建议尽量先在内镜检查时就预先判断治疗时采用哪种操作方法更合适。

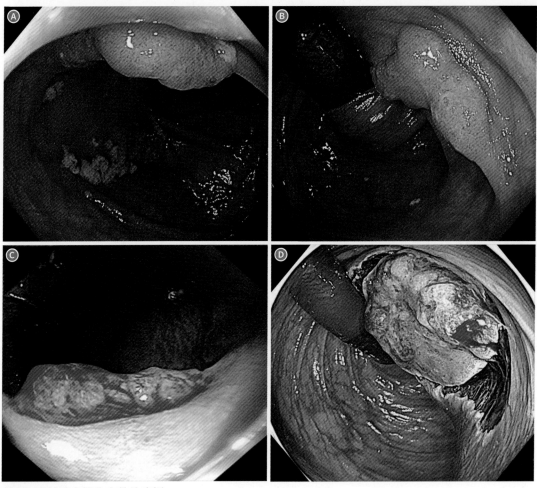

图 8 反转镜身操作有效的病例

Ⓐ）邻近升结肠肝曲的病变。正镜观察无法看到病变全貌。**Ⓑ**）倒镜观察可看到病变全貌。**Ⓒ**）正镜操作，于病变 6 点位进行黏膜下注射，病变反而更加难以辨认。**Ⓓ**）倒镜观察下尝试切除（环周切开 EMR）。

Q4 当病变从视野中消失时怎么办？

 A4 原则上，需在镜身保持不成襻的状态下进行治疗！

当然，最重要的还是不让病变从视野中消失。因此，原则上需要在镜身取直、不成襻的状态下进行切除。若镜身成襻，则需要解襻，使镜身恢复顺直状态后再进行操作。这种情况下，一般不会出现病变从视野中丢失的情况。但如果必须在推镜（push）状态下切除时，为了维持这种状态，可按照**A1**中所述的方法，一边控制镜身不脱出，一边进行治疗。

当病变从视野中消失时，唯一的办法是再次耐心地寻找病变，但在此之前，有时也可以把病变丢失时的镜身状态以及病变距肛门的位置作为参考来寻找病变。若还是找不到病变，应尽快交给其他医生或上级医生进行处理。

Q5 在内镜处于推镜状态下，已将附件插入活检孔道，镜身却脱出来了，这时该怎么办？

A5 尽量尝试在镜身取直的状态下进行切除

一般可按照 **A1** 所述的方法进行处理。但这样操作时，首先要确认内镜治疗的最佳位置，然后再插入附件。为此，需要先将镜身调回推镜之前的状态，再插入附件，然后再次推镜接近病灶，这样操作因需要进镜两次会给患者造成痛苦，故不建议使用。尽管可能需要重复操作，但还是建议不要推镜操作，而是尝试取直镜身、在不成襻的状态下进行治疗。而且，若切除后出血，推镜（push）状态下止血往往会变得更加困难。

Q6 在胃部操作时，ESD 和 EMR 的距离感似乎不同

A6 大肠 ESD 和 EMR 中，距离感基本相同

在胃 ESD 操作中，有时会出现内镜前端无法接近病变的情况，此时通常会将附件伸长，尤其是使用 IT 刀时，会在远距离进行操作，因此可能会觉得距离感似乎并不相同。但在大肠 ESD 中，因肠壁比胃壁薄，远距离操作会增加穿孔的风险，必须在可以确定切除线的距离处进行黏膜切开、黏膜下剥离操作。如图 9 所示，基本上感觉这种距离感与 EMR 是相同的。

关于距离的标准，对于 EMR 来说，合适的距离为从画面中刚好可以看见附件露出一点，且与套芯配合能从病变口侧 5～10mm 开始圈套。而在 ESD 中，与 EMR 相同，建议将距离调整至附件从活检孔道稍稍伸出且前端的金属部分能够接触到想要切除的部位。

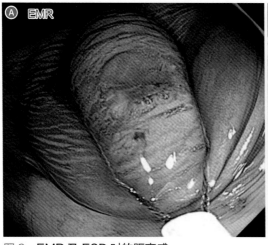
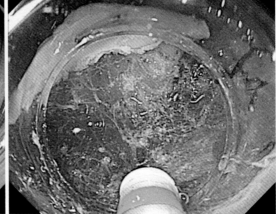

图 9　EMR 及 ESD 时的距离感

③ 多发病变的切除策略

松田尚久

Q1　一次切除几个？切除到什么程度？

A1 个数并无限制。处理时，应结合患者个人情况，决定病变切除的先后顺序

肠镜检查（colonoscopy，CS）时，经常会发现多个病变。若一次肠镜检查就能将内镜下可治疗的病变全部切除，就可减轻患者的负担并降低医疗成本。但也应注意，随着切除病变数量的增加，术后出血风险也会增加，而且还可能遗漏临床上认为重要的病变。

以内镜治疗为目的从外院转诊的病例（术前已有大肠病变的检查结果），与因大便潜血阳性或存在腹部症状而进行肠镜筛查（无术前检查）的病例，二者在切除策略上有所不同。

① 经外院转诊治疗时

若患者由外院转诊，拟对多个结肠病变行内镜治疗时，应结合既往的内镜图片和报告内容，推测可能的病变大小和病理诊断，以便预先确定哪些病变必须内镜切除。确定需要治疗的重点病变后，就可从容地制订切除策略。此外，由于是第二次肠镜检查，还具有以下优点：担心漏诊临床上认为存在问题的病变风险较低，术者可集中精力进行治疗。

② 拟行精查和筛查时

对于没有既往检查资料，而经肠镜检查发现多个病变时，内镜治疗的原则也是尽可能切除全部病变，但切除近端结肠（盲肠至横结肠）的多个病变花费时间较长，会导致肠道蠕动加剧，造成之后对远端结肠（从横结肠至直肠）观察不充分，这种情况应尽量避免。另外，切除近端结肠直径较大的病变以后，如果一边使用回收器械（回收网兜或诸如三爪或五爪的抓钳）收集病变，一边进行后续远端结肠的观察，则极易造成重要病变的漏诊。为了避免在首次肠镜检查中发生这种情况，在进镜过程中若发现多发病变（尤其是 5 个或更多），应优先切除直径较大的病变。而对于直径小于 5mm 的低级别腺瘤，建议在下次内镜筛查过程中再进行切除。

③ 一次切除病变的数量

目前对于一次肠镜检查中允许切除的病灶数量并无明确的共识意见，取决于操作者的技术水平和经验。从术后出血风险的角度看，应考虑门诊治疗还是住院治疗、患者年龄、是否服用抗血栓药物、是否存在其他并发症等多方面因素。同时，还需要结合病变的肉眼形态、直径大小，决定多发病变的优先切除顺序。

Q2　多发病变切除时有效回收病变标本的方法有哪些？

A2 使用息肉收集器及回收器械，回收全部切除病变

当内镜切除多个病变时，如何回收病变标本常令人感到苦恼。虽然回收方法与病变肉眼

形态和切除方法有关，但如果所有病变的直径都在 5mm 左右，可在内镜切除后从内镜前端的吸引口处吸引，使用息肉收集器回收（图）。但这种回收方法常会造成标本破损，故不适合需要进行详细病理组织学检查的病变（如怀疑癌变的病变）。此外，回收直径较大或隆起较高的病变时，需要使用回收网兜或抓钳（三爪形，五爪形）等回收工具。

当存在多发病变且位于右半结肠，无法通过息肉收集器回收标本时，回收标本将变得更加困难。如果为单发病变，可在切除后一边用回收器械抓着标本，一边观察切除病变肛侧的其他肠段，操作结束后回收标本。在抓着切除标本观察时，经常会发现新的需要治疗的病变。如果怀疑首个切除的病变为癌，则必须准确回收标本。抓住标本后，应先退镜回收标本，再重新进镜治疗下一个病变。若考虑首个切除病变为良性腺瘤，则可将已切除并抓取的病变留在第二个病变的肛侧，再继续切除第二个病变，然后使用回收网兜将它们一并回收（该方法也适用于 3 个或更多病变的情况）。此时，若第二个和后续病变位于直肠附近，而且再次进镜不困难，也可回收病变后再次进镜，治疗下一个病变。

目前在欧美国家，提出了"切除并丢弃"策略（resect and discard policy），即内镜诊断为良性腺瘤时，切除后可以不回收病变。有报道认为，内镜操作经验丰富的医生经 NBI 观察高度认为是良性腺瘤时，该策略具有一定的临床应用价值。但在日本，这种策略尚未被接受。总体来说，仍建议回收所有切除的病变并进行病理诊断。

参考文献

[1] Ignjatovic A, et al：Optical diagnosis of small colorectal polyps at routine colonoscopy（Detect InSpect ChAracterise Resect and Discard；DISCARD trial）：a prospective cohort study. Lancet Oncol, 10：1171–1178, 2009.

[2] Abu Dayyeh BK, et al：ASGE Technology Committee systematic review and meta–analysis assessing the ASGE PIVI thresholds for adopting real–time endoscopic assessment of the histology of diminutive colorectal polyps. Gastrointest Endosc, 81：502.e1–502.e16, 2015.

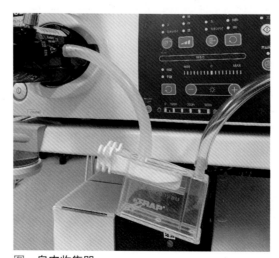

图　息肉收集器

4 非抬举征阳性

松田尚久

Q 非抬举征阳性时，该如何处理？

A 若诊断为黏膜内病变，可选择预切开EMR/混合ESD/ESD

如果进行黏膜下注射后病变未抬举，则判断为非抬举征阳性。其原因可能是：①浸润深度T1b（SM高度浸润）以上的癌；②黏膜内病变，但是伴黏膜下层纤维化。

情况①因超出内镜治疗适应证的范围，建议外科手术治疗。情况②则经常发生于内镜治疗后局部复发、曾进行活检或LST-NG假凹陷型病变等。在②中，若为黏膜内病变，因无淋巴结转移风险，可考虑内镜下局部切除即可达到治愈。但常规EMR对非抬举征阳性的病变，通常很难一次性切除，应选择预切开EMR、混合ESD或ESD。

预切开EMR是指使用ESD专用切开刀或圈套器前端在病灶周围进行黏膜切开后，不进行黏膜下层剥离而直接使用圈套器圈套切除的方法（图1）。由于不需要进行黏膜下层剥离，故可以在相对较短的时间内完成切除，但该方法受到病变大小的限制。混合ESD是在预切开EMR方法的基础上，进行黏膜下层剥离操作（修整），最终使用圈套器将病变圈套切除（图2）。与需要完整剥离黏膜下层的ESD相比，该方法预计可缩短操作时间。

近年来，由于治疗用内镜和各种器械的发展和进步，ESD技术已日趋成熟。但相对而言，非抬举征阳性病变的ESD操作具有较高的穿孔风险，因此，对于直径较小的病变，也可选择预切开EMR或混合ESD。

参考文献

[1] Uno Y & Munakata A：The non-lifting sign of invasive colon cancer. Gastrointest Endosc, 40：485–489, 1994.

[2] Tanaka S, et al：Japan Gastroenterological Endoscopy Society guidelines for colorectal endoscopic submucosal dissection/endoscopic mucosal resection. Dig Endosc, 32：219–239, 2020.

[3] Sakamoto T, et al：Efficacy of endoscopic mucosal resection with circumferential incision for patients with large colorectal tumors. Clin Gastroenterol Hepatol, 10：22–26, 2012.

第7章 解决EMR・ESD操作中可能遇到的困难

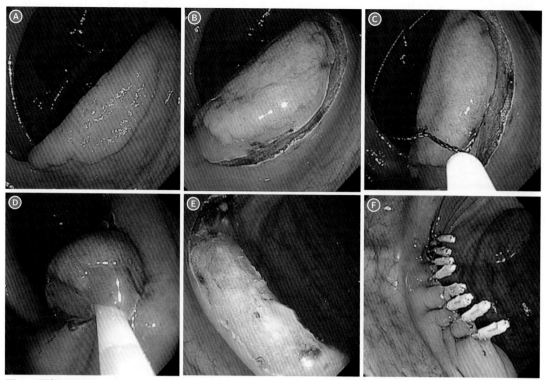

图 1　预切开 EMR1 例

Ⓐ）位于乙状结肠的直径约 30mm，0-Ⅱa 型（LST-NG）病变。Ⓑ）黏膜下注射后，进行病变环周切开。Ⓒ）圈套器卡住切缘进行圈套。Ⓓ）将圈套器收紧勒住病变。Ⓔ）通电后，整块切除。Ⓕ）切除术后，使用金属夹将创面完全闭合。

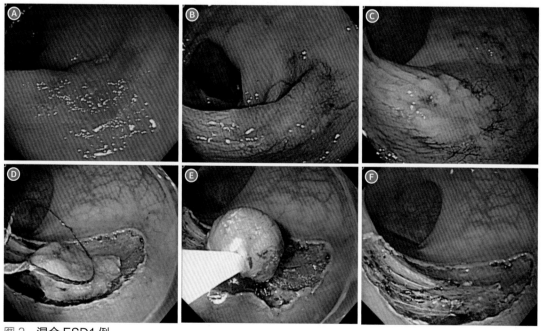

图 2　混合 ESD1 例

Ⓐ）位于直肠 Rb 的直径约 20mm，0-Ⅱa 型（LST-NG）病变。Ⓑ）结晶紫染色后图像。Ⓒ）黏膜下注射后。Ⓓ）将病变周围环周切开后，进行黏膜下层剥离（修整）并圈套。Ⓔ）将圈套器收紧勒住病变。Ⓕ）通电后，整块切除。

5 吸引回收的利和弊

河村卓二

Q 在EMR或息肉切除术中，可以吸引回收吗？

A 对不怀疑为恶性的较小病变，可吸引回收

随着内镜技术的进步，可发现更多较小的病变，因此，通过单次肠镜检查切除多发病变的情况越来越普遍。如果每次都使用回收网篮退镜后取出切除的病变，就可获得完整漂亮的病理标本。但采用这种方法在有限的时间内收集所有小病变并不切合实际。现在市场上已经有各种回收装置出售（图1），可以说，通过吸引法回收小病变已达成共识。不仅直径小于肠镜活检孔道的病变（3.2~3.7mm）可吸引回收，实际上只要直径小于10mm的病变大多也可以通过这种方法进行收集。

但吸引回收法并不是对所有小病变都适合，强行吸引回收常常会导致病变破碎，以致难以获得准确的病理诊断。因此，对于内镜下怀疑为恶性的病变，不应强行进行吸引。

导致病变破损的原因之一，是当病变通过吸引按钮时可能发生损伤（图2）。因此，建议取下吸引按钮并直接用手指按住按钮连接处，从而避免由吸引按钮导致的病变损伤风险（图3）。采用这种方法，可提高吸引回收法获得完整标本的可能性，推荐大家尝试（图4）。

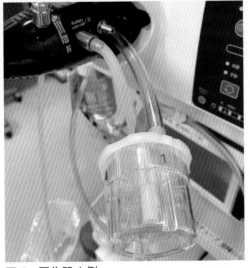

图1 回收器1例
在内镜和吸引瓶之间安装一个回收器，用于收集病变

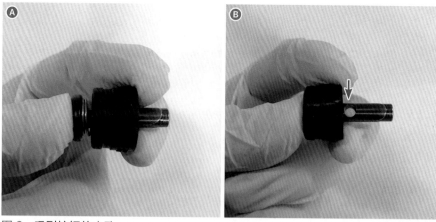

图2　吸引按钮的小孔

病变穿过吸引按钮内的小孔时（**Ⓑ** ➜）可能会受损伤。

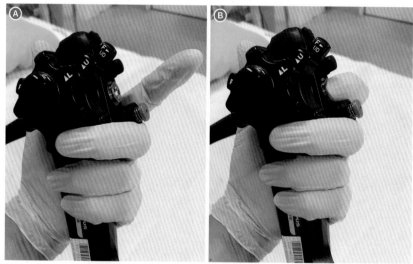

图3　卸下吸引按钮进行收集

卸下吸引按钮，直接用手指按压于按钮连接处，以降低病变损伤的风险。

▨ 参考文献

[1] Dua A, et al：Lesion Retrieval, Specimen Handling, and Endoscopic Marking in Colonoscopy. Gastrointest Endosc Clin N Am, 29：687–703, 2019.

[2] Barge W, et al：Alternative approaches to polyp extraction in colonoscopy: a proof of principle study. Gastrointest Endosc, 88：536–541, 2018.

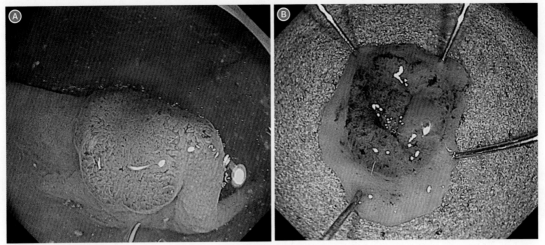

图 4 吸引回收标本 1 例

Ⓐ）直径约 7mm，0-Ⅱa 型病变（JNET 分型 2A），进行了冷圈套器息肉切除术。

Ⓑ）由于卸下吸引按钮进行吸引，回收病变未发生损伤。

6 止痛措施

田丸弓弦，桑井寿雄

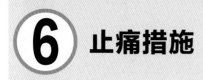 内镜下治疗位于齿状线的病变时，该如何预防疼痛？

A 在肛侧鳞状上皮下进行局部浸润麻醉

齿状线一般位于肛管中央，肛缘口侧约 2cm 处（参考第 6 章 -2 图 1）。齿状线口侧上皮由自主神经支配，一般没有感觉。但齿状线肛侧由于受到丰富的躯体神经支配，存在感觉神经，非常敏感。这种感觉是由从直肠下支到阴部神经的传入神经传导的。对齿状线处的病变行内镜治疗（EMR/ESD）时，由于需对齿状线肛侧的肛管部位进行切开、剥离，会引起剧烈疼痛，围手术期发生的疼痛刺激可能引起患者在手术过程中出现肢体活动，影响治疗，还会降低患者术后生活质量。因此，对位于齿状线的病变进行治疗时必须给与止痛处理。

为预防术中疼痛，可在黏膜下层注射前，先在齿状线肛侧鳞状上皮区域黏膜下注射麻醉剂，进行局部浸润麻醉（图）。据报道，在内镜治疗中，欧美国家大多使用作用持续时间较长的罗哌卡因（Anapaine®），而日本则大多使用起效迅速、但维持时间较短的利多卡因（Xylocaine®）。具体方法：黏膜下注射 1% 盐酸利多卡因数毫升。一般来说，局部浸润麻醉的起效时间至少为 1min，因此给药后应等待一会儿，不要立刻就开始操作。

另外，如果局部麻醉过量或误注射入血管内，可能会造成局部麻醉中毒。随麻醉剂血药浓度升高，初期可出现中枢神经系统中毒症状，如舌头麻木、耳鸣、头晕；随后可发展为躁动、兴奋、全身痉挛、意识丧失，甚至呼吸暂停；最终可因药物所致的心脏毒性造成无法逆转的循环衰竭。若药物误注入血管内，还会引起血药浓度快速升高，可能出现突然抽搐、意识丧失或呼吸停止。因此，应牢记用药时不能超过最大剂量，避免误注入血管内。说明书中所记录的利多卡因的最大剂量为 200mg（1%利多卡因 20mL）。

术后出现肛门疼痛时，可口服非甾体类抗炎药（non-steroidal anti-inflammatory drugs，NSAIDs），多数情况下能有效控制症状。

参考文献

[1] Siddharth P & Ravo B：Colorectal neurovasculature and anal sphincter. Surg Clin North Am, 68：1185-1200, 1988.

[2] Nakadoi K, et al：Clinical outcomes of endoscopic submucosal dissection for rectal tumor close to the dentate line. Gastrointest Endosc, 76：444-450, 2012.

[3] Tamaru Y, et al：Endoscopic submucosal dissection for anorectal tumor with hemorrhoids close to the dentate line: a multicenter study of Hiroshima GI Endoscopy Study Group. Surg Endosc, 30：4425-4431, 2016.

[4] Holt BA, et al：Advanced mucosal neoplasia of the anorectal junction: endoscopic resection technique and outcomes (with videos). Gastrointest Endosc, 79：119-126, 2014.

[5] 西川精宣，森 隆：局所麻酔薬中毒. 日臨麻会誌, 39：391-399, 2019.

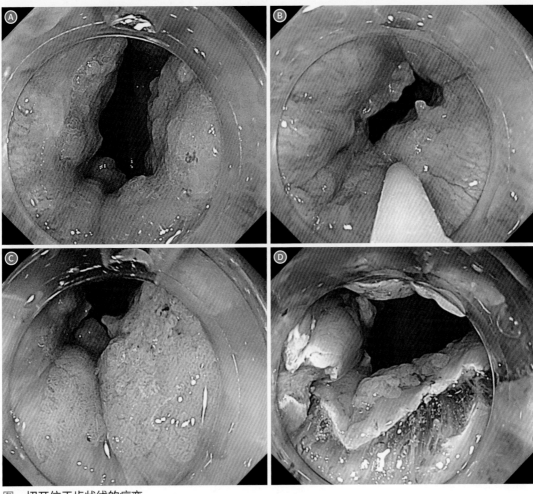

图 切开位于齿状线的病变

Ⓐ）黏膜下注射前。Ⓑ）黏膜下注射开始时。Ⓒ）黏膜下注射利多卡因后，继续黏膜下注射添加了靛胭脂的透明质酸。Ⓓ）周边切开后（无疼痛感）。

⑦ 通电后难以切除的情况

田中秀典，冈 志郎

Q EMR 时，圈套器通电后难以切除病变时怎么办？

A 检查并确认高频电设备的电源设置和连接状态，通电时注意拉直圈套器的外鞘管

一般情况下，圈套器切除时，将圈套器收紧至有轻微阻力时，稍稍通电即可将病变轻松切除。如果无法一次通电切除，可轻轻握住圈套器手柄，以相同方式通电 2~3 次，即可切除病变。但如果通电后，无论如何也无法切除病变，或者握住圈套器手柄时感到有弹性或阻力较大，则可能是由于圈套器勒住肌层所致。

如果出现无法通电的情况，应检查高频电设备的电源设置、输出模式是否正确，负极板的安装是否合适，以及电源线连接是否正确。此外，如果圈套器外鞘管为质地较软的氟树脂材质时，若外鞘管活检孔道以外的部分成襻或打弯，可能会造成无法勒紧病变，通电后无法切除的情况。因此，需要助手协助把露在活检孔道以外的外鞘管拉直（图）。如果已排除上述情况仍无法切除的情况，则应高度怀疑圈套器勒住肌层，需将圈套器松开，充分注气后使肌层伸展，再次尝试圈套器圈套切除。

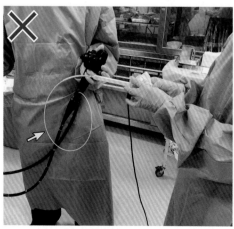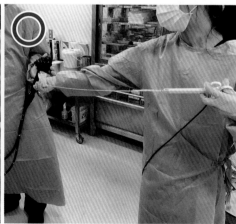

图　助手持圈套器的正确方法
左）活检孔道以外的外鞘管（➡️）弯曲成襻，通电时无法切除病变。
右）用一只手握住手柄，用另一只手将活检孔道以外的外鞘管拉直，顺利切除病变。

8 并发症处理：①穿孔

二宫悠树，冈 志郎

1 穿孔的定义和发生率

根据《大肠ESD / EMR指南》(第2版)，穿孔是指由于组织全层缺损，导致脏器与体腔连通，形成自由相通的状态，不论X线检查是否存在游离气体。据报道，术中穿孔的发生率在EMR为0.6%~0.8%，ESD为2%~14%。迟发性穿孔是指治疗结束一段时间以后发生的肠道穿孔，即ESD / EMR手术中操作顺利，无穿孔发生，而操作结束一段时间以后发生的穿孔。目前尚无EMR迟发性穿孔发生率的数据报告，在ESD中迟发性穿孔的发生率为0.1%~0.4%。

2 预防术中穿孔

由于大肠的管壁比胃壁薄，在治疗过程中发生穿孔的风险高。为了预防穿孔，应进行充分的术前准备，保证内镜直线化，自由操控，这些是非常重要的。实际操作中，内镜操控性差可导致穿孔风险增加，穿孔后的处理也变得更加困难。

1）预防EMR术中穿孔

合适的**黏膜下注射剂量**对于预防穿孔非常重要。应注意的是，如果黏膜下注射量过少，则穿孔风险增加，而黏膜下注射过多会影响操作视野，造成圈套器圈套困难。另外，黏膜下注射液中加入少量靛胭脂后，观察黏膜下注射所形成的隆起以及EMR术后创面会变得更加容易。

EMR时，能够充分伸展肌层，在**不卷入肌层的情况下圈套切除病变**是非常重要的。尽管在吸气状态下圈套切除可切除较大范围的病变，但需要警惕，这种做法存在圈套器勒住肌层的风险。因此，在圈套器切除过程中，要时刻注意肌层的走行。如果抖动已收紧的圈套器时，肠壁也随着一起动，或者在切除过程中感到阻力较大或用时较多，说明圈套器可能勒住了肌层。这时，应先松开圈套器，注气使肌层充分伸展，再使用圈套器切除。重要的是，切除后应仔细观察创面，确认有无环形肌损伤、创面有无高低不平或撕裂，还应确认切除标本上是否有肌层组织附着。

2）预防 ESD 术中穿孔

当进行黏膜下层剥离时，应在黏膜下层注入足量的透明质酸钠，并安装透明帽或通过改变体位来确保内镜下的操作视野。目前，笔者所在科室在进行周围切开和黏膜下层剥离时，均使用 Dual 刀。但是，若在出刀（needle-out）的状态下垂直面对肌层进行剥离，有发生穿孔的风险。因此，采用**收刀（needle-in）技术**进行剥离也是应对的办法之一。对于呼吸波动和心跳剧烈的患者，使用 IT nano™ 刀和剪刀型 SB Jr® 刀均有效（用附件前端贴紧并提拉组织后再进行切开）。出血时应避免通电过度。另外，为减轻患者腹胀或使穿孔时所致的腹腔积气最大限度减少，必须使用 CO_2 送气。

3 术中穿孔的处理方法

1）EMR 术中穿孔的处理措施（图1）

如果术中发生穿孔，应**先尝试使用金属夹封闭**。若能完全封闭穿孔，后续可禁食、给与抗生素治疗，无须外科手术。若使用夹子完全封闭困难，可使用环形夹（Ring-clip）缝合法或荷包缝合法。

最近有报道称，内镜闭合夹（Over-the-scope clip）（OTSC®，Ovesco Endoscopy）可用于治疗消化道穿孔。OTSC® 是一种内镜下全层缝合装置，可用于治疗消化道出血、穿孔、瘘管及其他内镜和外科手术并发症（图2）。与金属夹相比，OTSC 夹闭更牢固，具有强劲而持久的组织夹持力，可用于封闭较大的穿孔。

2）ESD 术中穿孔的处理措施（图3）

ESD 术中穿孔大多为微小穿孔，**可使用金属夹完全封闭**，无须过分担心。但是，发生穿孔时，不建议立刻使用金属夹封闭，应继续进行黏膜下层剥离，直到确认夹闭金属夹也不干扰后续操作后再用夹子封闭。如果匆忙用夹子封闭，不仅可能因穿孔部位识别不清，导致封闭不牢靠，还可能妨碍后续的剥离操作。因此，在这种情况下，建议可根据病变大小和内镜的可操作性改行混合 ESD，将病变切除后再封闭穿孔。

4 迟发性穿孔的处理方法

有时会出现治疗后即刻无明确穿孔，经过一段时间以后才发生穿孔的情况。这是由于肌层热损伤所致。迟发性穿孔通常发生于术后 24 小时内，但有 1/3 的病例发生在 24 小时以后，多因患者主诉突发腹痛、发热等症状而被诊断。

如果患者 ESD 术后主诉腹痛，应结合体格检查、腹部 CT、血液化验等明确是否存在穿孔并评估炎症反应的程度；同时还要嘱患者休息、禁食并给与抗生素治

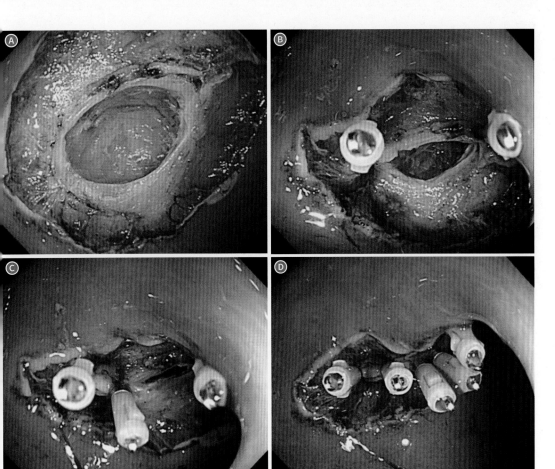

图 1 大肠 EMR 穿孔时使用金属夹封闭的实例

Ⓐ）对位于肝曲的大肠肿瘤行 EMR，发生穿孔（穿通）。
Ⓑ）使用金属夹将病变两端未穿孔的部位缝合。
Ⓒ）用夹子依次夹闭穿孔部位，逐步缩小穿孔。
Ⓓ）完全闭合后。

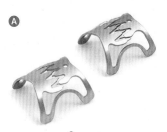

图 2 OTSC® 系统

Ⓐ）OTSC® 夹。Ⓑ）装有 TWIN GRASPER® 的 OTSC® 夹。

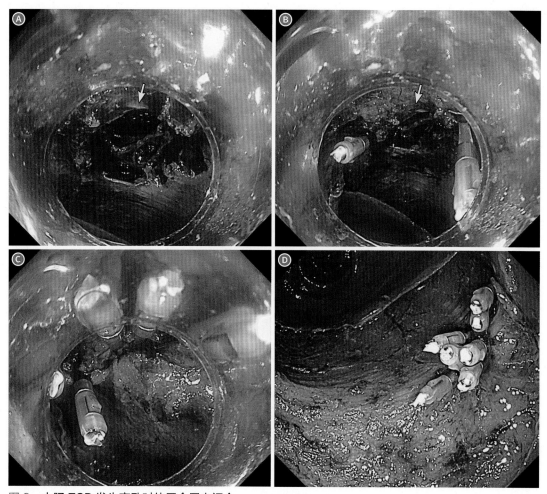

图 3　大肠 ESD 发生穿孔时使用金属夹闭合

Ⓐ）直肠 Ra 部位的肿瘤行 ESD 治疗，使用 IT nano™ 刀剥离时发生穿孔（⇨）。

Ⓑ）将病变两端未穿孔部位用夹子闭合。

Ⓒ）用夹子依次夹住穿孔部位，逐步缩小穿孔。

Ⓓ）切除后创面。

　　疗。要知道 CRP 升高的达峰时间一般是 ESD 术后第 3 天而不是第 2 天。如果确认穿孔且症状加重，应进行外科手术，因此需要与外科医生密切配合。另外，即使未发生穿孔，若环形肌损伤也可能会导致局部炎症，引起局限性腹膜炎。因此，在 CRP 等炎症指标恢复正常或患者症状消失以前，还应继续禁食，预防迟发性穿孔。

Q1　封闭创面大小超过夹子张开幅度的穿孔，有何技巧？

A1 技巧是先使用金属夹夹闭穿孔两侧未穿孔的部分

　　先用夹子夹闭穿孔两侧未穿孔部分，缩小穿孔范围，再依次追加夹子逐步闭合穿孔。缝合操作时，应避免注气过多，在减张的状态下进行封闭。使用可反复开合的 Zeo Clip®（Zeon Medical）或 SB 夹（住友电木公司），能反复张开、闭合，封闭穿孔更加确切。

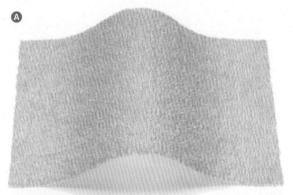

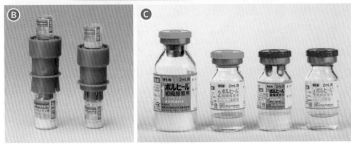

图 4　内镜下覆膜法所使用的薄膜及药品

Ⓐ）聚乙醇酸膜（Neoval®）。
Ⓑ）用于组织黏附的 Veriplast® P 组合套件。
Ⓒ）用于组织黏附的 Bolheal®。

Q2　使用PGA膜的技巧是什么？

A2 要点是尽可能使薄膜紧贴创面

目前尚无证据证明聚乙醇酸（PGA）膜对结肠 ESD 穿孔有效（图 4Ⓐ）。由于 PGA 膜很难置入结肠深部的病变处，因此主要用于直肠病变。

在实际操作时，为防止薄膜因重力作用脱落，需先调整体位。将薄膜剪成与穿孔范围相匹配的大小。为避免弄湿薄膜，应把它置入透明帽中送到病变处。然后用活检钳把薄膜紧密粘贴在创面底部，在创面与薄膜间注入纤维蛋白（图 4ⒷⒸ）。最后用喷洒管喷洒凝血酶。为防止薄膜移位，建议使用数枚金属夹将其固定在病变周边的正常黏膜上。

参考文献

[1] 田中信治，他：大腸 ESD/EMR ガイドライン（第2版）. Gastroenterol Endosc，61：1321–1344，2019.

[2] Oka S, et al：Usefulness and safety of SB knife Jr in endoscopic submucosal dissection for colorectal tumors. Dig Endosc, 24 Suppl 1：90–95, 2012.

[3] 吉井新二，他：X．（2）切除後潰瘍と穿孔縫縮法のコツと注意点　c．Ring-clipによる縫合法．INTESTINE，22：193–196，2018.

[4] 小原英幹，他：出血，穿孔，瘻孔に対するOver-The-Scope Clip使用のコツ. Gastroenterol Endosc，60：1598–1610，2018.

[5] x滝本見吾，他：ポリグリコール酸シート・フィブリン糊併用法のコツ. Gastroenterol Endosc，57：2543–2550，2015.

9 并发症处理：②出血

林　武雅

1　EMR 时的出血

　　毫无疑问，在出血的处理方面，能避免出血是最理想的。但在 EMR 操作时，并非总能在清晰识别黏膜下层的情况下进行切除，无法预测病变下的血管分布情况，因此止血处理是最基本的技术。

　　如果切除后可见**喷射性出血**，应使用**止血钳电凝止血**；如果为**渗出性出血**，可使用**圈套器的前端烧灼止血**。后者在操作时可将圈套器前端伸出约 1mm，使用与切除操作的电凝设置相同的输出模式进行烧灼（图 1）。烧灼前，先使用附送水冲洗，可起到类似黏膜下注射的作用，操作更为安全。应注意，若将输出模式设置为止血钳用的柔凝模式，灼烧将很困难。随着高性能高频电设备和止血钳在 ESD 中的广泛使用，笔者认为止血夹止血的方法已经有些落伍了。

2　ESD 术中出血

　　在黏膜切开和修整过程中发生的出血，因经常不能识别血管，对初学者来说，操作困难。但与胃不同，大肠病变附近几乎不存在粗大血管，大都能用切开刀进行

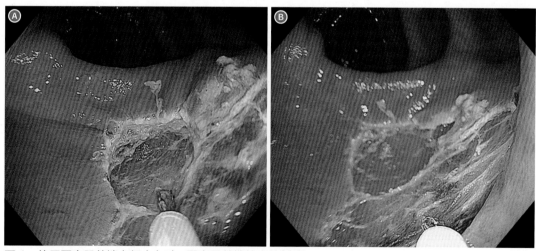

图 1　使用圈套器前端电凝止血时，圈套器前端伸出的长度

Ⓐ）这个伸得稍有些长，这时电流密度降低，会造成电凝困难。如果接触过深，还有引起穿孔的危险。

Ⓑ）伸出长度约为外鞘管直径的一半时最合适。

止血。多数情况下，若未能正确切断血管，就会发生出血。**如果对同一部位重新修整，几乎可阻断全部血流，达到止血效果。**操作要点：沿着之前切开的方向，稍微 Up 大钮，修整黏膜的背面（视频 1）。如果仍不能止血，则应稍稍追加黏膜切开，暴露出血点（血管）。与胃不同，这种追加黏膜切开的操作一般不会引起出血。如果追加黏膜切开后，能暴露出血点，那么仅用切开刀就可以轻松地电凝止血。如果追加黏膜切开后，还不能暴露出血点（血管），建议使用止血钳。用止血钳钳夹病变，寻找钳夹后出血量减少的部位，若见到血流减少或出血停止，此时就是电凝止血的最佳时机。

尽管这不是规范的操作方法，但若能对医生有一定帮助，笔者也会感到欣慰。在大肠 ESD 中，我很少使用止血钳。出血的主要原因是不能正确地剥离和凝固血管。如果出血不影响肌层的识别，可继续剥离黏膜下层，当切开刀经过出血点时，剥离的同时还能止血，正所谓"一石二鸟"。即使剥离处的血管出血不能停止，出血量也很小，用切开刀即可止血（视频 2）。

在剥离黏膜下层的过程中，因血管容易辨认，处理较为容易。如果把血管可见的一侧称为腹侧，不可见的一侧称为背侧，应时刻注意切开刀是否紧贴血管背侧。将高频电设备的功率输出下调大约 10W，从血管的左右两侧分别进行电凝，血流几乎完全被阻断后，调回至剥离操作的输出模式，凝断血管。笔者也习惯这样操作，但笔者会维持原来的输出模式不变，几乎不牵拉血管，在轻轻触碰血管的状态下电凝。这样操作可在电凝过程中离断血管（视频 3）。当切开刀无法贴紧血管背侧时，需使用止血钳进行操作（视频 4，视频 5，图 2）。

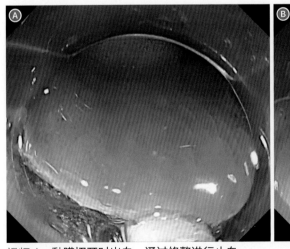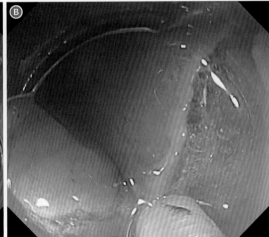

视频 1　**黏膜切开时出血，通过修整进行止血**
Ⓐ）Ⓑ）修整时，将切开刀紧紧抵住黏膜下层并稍微 Up 大钮。

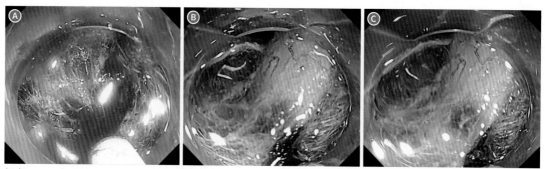

视频2 用切开刀的前端止血时，避免按压过紧

Ⓐ）周围有组织残留，热量未能传导到血管，发生出血。

ⒷⒸ）反复进行电凝、冲洗，刚好在肌层暴露之前完成止血。

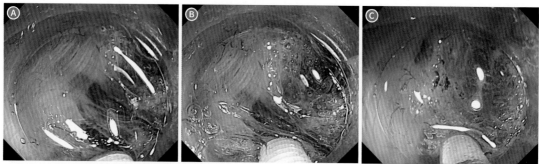

视频3 使用切开刀离断血管时需缓慢操作

Ⓐ）可使用止血钳止血的较粗血管。

Ⓑ）确认切开刀紧贴血管背部后进行电凝。

Ⓒ）确认血管凝固后，缓慢移动切开刀。

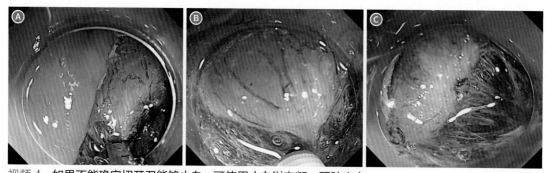

视频4 如果不能确定切开刀能够止血，可使用止血钳电凝，预防出血

Ⓐ）旋转止血钳，使其垂直于血管。

ⒷⒸ）尽管有少量血管残留，但由于热损伤范围较广，不追加电凝。

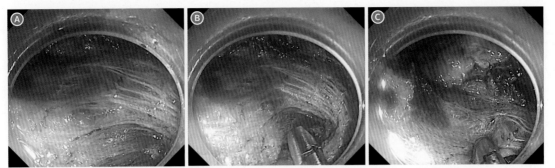

视频 5　血管直径大于止血钳时，必须使用止血钳进行电凝止血

如图所示的粗大血管应使用止血钳进行电凝止血。

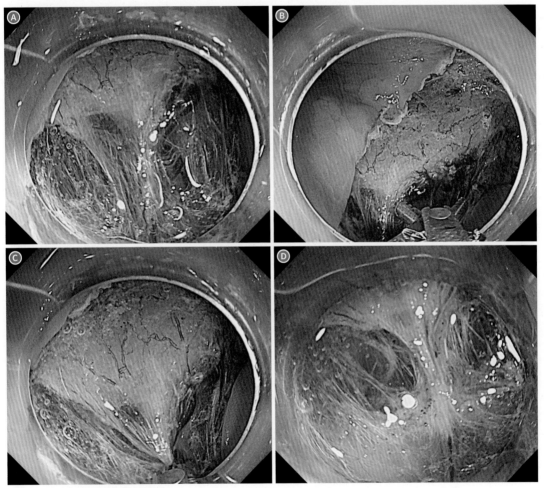

图 2　使用止血钳电凝预防出血

Ⓐ）尽管该血管很难判断能否使用切开刀电凝离断，但因其与其他血管并行，故选择使用止血钳电凝止血。

Ⓑ）旋转止血钳，使其垂直于血管。

Ⓒ）为避免黏膜和肌层发生热损伤，抓住中心部位并稍稍向上提起。

Ⓓ）使用止血钳进行电凝后。

3 出血时使用切开刀止血有何技巧？

笔者的建议是采取"空踩"的办法。如果在附件紧贴血管的状态下止血，虽然镜身操控稳定，但有加重肌层热损伤的风险。因此，建议稍微提前踩踏板，并确认是否有电火花。如果没有电火花，说明未触到血管，这即为"空踩"。这种方法对判断切开刀与组织间的距离也有效。在术者主观判断的基础上，进一步通过电火花确认器械与血管的接触情况，判断的同时也能电凝血管。日后，待个人水平提高后，再追求一发击中、锁定目标。

另外，如果充分电凝血管后仍持续渗血，也可按照同样的方法进行操作。虽然碳化后再进行电凝看似没有意义，但只要产生电火花就说明电凝不充分。如果用力按压器械进行电凝，会加重肌层的热损伤，因此，应在似触非触的状态下进行电凝。

当使用切开刀电凝并离断稍粗的血管时，应假设离断的血管会出血，采用浅剥离的办法。剥离深度的参考标准为切开刀外鞘的直径，以这样的深度进行剥离，即使切开刀紧贴电凝也不会伤及肌层。

4 迟发性出血的预防措施

迟发性出血是指与术前相比，治疗术后血红蛋白下降大于 $2g/dL$，或存在持续性出血需要止血处理。当然，如果血红蛋白下降大于 $2g/dL$，而术后并无便血，也可能是由于术中出血所致，而不是迟发性出血。术后出现便血，有时可能是因为术中残留的积血排出或肠道蠕动引起的暂时性出血。只要内镜检查未发现活动性出血，就不属于迟发性出血。

预防术后迟发性出血的措施有 3 种：①不进行处理；②烧灼血管；③用金属夹封闭创面。

1）不进行处理

如果创面底部未见明显的存在出血风险的血管，无论创面大小，都不建议进行预防性夹闭或电凝。除非是出血高危人群，否则对预防迟发性出血效果有限。而且一旦发生术后出血需止血处理时，需要去除夹子，增加了麻烦（图3）。

即使对于服用抗血栓药的患者，一般也可不进行处理。但如果治疗过程中出血量较多，则需切除病变后，充分电凝出血血管。由于可能出现肌层热损伤，因此，需要在电凝区域留置夹子。虽然也可仅留置夹子而不进行电凝，但如果夹子脱落，可能会引起再出血。因此，笔者建议在避免热损伤的前提下，先充分电凝血管，然后留置夹子，大范围夹闭。

2）烧灼血管

如果在创面底部发现血管并且需要预防处理时，也可进行电凝。笔者通常不处理未出血的血管，因为这种处理除了造成肌层热损伤进一步加重以外，并无太大作

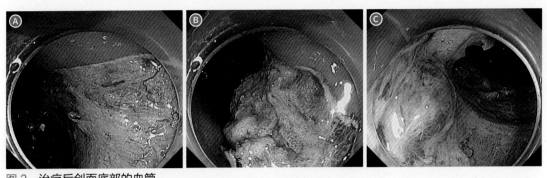

图 3 治疗后创面底部的血管

ESD 术后创面底部的血管。对这种血管，笔者不进行预防性电凝止血。

用。不过，与其他医院相比，笔者医院的迟发性出血率并未增加。

3）用金属夹夹闭创面

止血处理后，创面底部的肌层热损伤严重或动脉性出血止血后，建议使用金属夹封闭创面。在有些医院，不论创面情况如何，都尝试完全封闭。为了预防发生率仅为 1% ~ 2% 的术后出血，每次都封闭创面，确有必要吗？笔者是有疑问的。

5 术后迟发性出血的治疗措施

无夹子夹闭时：清除创面底部的血凝块并使用止血钳进行止血。为预防止血操作后发生迟发性穿孔，如果判断肌层热损伤较重时，应留置夹子（图 4）。

已有夹子夹闭时：参考 Q2。

Q1 如何处理 ESD 术中的大量出血？

A1 立即更换止血钳，不要用副送水过度冲洗创面

反复检查出血点会造成出血点淹没于水中。出血时，通常只需吸引即可，可尝试使用透明帽压迫肌层或变换体位来识别出血点。即使看不见确切的出血点，由于出血点就在血流附近，可使用止血钳在靠近出血点两侧的位置，电凝黏膜下层止血（视频 6）。如果出血点被血液完全淹没，还有最后一招，就在黏膜下层注射高浓度肾上腺素生理盐水（Bosmin® 1 A（安叻）溶入 10 ~ 20mL 生理盐水）。这是以前没有止血药时用于治疗胃溃疡出血的方法，非常有效，但有造成组织损伤的风险。因此，除非迫不得已，应谨慎使用。

止血时，如果像预防出血那样，将血管向腔内提拉电凝，容易造成血管撕裂。因此，应避免强行将血管向腔内提拉。虽然浅表的血管显而易见，但血管根部在肌层，烧灼血管靠近病变的一侧可能影响垂直切缘的判断。由于止血后可夹闭金属夹，笔者通常采用轻轻烧灼肌层的办法凝固止血。操作过程中，始终都应注意剥离部位的深层是否存在血管，重要的是不要出现大出血。

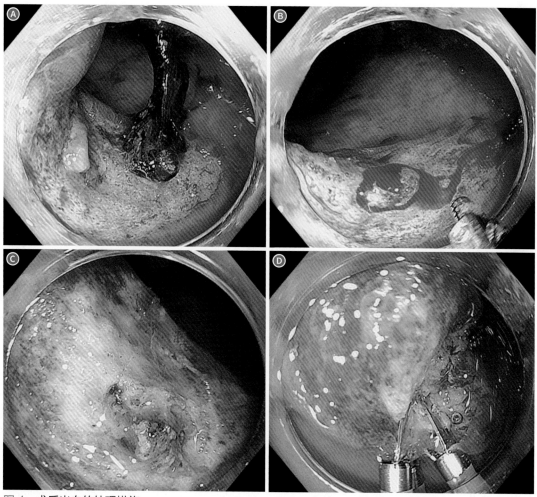

图 4　术后出血的处理措施

Ⓐ）创面底部可见血凝块附着。Ⓑ）用止血钳去除血凝块后，可观察到出血。Ⓒ）使用止血钳进行电凝止血。Ⓓ）考虑热损伤较重，故留置夹子。

 Q2　术中已经打夹子的患者发生迟发性出血时，该如何处理？

A2 一般情况下无须移除夹子就能处理，但万不得已时只能去掉夹子

　　当出血点被夹子和血凝块覆盖时，应先清除血凝块。如果创面还有残留的夹子，可尝试追加夹子止血。多数情况下，进行上述操作后均可有效止血。

　　当没有继续追加夹子的空间时，若发生出血，可去除夹子。当出血量较大时，若去掉原有的夹子，可能会造成出血点的辨认更加困难。因此，笔者会先从夹子上方电凝止血，出血减少后再去除夹子，使用止血钳止血。但是，有人认为初学者使用止血钳电凝止血的技术不熟练，存在一定风险，还是追加夹子更安全，而且持这种观点的人并不少。之所以有这种观点，是因为在已经留置夹子的情况下，创面的肌层已经聚拢，再额外追加夹子，操作相对容易（图 5）。

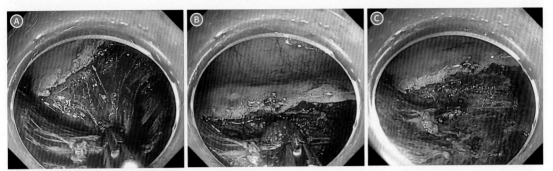

视频 6 　大量出血时，夹住组织后判断出血量是否减少

Ⓐ）使用切开刀切断较粗的血管时发生出血，改为止血钳，在确保视野的情况下进行止血。

ⒷⒸ）确切电凝直至无渗血。

　　实际上，认为从夹子上方电凝容易引起穿孔的观点是一种误解。真正的原因是，由于电凝波被分散，不能有效止血，电凝时间延长，从而导致热损伤范围扩大、加重。

　　开始时，我对去除夹子也有一些担心，但不管怎样，我从未发生过穿孔。就算发生穿孔，也可重新用夹子牢牢封闭。但是，如果出血无法停止，就需要进行外科手术。止不住血比穿孔更可怕，只要可以重新用夹子牢牢夹闭，即使有穿孔风险，也几乎 100% 不会发生问题。

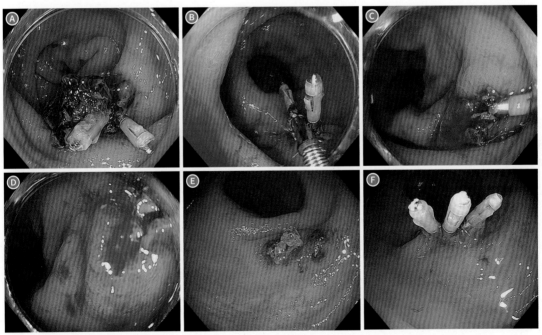

图 5 　留置夹子后发生的术后出血

Ⓐ）血凝块和夹子粘在一起。Ⓑ）去除血凝块后，未见出血，为预防万一，仍尝试去掉夹子。Ⓒ）去掉 1 个夹子后。

Ⓓ）去掉 2 个夹子后，可观察到出血。Ⓔ）使用止血钳电凝止血。Ⓕ）使用 3 个夹子完全封闭创面。

10 ESD 术后狭窄的处理措施

迫 智也，豊永高史

Q 如何处理 ESD 术后狭窄？

A 行内镜下扩张术（多数情况下不超过 5 次即可缓解）

术后狭窄是 ESD 的并发症之一。在管腔较为狭窄的部位，如食管起始段、贲门、幽门，切除环周 3/4 以上时，常会发生术后狭窄，而大肠 ESD 术后很少发生狭窄。直肠中，可能会遇到范围接近环周的巨大病变，但由于该部位管腔较宽，不易发生狭窄。据报道，在直肠 ESD 中，切除范围达到或超过环周 90%（图 1）是发生术后狭窄的危险因素，切除面积低于环周 90% 的病例则很少发生狭窄。在结肠病变中，病变接近环周的比例本身就很低。

即使发生狭窄，由于肠道蠕动，粪便大多也能通过狭窄部，因此，一部分存在狭窄的患者并没有症状。当然，也有一些患者有症状，例如，症状较轻的患者主诉大便变细，症状较重者主诉排便困难、腹胀等严重肠梗阻的表现。主诉症状严重的患者，多数是因为行肛管切开后发生肛管狭窄所致。

在预防狭窄方面，对于病变范围达到或超过环周的 90%，存在发生严重狭窄风险的患者，都应在术后给予缓泻药。尽管有报道部分患者可给予黏膜下注射糖皮质激素或给与栓剂，但目前尚无参考文献表明大肠 ESD 术后使用糖皮质激素可有效预防肠道狭窄。

对于发生狭窄的患者可行内镜下扩张术治疗，扩张直径应根据狭窄程度决定，但是，笔者一般都扩张到 18mm 左右。扩张的压力从 0.5atm 开始，确认压力无下降后，按照每次 0.5atm 逐渐递增。在扩张过程中，应观察气囊所跨越的扩张部位。直肠狭窄与食管环周病变相似，狭窄难以缓解的情况很少，多数情况下，经过 5 次或更少的扩张次数，狭窄即可缓解（图 2）。但是，如果是包含肛管在内的大范围切除的病例，狭窄有时会发生在肛管而不是直肠，这种情况下，所需扩张的次数将趋于增加。这时，可让患者自己在手指上涂抹利多卡因凝胶（Xylocaine®）自行扩肛，这种方法还可缓解术后疼痛、预防术后狭窄。

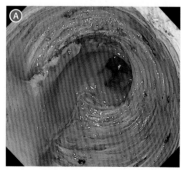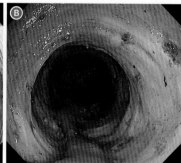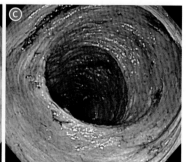

图 1 直肠内镜治疗的切除范围
Ⓐ) 75%~89%。Ⓑ) 90%~99%。Ⓒ) 100%。

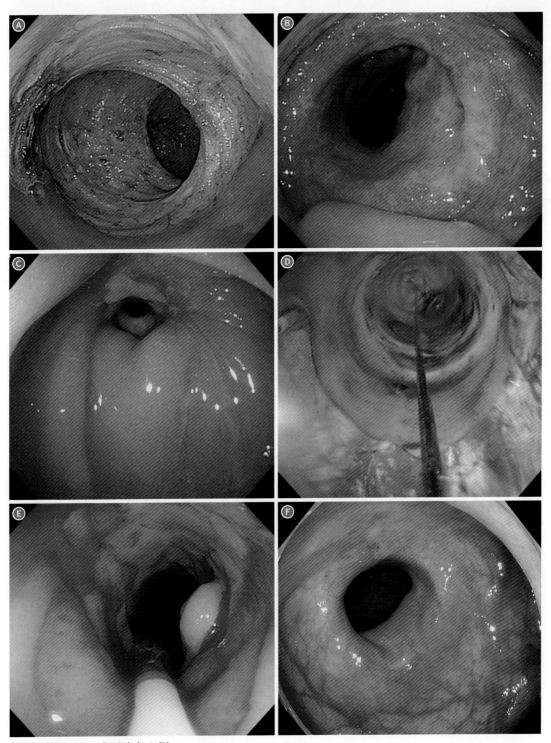

图 2　直肠 ESD 术后狭窄 1 例

Ⓐ）对直肠环周病变行内镜治疗。Ⓑ）治疗后 2 周，未见明显狭窄。Ⓒ）治疗后 5 周，内镜无法通过，存在明确狭窄。ⒹⒺ）内镜下扩张术。经 4 次扩张后狭窄缓解。Ⓕ）治疗后 1 年。

　　如果发生下消化道梗阻，可能会引起严重的并发症，如肠梗阻、梗阻性肠炎（obstructive colitis）和败血症等。因此，对于狭窄风险较高的患者应谨慎处理，在 ESD 术后 2~4 周行肠镜检查以明确是否发生狭窄。

EMR术后怀疑局部存在病变残留

田中秀典，冈　志郎

Q 切除后怀疑局部存在病变残留时，该如何处理？

A 根据是否为癌以及残留病变的大小，选择追加治疗的方法

　　EMR术后，应仔细观察切除术后创面的边缘，明确是否存在肿瘤残留。建议使用NBI或BLI放大观察。

　　对局部残留病变追加治疗的方法，应根据是否为癌以及残留病变的大小决定。如果是癌，应将残留病变和周围正常黏膜一起追加EMR，以保证切除干净。如果非癌，且不是很小（一般指直径大于或等于5mm），也建议追加EMR。如果肿物非癌且残留病变很小，可使用热活检钳钳除，或使用圈套器前端、APC烧灼（图）。治疗后3~6个月应行内镜检查，监测随访。

▊ 参考文献

[1] Ohara Y, et al：Risk of stricture after endoscopic submucosal dissection for large rectal neoplasms. Endoscopy, 48：62–70, 2016.

[2] Hayashi T, et al：Management and risk factor of stenosis after endoscopic submucosal dissection for colorectal neoplasms. Gastrointest Endosc, 86：358–369, 2017.

[3] Sako T, et al：Endoscopic submucosal dissection involving the anal canal presents a risk factor for postoperative stricture. Surg Endosc：doi:10.1007/s00464-020-07508-5, 2020.

[4] Abe S, et al：Stenosis rates after endoscopic submucosal dissection of large rectal tumors involving greater than three quarters of the luminal circumference. Surg Endosc, 30：5459–5464, 2016.

[5] 岡　志郎：分割EMRの適応．「症例で身につける消化器内視鏡シリーズ 大腸EMR·ESD改訂版」（田中信治/編），pp58-62，羊土社，2014.

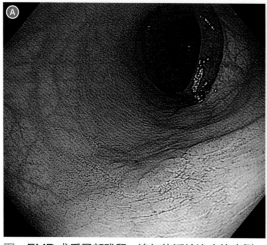
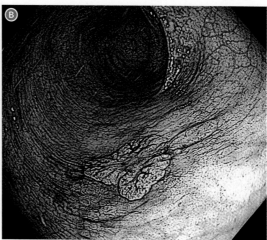

图 EMR术后局部残留，追加热活检治疗的病例

Ⓐ 白光观察图像。降结肠直径15mm，LST-NG假凹陷型病变。

Ⓑ 靛胭脂染色图像。

（图：续下页）

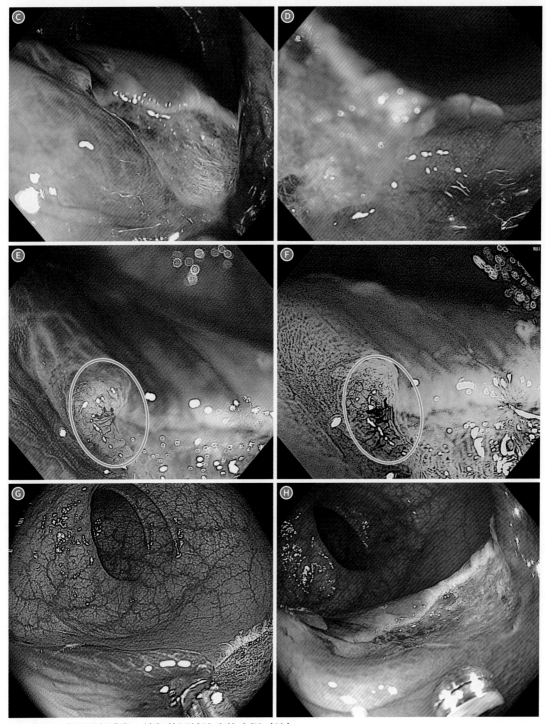

图　EMR 术后局部残留，追加热活检治疗的病例（续）

Ⓒ）结晶紫染色内镜精查后，行 EMR，基本上整块切除。

Ⓓ）确认创面边缘情况。

Ⓔ）发现存在少量局部残留（○）。

Ⓕ）NBI 放大观察图像。

Ⓖ）追加热活检治疗。

Ⓗ）切除后创面。病理组织学诊断腺瘤癌变，热活检钳除的部分包含腺瘤成分。6 个月后行内镜检查，未见局部残留复发。

12 考虑应终止手术的情况

桑井寿雄

在 EMR / ESD 操作过程中，应始终牢记，若遇到某些问题难以解决，有可能需要终止治疗。当遇到因并发症可能会增加患者的危险，或判断病变难以完全切除时，不要勉强，应果断终止操作。实际上，是否终止手术很大程度上取决于操作医生的经验和技术水平，目前尚无明确标准。但是，需要终止操作的情况就相当于困难局面。对于大肠 ESD，可参考以下实际情况处理。具体处理方案可参考相关的其他章节。但是无论如何，重要的是应在陷入困境之前，尽快请上级医生给予指导。

1 黏膜下层存在重度纤维化时 (图 1) (参考第**6**章 - ⑥)

重度纤维化是影响大肠 ESD 安全性（如穿孔率）和治愈性（如切除率）的危险因素，是终止手术最常见的原因。纤维化的原因多种多样，包括良性和恶性。具体来说，当由于纤维化严重且广泛时，**无法确定剥离线**，应考虑终止操作。其中最常见的情况是较大的结节性病变，无论表面结构看起来是否为恶性，病变的肌层会被朝向病变方向牵拉、抬举。丰永等认为这是肌层粘连的表现，表明可能存在深浸润，是终止 ESD 操作的指征。在这些病变中，也有一些黏膜内病变虽无深浸润，但由于肌层粘连而无法确定剥离线，也不得不终止操作。虽然对存在肌层粘连的病变行 ESD（切除一小部分肌层而不发生穿孔）也不是不可以，但不适于初学者。

2 发生穿孔时 (参考第**7**章 - ⑧)

发生穿孔时不要立刻终止操作，应先保持镇静，这点非常重要。在 CO_2 注气状态下确认穿孔部位，若能完全封闭，可继续治疗。若**无法完全封闭**，或封闭后继续治疗时**患者的症状（腹痛）**明显，应终止操作，并与外科商讨。

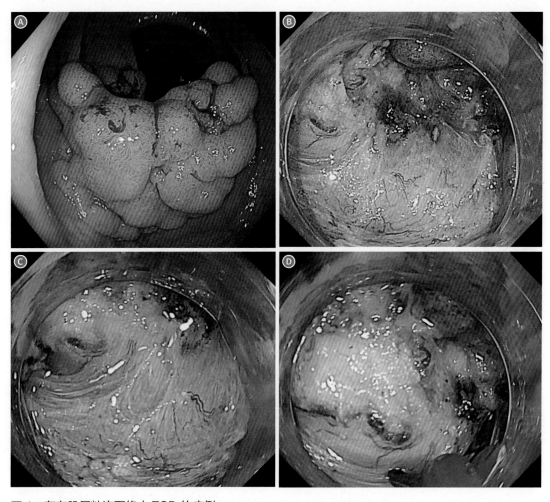

图 1　存在肌层粘连而终止 ESD 的病例

对位于升结肠的直径 80mm 伴较大结节的 LST-G 病变进行 ESD 治疗（Ⓐ）。随着剥离的进展，发现肌层向结节方向牵拉抬举（Ⓑ）。开始时，在设定剥离线上下了很大功夫，剥离时切除了一部分粘连的肌层（Ⓒ）。但中途因剥离线难以辨认而终止手术（Ⓓ）。外科术后病理结果为 Tis 癌，考虑为黏膜内病变合并肌层粘连。

3　出血无法控制时（图 2）（参考第 7 章 - ⑨）

　　据日本的一项大肠 ESD 多中心调查显示，术中出血的发生率仅为 0.34%，并不太高。但如果发生大出血，血液在肠腔内迅速积聚，无法获得视野，危险性增加，应考虑终止治疗。

4　操作时间过长时

　　不仅 ESD 需要花费较长时间，治疗多发息肉时操作时间也可能延长。这种情况

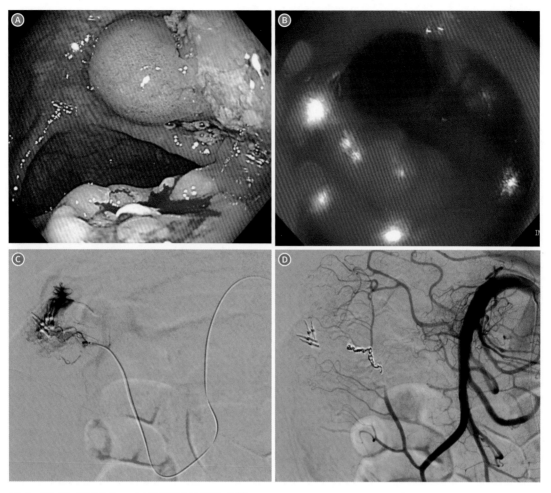

图 2　EMR 术后出血，内镜下无法处理的病例

对位于结肠肝曲直径 20mm 的 0-Ip 病变行 EMR（Ⓐ）。病变切除后，创面底部立刻出现严重的动脉性出血，尽管尝试使用夹子夹闭止血，但由于管腔内充满大量血液而无法获得视野（Ⓑ）。因此，决定改期再对其他息肉继续行 EMR 治疗，先进行介入放射检查（Interventional radiology：IVR）。尽管进入检查间时患者生命体征已接近休克，但由于迅速确定了造影剂外溢的部位（Ⓒ），安全而成功地完成了止血（Ⓓ）。

下，因肠道蠕动亢进，无法获得良好的视野，内镜操作难度增加，不能顺利地进行治疗。另外，如果患者痛苦增加无法耐受时，也难以继续进行治疗，应考虑终止操作。这时，即使还有多个需要 EMR 切除的息肉尚未处理，也应果断地终止操作，留到下次再继续治疗残余息肉。

5　与前次检查的内镜图片相比，发现病变显著增大时 (图3)

当转诊医院的内镜照片或术前检查与治疗间隔了一段时间，可能会出现下列情况，如之前认为适合内镜下治疗的病变，现在高度怀疑黏膜下浸润；之前认为可分片 EMR 治疗的腺瘤性病变，高度怀疑局部恶变，需要改行 ESD。这些情况应考虑

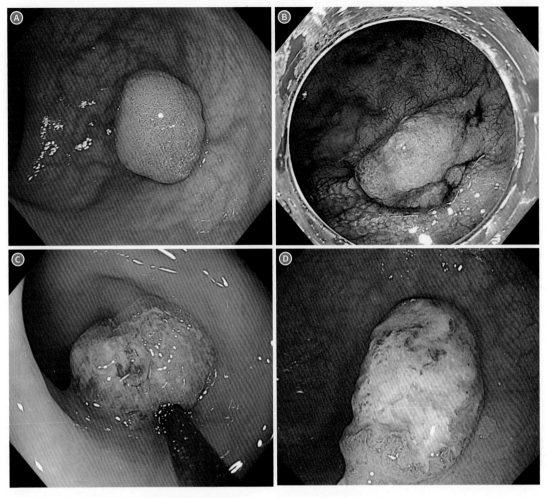

图3 与前次检查相比，病变显著增大的病例

病例1：拟对位于直肠 Rb 的直径约 15mm 的 0-Isp 病变行 EMR 治疗（**Ⓐ**）。但因需要先治疗血液病，故在原计划 9 个月后才行内镜治疗。EMR 过程中，发现病变形态改变（**Ⓑ**），终止治疗。终止后第 2 天改行 ESD。病理结果诊断为高分化管状腺癌，pTis，Ly0，V0。

病例2：终止 ESD 操作并改为外科手术的病例（**Ⓒ**，**Ⓓ**）。位于直肠 Rs 的直径约 18mm 的 0-Is 病变（**Ⓒ**），计划行 ESD。一个半月后，ESD 中发现溃疡形成，考虑存在黏膜下深层浸润，终止操作，改行外科手术（**Ⓓ**）。病理结果提示为中分化管状腺癌，pT1b（SM，2083μm），Ly1a，V0，BD1。251 枚淋巴结中可见 1 枚发生转移。

终止操作，重新制订治疗方案，这其中也包括计划行 EMR 但存在非抬举征阳性的情况。

📖 参考文献

[1] Hayashi N, et al：Predictors of incomplete resection and perforation associated with endoscopic submucosal dissection for colorectal tumors. Gastrointest Endosc, 79：427–435, 2014.

[2] 豊永高史，他：大腸 ESD のコツ．Gastroenterol Endosc，51：2480–2497，2009.

[3] 落合康利，他：大腸 ESD 困難例に対する対応 線維化症例 撤退すべき所見とは？．臨消内科，29：189–194，2014.

[4] Tanaka S, et al：Multicenter questionnaire survey on the current situation of colorectal endoscopic submucosal dissection in Japan. Dig Endosc, 22 Suppl 1：S2–S8, 2010.

^{Case} 1 息肉切除术？还是 EMR？

關谷真志，浦岡俊夫

患者 60 多岁，男性，因便潜血阳性行肠镜精查，检查中发现乙状结肠的肿瘤性病变（图 1**Ⓐ**~**Ⓔ**）。针对该病变，应采取何种治疗？

1 治疗策略

1）带蒂性早期大肠癌的治疗方法

带蒂病变若癌浸润仅局限于头部，即头部浸润（head invasion），淋巴结转移风

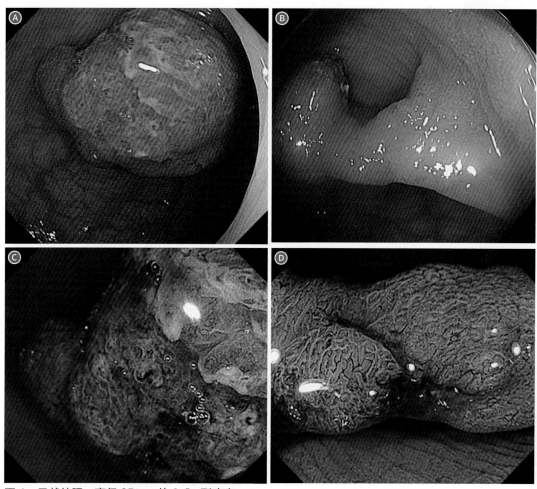

图 1 乙状结肠，直径 25mm 的 0-Ip 型病变

（图 1：续下页）

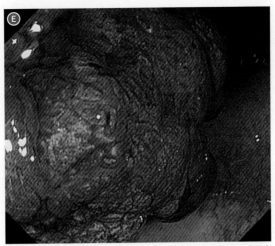

图1　乙状结肠，直径 25mm 的 0-Ip 型病变（续）

险较低，符合内镜治疗的适应证。如果癌浸润超过头部和蒂部交界处（haggitt level 2），即蒂部浸润（stalk invasion），并且浸润深度超过 1000μm，淋巴结转移率为 12.5%，则推荐外科治疗。

2）操作技巧

就笔者而言，对于 20mm 以下的大肠息肉，根据表中所示选择治疗方法。

热圈套器息肉切除术（hot snare polypectomy，HSP）是指对于病变不行黏膜下注射，直接用圈套器圈套病灶蒂部，高频电烧灼切除的方法。一般来说，带蒂（0-Ip）病变是 HSP 的理想适应证。冷圈套器息肉切除术（cold snare polypectomy，GSP）是指对病变不进行黏膜下注射，圈套器圈套后，收紧套圈，通过物理作用切除病变的方法，适于直径 10mm 以下的腺瘤性病变。EMR 是指在黏膜下层行黏膜下注射使病变抬起后再进行圈套，通过高频电流烧灼切除的方法。EMR 主要用于浅表型肿瘤、无蒂病变、怀疑为癌的病变。

3）本例的治疗方法

本例为位于乙状结肠，直径 25mm，表面凹凸不平，色调发红的 0-Ip 型病变。白光观察（图1ⒶⒷ），病变头部未见紧满感、凹陷及溃疡，蒂部可见肿瘤性病变。在头部行 NBI 放大观察（图1Ⓒ）及结晶紫染色（图1Ⓔ）观察 pit pattern。由于病变表面有较黏稠的黏液附着，难以进行评价。病变蒂部通过 NBI 观察（图1Ⓓ），JNET 分类为 Type 2A，怀疑为腺瘤癌变。

根据上述结果，诊断考虑为伴有腺瘤成分的高异型度癌，病变浸润至蒂部。虽然怀疑分期可能为 T1 癌，但仅通过内镜诊断无法确定。由于没有发现明确的黏膜下层深层浸润及蒂部浸润的表现，首选内镜治疗。尽管最终的治疗方案取决于切除后的病理诊断，治疗时还是不应选择简单的息肉切除术，而应选择 EMR 术，这样才能充分评价是否存在蒂部浸润。

表　大肠息肉的治疗选择

内镜	腺瘤		Tis 或 T1a 癌
肉眼形态	0-Ip	任何（除 0-Ip 外）	
1 ~ 4mm	CFP 或 CSP		
5 ~ 9mm	HSP	CSP	EMR
10 ~ 20mm			

2　内镜治疗

　　由于腺瘤侵犯病变蒂部，无法保证充分切除，应先行黏膜下注射，然后，在确保病变与正常黏膜之间保持安全距离的基础上行圈套切除（图 2 **ⒶⒷ**）。带蒂病变可能存在粗大动静脉从蒂部穿过，为预防切除术后出血，应使用凝固电流切除。切除后应观察切缘，确认无病变残留（图 3 **Ⓐ~Ⓒ**）。本例确认无病变残留，为预防迟发性出血予金属夹闭合创面。

3　病理组织学诊断 （图 4）

　　局限于病变头部的高分化腺癌看起来像是穿透黏膜肌层，浸润至黏膜下层，但实际上仅表现为头部浸润，无脉管浸润，垂直 / 水平切缘阴性。另外，蒂部所见的肿瘤性病变组织学上诊断为腺瘤。

　　最终病理诊断：管状腺癌伴腺瘤成分，tub1，pT1（SM，头部浸润），Ly0，V0，BD1，pHM0，pVM0。

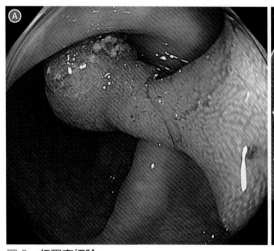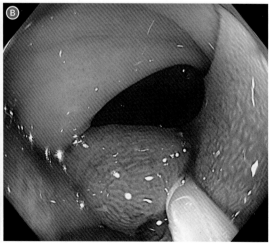

图 2　行圈套切除

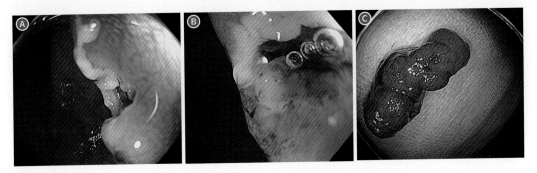

图3 观察切缘

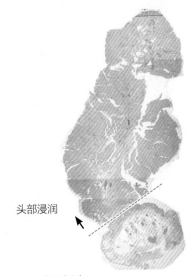

头部浸润

图4 病理标本

4 结语

  局限于头部浸润的带蒂大肠黏膜下层浸润癌，淋巴结转移 / 复发的风险较低，无脉管浸润，垂直 / 水平断端阴性，无须 EMR 术后追加肠切除术，随访观察。可以说，本例选择了诊断性 EMR 作为合适的治疗方法。

答案

为确保病变与正常黏膜间的安全切缘，选择 EMR。

参考文献

[1] Matsuda T, et al：Risk of lymph node metastasis in patients with pedunculated type early invasive colorectal cancer：a retrospective multicenter study. Cancer Sci, 102：1693–1697, 2011.

[2] 「大腸癌治療ガイドライン医師用 2019 年版」（大腸癌研究会 / 編），金原出版，2019.

Case

2 如何处理圈套困难的病变？

今井健一郎

　　50多岁，男性。息肉切除术后随访，肠镜检查时发现位于降结肠的浅表平坦型病变，无分叶，伴伪足样表现（图1），据此诊断为 LST-NG 平坦隆起型。此外，结晶紫染色 pit pattern 为ⅢL型，诊断为腺瘤。病变直径12mm，尝试行 EMR，进行黏膜下注射，但非抬举征阳性（图2）。应如何处理？

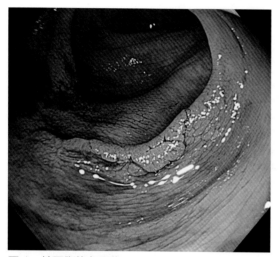

图1 靛胭脂染色图像

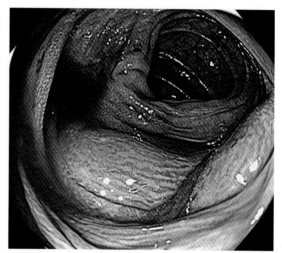

图2 黏膜下注射后，非抬举征阳性

1　治疗策略

　　据报道，直径12mm 的 LST-NG 平坦隆起型病变中，浸润癌比例为4%左右，本例通过放大观察提示为腺瘤。部分医生可能会选择让患者择期入院行 ESD。但考虑到病情的必要性、患者与医生的负担（时间与精力）、医疗费用以及并发症风险之间的平衡，对于不太大的良性病变，让患者服用两次肠道清洁剂，做两次肠镜，再次进行解释和知情同意，住院管理，消耗 ESD 切开刀、黏膜下注射液等医疗资源，笔者认为是不合适的。

　　术者因使用圈套器圈套困难，请示了当时作为上级医生的笔者。笔者追加了黏膜下注射，使用 SOUTEN®（Kaneka Medical）圈套器、用切开刀头端（译者注）行周边切开，追加黏膜下层剥离（图3，图4）。剥离出圈套所需空间后，追加全周切开，圈套器圈套，整块切除（图5）。诊断为低级别管状腺瘤，切缘阴性（图6）。

本例提示对于非抬举征阳性的病变，可使用SOUTEN®圈套器行"补救性"混合ESD（视频）。混合ESD定义为：周边切开后行黏膜下层剥离，再用圈套器切除的方法。混合ESD的适应证目前尚不明确，其目的主要是针对较大的、抬举不良、圈套器圈套困难的病变，通过追加剥离以便圈套切除。SOUTEN®是一种头端带有1.5mm长的切开刀的多功能圈套器。当切开刀从鞘管伸出时可进行黏膜切开、黏膜下层剥离，然后张开圈套器圈套切除，因此仅用一个附件即可完成混合ESD。

2 混合ESD的实际操作

本例中，黏膜下注射液大部分扩散至周边，难以进行圈套（图2）。一般来说，如果从距离抬举不良部位较远处开始圈套，套圈容易滑脱。若从邻近抬举不良的部位开始圈套，更容易成功。因此，通过黏膜下层剥离，使圈套器可勒入邻近抬举不良处的部位，即行hybrid ESD，是该病例理想的选择。

先从病变肛侧行黏膜切开。SOUTEN®刀的前端附有盘状头，接触面积大，易于降低电流密度。因此，刀刺入黏膜下层时，通过对盘状头边缘施压，可提高电流密度，使刀头能够刺入黏膜。使用时应将切开刀穿透黏膜肌层，确切地刺入黏膜下层。初次使用时，也许会感到有些不适应。当刀刺入黏膜下层后，就能像ESD的切开刀一样纵横自如地进行切开了。

黏膜切开后应立即追加黏膜下层剥离。不是像ESD那样进行环周切开，而是要**重复进行切开和剥离**。即使无法钻入黏膜下层，在追加黏膜下注射时，如果能确认黏膜下层，也可安全地剥离。从肛侧进行黏膜切开后，如果直视下能确认黏膜下注

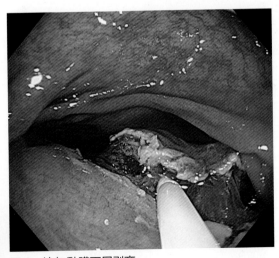

图3　追加黏膜下层剥离

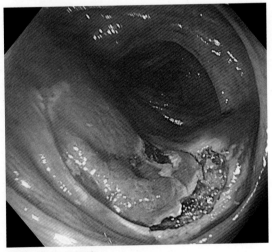

图4　侧方的剥离

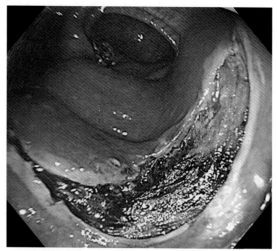

图 5　整块切除后创面

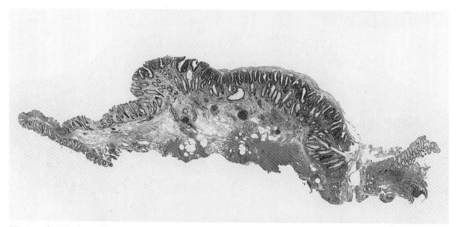

图 6　病理组织图像

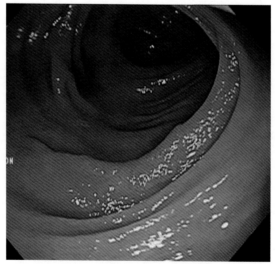

视频　对于抬举不良的病变，采用 SOUTEN® 行
　　　混合 ESD（此图与图 1～图 6 为同一病例）。

射液进入黏膜下层（图3），即使不钻入黏膜下层，仅用刀刺入黏膜下层，在病变外侧像挑起来一样进行剥离，也是安全而高效的。

对于抬举不佳的病变，应剥离至邻近抬举不佳的部位。另外，由于圈套时圈套器肩部（钟表法，1～3点位，9～11点位）位置容易滑脱，病变侧面的剥离程度也很重要（图4）。

最后进行圈套的时候，圈套器前端放置的位置也很重要。如果将圈套器前端置于口侧（钟表法，12点位），由于黏膜切开部分会向横向扩展，圈套难度将会增加。多数情况下，如能将圈套器置于肠管短轴方向就会变得容易。在内镜操作上需要费点心思，将圈套器头端置于2～3点方向，使椭圆形圈套器与黏膜切开部分的方向重合。hybrid ESD切除后，由于创面底部会稍缩小，有利于金属夹缝合。要逐步缩小创面底部，封闭创面。

3　混合 ESD 使用的附件

使用加长的**透明帽**对于内镜下确认黏膜下层及钻入黏膜下层是有用的。对于**直径大于 20mm 的病变**行 hybrid ESD 时，由于需要钻入黏膜下层，透明帽是必需的。另外，与常规内镜相比，细径治疗用内镜更易钻入黏膜下层，是较好的选择。但是，本例病变较小，由于没有制作可钻入黏膜下层的黏膜瓣的空间，且为门诊的补救病例，因此未退出内镜，继续使用前端安装了凸出长度为 2mm 透明帽（MAJ-2257，奥林巴斯公司）的通用内镜（PCF-H290ZI，奥林巴斯公司）进行操作。在笔者医院，即使门诊 EMR 也使用甘油果糖（Glycerol®）作为黏膜下注射液。不过，如果使用透明质酸钠（Mucoup®）等高张注射液，会使操作更加轻松。

> ### 答案
>
> 进行"补救性"混合 ESD。

参考文献

[1] Ishigaki T, et al : Treatment policy for colonic laterally spreading tumors based on each clinicopathological feature of 4 subtypes : actual status of pseudo-depressed type. Gastrointest Endosc : doi : 10.1016/j.gie.2020.04.033, 2020.

[2] 田中信治，他：大腸 ESD/EMR ガイドライン（第2版）. Gastroenterol Endosc, 61 : 1321-1344, 2019.

第8章　病例讨论

_{Case} **3** 预切开 EMR？还是混合 ESD？

吉田直久

　　直径25mm的升结肠褪色调0-IIa病变（图1**Ⓐ**）。通过 LCI（linked color imaging，联动成像技术）观察（图1**Ⓑ**），病变内部发红与发白的结构得到强化。BLI-bright（blue laser imaging-bright，蓝激光成像高亮模式）观察见病变呈茶色调（图1**Ⓒ**）。另外，BLI 下（图1**Ⓓ**）可见腺管扩张及血管扩张。该病变的治疗方案如何考虑？

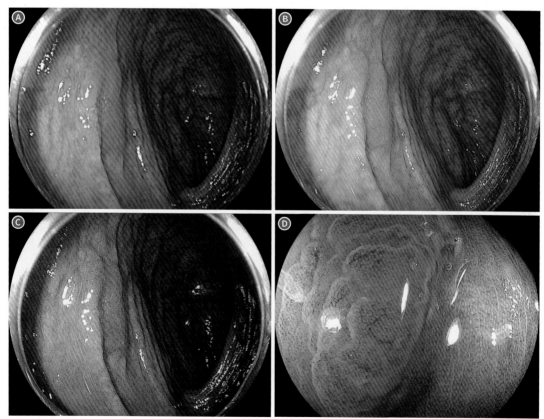

图 1　**病例的内镜表现**

Ⓐ）直径 25mm 的升结肠褪色调 0-IIa 病变。

Ⓑ）LCI 观察病变内部发红与发白的结构得到强化，病变边界容易识别。

Ⓒ）BLI-bright 观察见病变呈茶色调，容易识别。

Ⓓ）BLI 放大观察可见腺管扩张及血管扩张。

1）SSL 中的 ESD 适应证

对于上皮性病变，ESD 的适应证被认为是最大直径超过 20mm 的早期癌或小于 20mm 但伴有纤维化的病变。其中，ESD 治疗适应证尚需探索的课题之一是"**无蒂锯齿状病变（SSL）**"。SSL 通过锯齿状途径（serrated pathway）发育进展，目前认为 15%～25% 的大肠癌与其有关。已知 SSL 随病变增大，伴异型增生（dysplasia）的比例增加。研究发现，在 140 例直径 10mm 以上的 SSL 中，有 19 例（13.6%）伴异型增生。另外，直径 20mm 以上的病变中，异型增生的比例则达到 32.4%。

笔者医院 2013 年至 2019 年间，经内镜治疗直径 5mm 以上、病理诊断为 SSA/P 的病变共 208 例，其中 25 例（12.0%）伴有异型增生。而直径 20mm 以上的 68 例病变中，异型增生的比例达到 29.4%（20 例病变）。进一步分析，这组病例的总体癌变率为 4.8%（10 例），浸润深度为 Tis 者有 8 例，T1 者有 2 例。由此可见，直径大于 20mm 的 SSL，若考虑合并异型增生，建议整块切除。是否合并异型增生，也可通过内镜下表现在一定程度上明确诊断。白光观察时，如病变局部明显发红，有颗粒样隆起或凹陷，应怀疑合并异型增生。相反，即使没有这些表现，也有 4.6%（14/306）的病例合并异型增生。对于这类病变，可进一步通过 NBI 和 BLI 下观察是否存在特征性的血管扩张、腺管改变以及肿瘤性的网格（network）血管，大致判断是否合并异型增生。

综上所述，对于直径为 20mm 左右的 SSL，虽然根据病变大小符合行 ESD 的适应证，但如果病变表面光滑，呈褪色调，考虑恶性的可能性很小，则不考虑行 ESD，建议最好采用 EMR 或分片 EMR 切除的方法。另外，由于直径大于 30mm 的病变伴异型增生的比例增加，即使内镜下无异型增生的细微表现，建议最好也行整块切除。采用 EMR 整块切除有困难时，应考虑行 ESD。

2）常规的操作技巧及配件

近 20 年来，在世界范围内，EMR 作为大肠肿瘤切除的技术已经非常成熟，目前主要适用于直径 20mm 以下的肿瘤。但对于直径 20mm 以上的肿瘤，整块切除率较低，仅为 30%。

笔者在既往的 RCT 研究中曾经报道，在 EMR 中使用 0.13% 透明质酸与生理盐水相比，病理学上的整块切除率更高，目前对于直径 10mm 以上的病变行 EMR 治疗时均采用这种方法。而且为了确保 EMR 整块切除的成功率，对困难病变采用**预切开 EMR** 的方法，即黏膜下注射后，先用圈套器前端将病变周边部分（partial incision）或全周（full incision）切开，以便使后面的切除操作变得更加容易。我们将既往直径 20～30mm 的病变分为常规 EMR 组（35 例）和预切开 EMR 组（35 例），采用倾向性评分进行比较，结果发现，两组的整块切除率为 48.5% vs 88.6%（$P < 0.001$），预切开 EMR 组效果更好。另外，预切开 EMR 组的平均操作时间为 19.5 ± 9.3min，与常规 ESD 相比，操作时间更短。进一步根据病变大小和形状，选择部分切开或全周切开分别进行比较，与高水平操作者相比，普通水平的医生在操

作上虽然需要多花费一些时间，但整块切除率基本相同。

随后，笔者对 50 例直径大于 20mm 的肿瘤进行了平均 26.5 个月的随访，发现仅有 2.0% 的病例复发，长期预后良好。操作中使用的附件是较硬的圈套器 Capti-vator ™Ⅱ25mm（波士顿科学公司）或先端附有 Ball tip 的 SOUTEN（Kaneka 公司），黏膜下注射液是 0.13% 的透明质酸钠（Mucoup®，波士顿科学公司），使用时仅加入少量靛胭脂。配制方法是 Mucoup® 1V（20mL）中加入生理盐水 40mL 及 0.4% 靛胭脂 0.3mL，使用 10mL 注射器推注。高频电使用 VIO® 300D（ERBE），周边切开设定为 EndoCut I，效果 1，切开时间 4，切开间隔 2；切除模式为 EndoCut Q，效果 3，切开时间 1，切开间隔 6。

2 实际的预切开 EMR 操作

就 SSL 而言，使用 LCI 及 BLI-bright 观察确认病变边界更加容易，也有人认为对于发现病变也是有效的（图 1❸❹）。另外，BLI 放大观察可见腺管扩张及血管扩张（图 1❹）。本例并不怀疑合并异型增生，病变直径小于 30mm，恶性可能性极低，因此选择了预切开 EMR 而非 ESD。

预切开 EMR 中，所有病例均使用透明质酸钠溶液进行黏膜下注射，大多先于病变的口侧注射（图 2❹）。这样可使病变翻向内镜一侧，更容易切开，用圈套器前端（本例为 Ball tip 型）于口侧切开（图 2❸）后，于肛侧追加黏膜下注射，继续行全周切开（图 2❸❹）。以切开部分锚定圈套器，圈套器充分套住病变后行整块切除（图 2❸）。创面底部大多可见部分凝固的裸露血管，用圈套器前端以柔和电凝模式进行灼烧，使用适合的金属夹闭合创面（图 2❹❹）。本例的病理结果为 SSL 不伴异型增生，切缘判断不清（图 2❹）。关于切缘，像 SSL 这样的良性病变，在观察确认肿瘤的同时，为了不使切除面积过大，大多紧贴肿瘤边缘切开，由于热凝固造成切缘不清的情况并不少见。

3 结语

本文介绍了 1 例采用预切开 EMR 治疗 SSL 的病例。笔者认为，对于直径大于 20mm、高度倾向良性的病变，采用在 EMR 基础上稍加改进的预切开 EMR 能够安全而快速地完成操作。

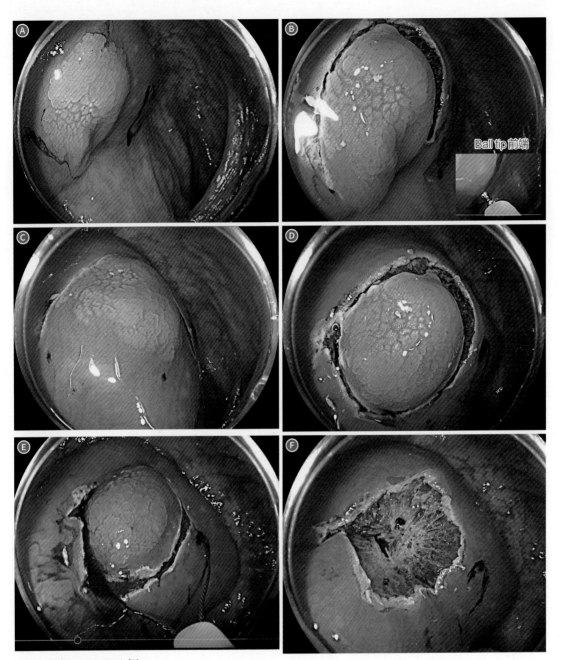

图 2 预切开 EMR 1 例

Ⓐ）于病变口侧黏膜下注射 0.13% 透明质酸钠溶液，病变翻向内镜侧，更易切开。

Ⓑ）用 Ball tip 型圈套器前端（SOUTEN®，KANEKA）切开口侧。

Ⓒ）于肛侧追加黏膜下注射。

Ⓓ）于该部位用圈套器前端切开，完成环周切开。

Ⓔ）以切开部分固定圈套器，使用硬质圈套器充分圈套。

Ⓕ）采用预切开法将病变整块切除，无穿孔等并发症，用圈套器前端以柔和电凝模式灼烧创面底部的裸露血管。

（图 2：续下页）

第8章 病例讨论

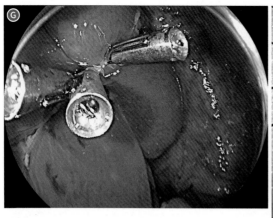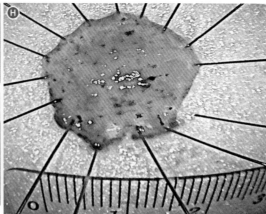

图 2　预切开 EMR 1 例（续）

Ⓖ）金属夹封闭。

Ⓗ）病理诊断为 SSL，切缘判断不清。

答案

用预切开 EMR 进行整块切除。

致谢

在本文的编写过程中，衷心感谢井上　健先生，冨田侑里先生，橋本　光先生，杉野敏志先生，伊藤義人先生以及京都府立医科大学消化内科的医务人员。

参考文献

[1] Bettington M, et al：The serrated pathway to colorectal carcinoma：current concepts and challenges. Histopathology, 62：367–386, 2013.

[2] Sano W, et al：Clinical and endoscopic evaluations of sessile serrated adenoma/polyps with cytological dysplasia. J Gastroenterol Hepatol, 33：1454–1460, 2018.

[3] Burgess NG, et al：Clinical and endoscopic predictors of cytological dysplasia or cancer in a prospective multicentre study of large sessile serrated adenomas/polyps. Gut, 65：437–446, 2016.

[4] 吉田直久, 他：20 mm以上（あるいは30 mm以上）のSSA/Pは一括切除が必要か?–Yes. 消化器内視鏡, 31：1492–1497, 2019.

[5] Tanaka S, et al：Clinicopathologic features and endoscopic treatment of superficially spreading colorectal neoplasms larger than 20 mm. Gastrointest Endosc, 54：62–66, 2001.

[6] Yoshida N, et al：Endoscopic mucosal resection with 0.13% hyaluronic acid solution for colorectal polyps less than 20 mm：a randomized controlled trial. J Gastroenterol Hepatol, 27：1377–1383, 2012.

[7] Tanaka S, et al：JGES guidelines for colorectal endoscopic submucosal dissection/endoscopic mucosal resection. Dig Endosc, 27：417–434, 2015.

[8] Toyonaga T, et al：Endoscopic treatment for early stage colorectal tumors：the comparison between EMR with small incision, simplified ESD, and ESD using the standard flush knife and the ball tipped flush knife. Acta Chir Iugosl, 57：41–46, 2010.

[9] Yoshida N, et al：Efficacy of precutting endoscopic mucosal resection with full or partial circumferential incision using a snare tip for difficult colorectal lesions. Endoscopy, 51：871–876, 2019.

Case 4 皱襞背面的病变如何治疗？

平田大善，佐野 宁

本例为位于乙状结肠皱襞背面的直径 12mm 的 0-Is 病变（图 1）。当病变位于皱襞背面时，该如何治疗呢？

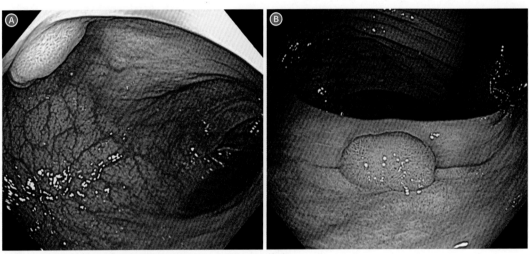

图 1　位于乙状结肠皱襞背面的直径 12mm 的 0-Is 病变

Ⓐ）正镜观察图像。Ⓑ）反转操作观察图像。

1 治疗策略

对皱襞背面的病变进行内镜治疗时，应注意以下 3 点：**准确掌握病变范围；了解内镜反转治疗的特点；反转操作时肠壁张力的变化。**

首先，治疗前对病变范围及性质的准确诊断是内镜治疗的基础。皱襞背面的病变大多位于解剖学上的肠管弯曲部位，正镜操作时，不要说治疗，连充分观察大多也很难（图 1Ⓐ）。因此，对于皱襞背面的病变，建议采用反转操作进行观察和治疗（图 1Ⓑ）。在皱襞背面发现病变时，应养成正镜和反转等多角度观察的习惯，这样才能准确诊断病变范围。有时还需要通过无创喷洒管、注射针、圈套器等调整皱襞和病变的朝向进行观察。

第 8 章 病例讨论

另外，正镜治疗皱襞背面的病变时，为了贴合皱襞，需要大幅度打角度钮，这时无法观察病变口侧，治疗过程中难以掌握病变整体情况。与之相比，反转操作时，内镜镜身在肠管内较为稳定，各方向的角度钮都可以自由控制，治疗过程中也易于把握病变的整体情况。另外，由于病变正面朝向内镜，便于使用圈套器，EMR 也更为容易。

另一方面，在反转操作时，病变肛侧会成为死角（图 2❹），有时会出现肛侧切缘有残留或分片切除的情况。因此，对皱襞背面的病变行 EMR 时，应使病变肛侧膨隆，在病变肛侧留出足够的空间。进行黏膜下注射时，应意识到针尖的角度，充分 Down 大钮，调整角度，以便将注射液注入病变肛侧（图 2❸❹）。如果能在病变肛侧形成确切的黏膜下膨隆，圈套器先端的固定就更稳定，圈套也更为容易。应该认识到，在 EMR 中黏膜下注射也是重要的步骤之一。

从锚定到圈套时，可将圈套器的前端稍稍伸出一点，抵住黏膜下膨隆部（图 2❹），轻轻通电，将前端固定。以固定的前端为支点，缓缓张开圈套器（图 2❸），一边稍稍吸气，一边套住整个病变（图 2❺）。充分收紧圈套器后，再充分注气，使病变向上牵拉、抬举与肌层分离（图 2❻），确认肌层没有卷入圈套器后，再切除病变（图 2❻）。切除之后确认切除部位，明确有无病变残留或出血（图 2❹）。

2 结语

对于位于皱襞背面的病变行内镜治疗时，需要充分理解和熟练掌握内镜操作。这些检出的病变多位于**解剖学上的屈曲部位**，如肝曲、脾曲、乙状结肠、直肠 RS 部。解剖学上的屈曲部位，病变容易漏诊，观察这些部位时，应通过调整空气量、反转操作等方法仔细观察。为防止漏诊，平时内镜检查时要熟练掌握解剖学屈曲部位的操作及反转状态下的操作。但在反转操作时，有时肠壁所承受的张力增加，甚至偶尔会发生因张力过高导致穿孔等严重并发症的情况。当尝试反转操作时，建议术者应注意一边观察患者的全身状态和反应，一边安全而慎重地进行内镜操作。

答案

对于皱襞背面病变的治疗，推荐反转内镜进行操作。在日常检查中应熟练掌握内镜操作技术。在此基础上，也有必要对那些需要更加慎重、精细的内镜操作多花一些心思。

参考文献

[1] Iwatate M, et al : Post-colonoscopy colorectal cancer rate in the era of high-definition colonoscopy. World J Gastroenterol, 23 : 7609-7617, 2017.

[2] Quallick MR & Brown WR : Rectal perforation during colonoscopic retroflexion : a large, prospective experience in an academic center. Gastrointest Endosc, 69 : 960-963, 2009.

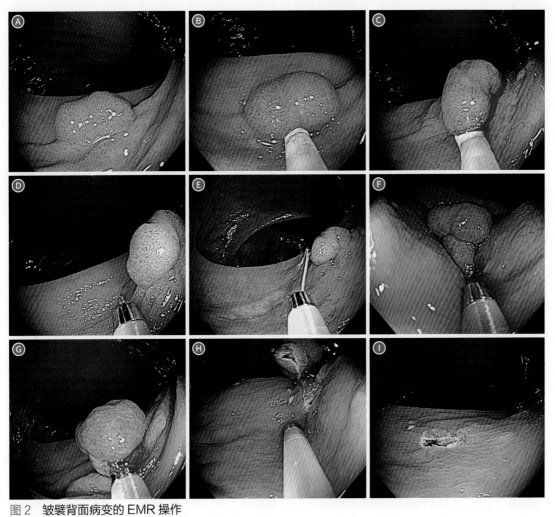

图2 皱襞背面病变的 EMR 操作

Ⓐ）反转内镜观察病变。ⒷⒸ）黏膜下注射：Down 大钮，在病变肛侧做成黏膜下膨隆。Ⓓ）将圈套器前端固定于肛侧。Ⓔ）小心张开圈套器。Ⓕ）稍稍吸气并圈套。ⒼⒽ）注气并轻轻牵拉，向上抬起病变后切除。Ⓘ）确认无病变残留或出血。

Case

5 如何进行有"陡坡"病变的EMR？

吉井新二

50多岁，女性，直肠 Rb 后壁的 20mm 大小的隆起型病变（图）。有"陡坡"（※注）的病变由于无法在同一视野中观察到病变全貌（特别是口侧），采用常规 EMR 确切完成整块切除存在困难，这种情况应该如何处理？

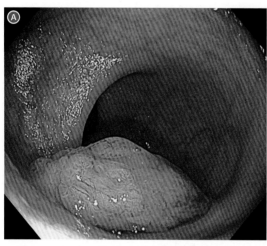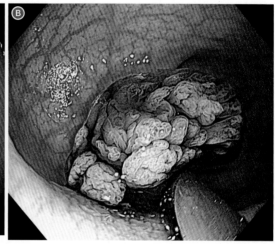

图　直肠 Rb 后壁的 20mm 大的隆起型病变

Ⓐ）白光观察图像。Ⓑ）靛胭脂喷洒图像。

※注：所谓"陡坡"，是指将治疗附件径直伸出钳道后，病变正好位于附件下方，为切线方向，附件很难接近病变。

1 治疗策略

对于存在"陡坡"的病变行常规 EMR 圈套切除时，圈套器的口侧为切线方向，容易打滑，不能充分套住病变，可能会造成分片切除。对这种情况的有效解决方法是行**预切开 EMR/ 混合 ESD**。

在有"陡坡"的情况下行预切开 EMR/ 混合 ESD 时，操作方法与常规 ESD 策略有不同。最好先在难以保证视野的病变口侧进行黏膜切开，小心制作出可以挂住圈套器的"沟槽"。黏膜切开偏浅的情况下，要进行一定程度的黏膜下层剥离和修整，以保证能进行确切的圈套。之后，将圈套器前端固定于口侧切开黏膜的"沟槽"内，以此为支点打开圈套器，将圈套器置入黏膜切开所形成的"沟槽"中，勒紧后通电切除。

2 整块切除的实际操作（视频）

开始切除前，必须确认视野及操作性是否良好。病变口侧视野可通过变换体位和调节空气量进行确认。但本例观察困难。为了能更好地观察病变，更稳定地进行黏膜切开，可在内镜前端安装透明帽，本例就采用了这种方法。透明帽伸出较长时，有时会使圈套操作的视野变窄，因此透明帽不宜安装得过长。接下来，由于倒镜操作有利于观察病变口侧，尝试倒镜，从口侧观察病变（视频 Ⓐ）。管腔狭小、反转操作困难时，有时需要更换镜身更细、先端硬性部较短的内镜进行反转操作（本例使用 PCF-H290ZI 反转操作困难，更换为 PCF-Q260JI）。确认视野及操作性均良好后切除病变。

首先黏膜下注射透明质酸，然后用切开刀进行黏膜切开（视频 Ⓑ~Ⓓ）。圈套前行 ESD 操作的要领：用切开刀切开病变周围黏膜做成"沟槽"（视频 ⒺⒻ），借助"沟槽"进行圈套，最终完成整块切除（视频 Ⓖ~Ⓙ）。病理组织学诊断为绒毛管状腺瘤（tubolovillous adenoma），为完全切除。

3 预切开 EMR/ 混合 ESD

根据《日本消化内镜学会指南》(第 2 版)，**预切开 EMR**，是指仅使用 ESD 切开刀或圈套器前端切开病变周边，不进行黏膜下层剥离，直接圈套切除的方法。使用 ESD 专用切开刀或圈套器前端切开病变周边黏膜后，进行黏膜下层剥离，最后进行圈套切除的方法为**混合 ESD**（参考**第 2 章 -3**）。但预切开 EMR 由于只进行黏膜切开，所形成的"沟槽"较浅，难以固定圈套器，大多需要追加一定程度的黏膜下层剥离，以便后续圈套切除。因此，严格区分预切开 EMR 与混合 ESD 在临床上并无实际意义。对于存在"陡坡"、圈套切除困难的病例，由于黏膜切开、黏膜下层剥离可使圈套操作变得更加稳定，这种方法是非常实用的。对于缺乏 ESD 经验者及初学者，黏膜切开、黏膜下层剥离等操作可能难度较高。但如果病变不是较大的话，也并非必须进行全周切开、黏膜下层剥离，仅切开病变口侧黏膜（partial incision，部分切开）或切开一点能固定圈套器前端即可。通过这些方法可使圈套切除操作变得更加稳定（前端刺入法）。在常规 EMR 中，黏膜下注射、圈套器选择等均有各种技巧（参考**第 5 章**）。如果运用这些技巧还无法顺利进行圈套切除时，建议尝试本文介绍的方法。

预切开 EMR/ 混合 ESD 的缺点，是在黏膜切开时，如果使用 ESD 用切开刀，需要使用切开刀及圈套器两种附件，增加费用。不过，头端切开刀与圈套器一体化的器械已经上市。本例就使用了 SOUTEN®（Kaneka Medical），仅用一种器械就完成了治疗。

答案

进行预切开 EMR 或混合 ESD。

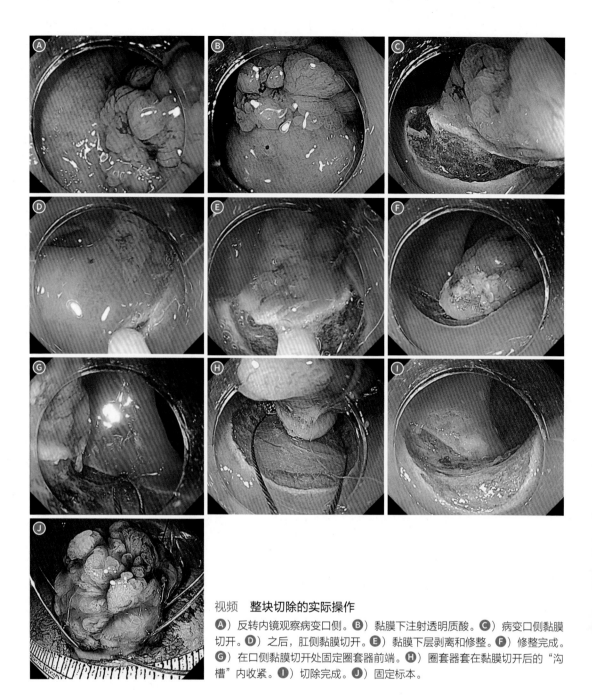

视频　整块切除的实际操作

Ⓐ）反转内镜观察病变口侧。Ⓑ）黏膜下注射透明质酸。Ⓒ）病变口侧黏膜切开。Ⓓ）之后，肛侧黏膜切开。Ⓔ）黏膜下层剥离和修整。Ⓕ）修整完成。Ⓖ）在口侧黏膜切开处固定圈套器前端。Ⓗ）圈套器套在黏膜切开后的"沟槽"内收紧。Ⓘ）切除完成。Ⓙ）固定标本。

📖 参考文献

[1] 田中信治，他：大腸ESD/EMRガイドライン（第2版）. Gastroenterol Endosc，61：1321-1344，2019.

[2] Yoshida N, et al：Efficacy of precutting endoscopic mucosal resection with full or partial circumferential incision using a snare tip for difficult colorectal lesions. Endoscopy, 51：871-876, 2019.

[3] 野村美樹子，他：大腸腫瘍の内視鏡的黏膜切除術におけるスネア先端刺入法の有用性. Gastroenterol Endosc，43：1821-1827，2001.

[4] Yoshii S, et al：Efficacy and Safety of Complete Endoscopic Resection of Colorectal Neoplasia Using a Stepwise Endoscopic Protocol with SOUTEN, a Novel Multifunctional Snare. Clin Endosc, 53：206-212, 2020.

Case 6 浸润深度的诊断？治疗方法？

鴫田賢次郎，永田信二

80多岁，女性，直肠Rb处可见直径50mm的LST-G。病变边缘腺管开口结构规整，诊断腺瘤性病变，其中央可见凹陷（图1Ⓒ◯），进一步行NBI放大观察（图1ⒹⒺ）和结晶紫染色判断pit pattern（图1Ⓕ）。如何考虑该病例的浸润深度和治疗方法呢？

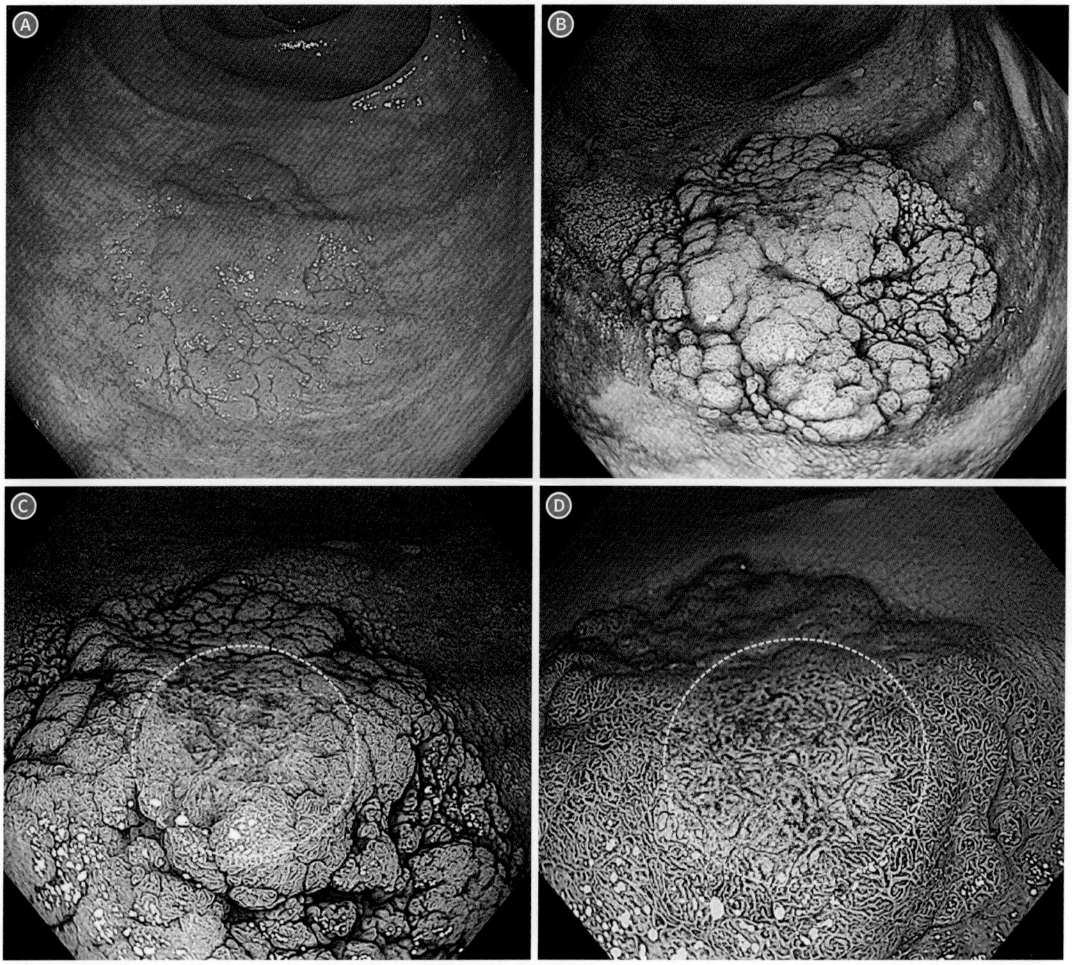

图1 直肠Rb的直径50mm的LST-G病变

Ⓐ）白光观察图像。

Ⓑ）靛胭脂喷洒图像。

Ⓒ）凹陷部位。

Ⓓ）凹陷部位的NBI放大观察图像（低倍放大）。

（图1：续下页）

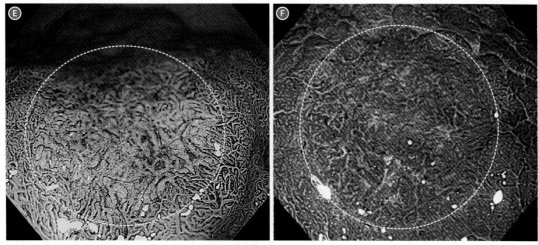

图 1 直肠 Rb 的 50mm 大的 LST-G 病变（续）

Ⓔ）凹陷部位的 NBI 放大观察图像（高倍放大）。

Ⓕ）结晶紫染色（高倍放大）。

1 治疗策略

为了确定合适的治疗方法，详细的术前精查是非常重要的。

本例为直肠 Rb 的直径 50mm 的 LST-G（图 1Ⓐ），乍一看属于大肠 ESD 的良好适应证，但术前精查发现病变中央有凹陷。NBI 放大观察可见，该部位的表面腺管结构（surface pattern）高度不整，局部显示不清，血管粗细及分布不均，JNET 分类为 Type 2B（图 1ⒹⒺ）。另外，结晶紫染色可见 pit 边缘不整，间质区（stromal area）染色不良，为 V_I 型高度不规则（图 1Ⓕ）。据此诊断病变中央凹陷部位为黏膜下层深浸润的 cT1b 癌。

目前，《大肠癌治疗指南》对 cT1b 癌的推荐治疗方法是外科手术。但根据近年来的大肠癌研究会的研究发现，当除了黏膜下层深浸润以外，无其他转移相关的危险因子时，大肠 T1 癌的淋巴结转移率为 1.4%。据此提出了扩大内镜治疗的适应证。尤其是对于直肠，考虑到造瘘、术后肛门功能减退等会影响生活质量，与外科手术相比，该部位病变行内镜治疗获益更大，因此，应谨慎选择治疗方法。

本例为合并痴呆症的高龄女性，与家属商议后制订了以切除活检为目的的 ESD 治疗方案。

2 以切除活检为目的的 ESD（图 2）

对于 cT1b 癌进行以切除活检为目的的 ESD 时，为了进行详细的病理组织学评价，必须保证切缘阴性。为了保证垂直切缘阴性，黏膜下层的剥离深度非常重要。在怀疑存在黏膜下层浸润的部位，应沿着肌层正上方进行剥离。此时，操作的关键

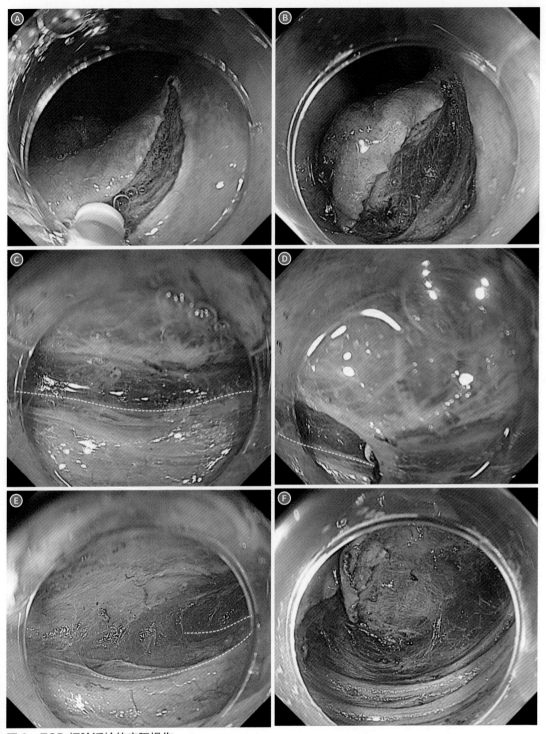

图2　ESD 切除活检的实际操作

针对直肠 Rb 的 cT1b 病变进行了以切除活检为目的的 ESD。为进行详细的病理组织学评价，必须保证切缘阴性。操作技术上，应注意沿着肌层正上方的剥离线进行黏膜下层剥离。

Ⓐ）反转操作行周边切开。

Ⓑ）制作黏膜瓣以便钻入黏膜下层。

ⒸⒹ）沿肌层正上方的剥离线小心剥离。

ⒺⒻ）沿肌层正上方剥离线剥离，肌层无黏膜下层残留。

（图2：续下页）

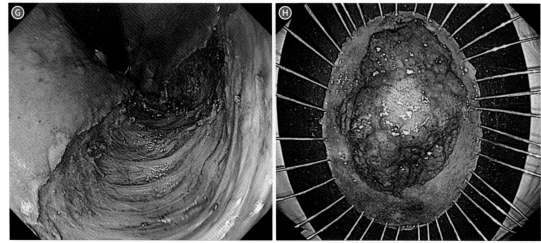

图2 ESD切除活检的实际操作（续）
Ⓖ）切除后创面底部。
Ⓗ）切除标本。

是：利用前端的透明帽保持良好的视野，在能够清楚辨认肌层的状态下移动切开刀（图2Ⓒ~Ⓕ）。当仅用透明帽无法取得良好视野时，可使用系线夹子或S-O clip®等辅助牵引。

　　cT1b癌的ESD不完全切除率较高，沿肌层正上方剥离时存在穿孔风险，最好在高水平的中心进行ESD。在现行指南中，cT1b癌的推荐治疗方案为外科手术。在参考此推荐的基础之上，还应根据术前精查、病变位置、操作难度、术者技术水平，综合判断决定治疗方案。本例为腺癌（tub2 > tub1）伴管状腺瘤（Adenocarcinma with tubular adenoma），pT1b（SM 3389μm），Ly0，V1b，BD1，HM0，VM0。因患者高龄且合并痴呆症，未追加外科手术，随访观察（图3）。

> **答案**
>
> 外科手术或以切除活检为目的的ESD（ESD最好在高水平的中心进行）。

▨**参考文献**
[1]「大腸癌治療ガイドライン医師用2019年版」（大腸癌研究会／編），金原出版，2019.
[2] 味岡洋一，他：早期大腸癌の内視鏡治療の適応拡大（1）T1b癌（1,000μm以深SM癌）リンパ節転移リスク層別化の検討.「大腸疾患NOW2016大腸癌の診断と治療update」（杉原健一／編集主幹），pp63-68，日本メディカルセンター，2016.

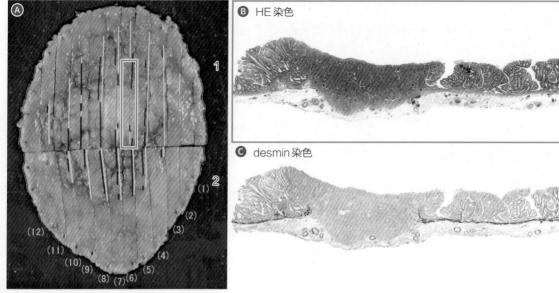

图3　复原图及病理组织图像

──腺瘤，── pTis，── pT1。

腺癌（tub2 > tub1）伴腺瘤，pT1b（SM 3389μm），Ly0，V1b，BD1，HM0，VM0。未追加外科手术，随访观察。

针对直肠 T1 癌确切的局灶切除方法

~经肛内镜下部分肌切除术（peranal endoscopic myectomy，PAEM）~

鴫田賢次郎，永田信二

■ 所谓 PAEM

直肠 Rb 位于腹膜反折部的肛侧，无穿孔至腹腔内的危险，而且肠管的肌层由环形肌和纵行肌两层构成，邻近肛门的直肠 Rb 纵行肌较厚，即使切到环形肌也不会造成全层切除。最近，Toyonaga 等报告了一种内镜下连同环形肌一并切除的方法，称为 PAEM（pernal endoscopic myectomy），这种方法对于重度纤维化病例有效，由于切除深度达环形肌，对于浸润深度未超过黏膜下层的病变，可保证垂直切缘阴性。笔者医院经医院伦理委员会批准后，于 2019 年 1 月开始开展这项技术。PAEM 的适应证：①肿瘤与肌层距离较近的 cT1b 癌；②伴有纤维化的 cTis 癌，③SMT 等，这些病变若采用常规 ESD，由于器械的烧灼，有时会造成切缘（垂直切缘）阳性或切缘判断不清（图1）。然而，直肠 Rb 前壁的病变在解剖学上邻近膀胱和子宫，肠管周围脂肪组织较少，因此，此部位的病变被排除在适应证以外。

针对直肠 T1 癌，以切除活检为目的的内镜治疗必须保证垂直切缘阴性。PAEM 中，由于切除线达到固有肌层，即使为 T1 癌也不会造成切除不完全。这种方法对 pT1 癌的局部切除可能有效（图2，图3）。但需要注意的是，目前指南推荐的 cT1 癌的治疗方法为外科手术，以切除活检为目的的内镜治疗必须获得各中心的伦理委员会批准以后才能开展。为诊断 cT1 癌，术前必须进行精查，包括放大内镜和超声内镜，还需要术者具备高超的 ESD 操作技术，能在环形肌与纵行肌之间精确地进行剥离操作。

■ 针对直肠 T1 癌行确切局部切除的意义

与结肠相比，直肠病变外科切除术后生活质量显著下降，在选择是否追加外科手术方面，应更加慎重。虽然应首先考虑治疗的根治性，但在迎来老龄化社会的今天，考虑到患者年龄和基础疾病，避免手术过度也很重要。目前控制局部复发的方法，不再仅限于造瘘或者虽可保肛但肛门排便功能受损严重的外科手术，而是提倡具有保肛或保存肛门排便功能的治疗方法。以局部切除后垂直切缘阴性的高风险的直肠下部黏膜下层浸润癌（pT1 癌）为对象的卡培他滨（Capecitabine）联合放疗的非对照试验（JCOG1612）已经开始。该试验结果可能将为我们提供一种新的治疗选择。这种可确切进行局部切除的 PAEM 法有望成为一种有效的治疗方法。

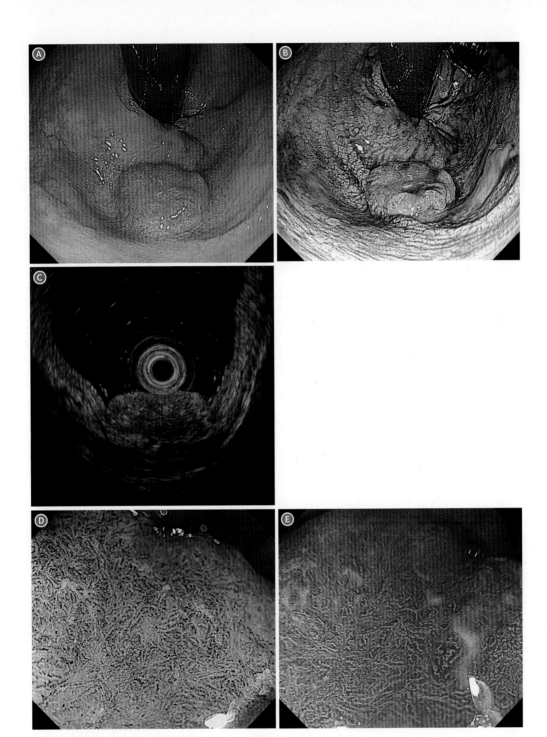

图 1　直肠 Rb 的直径 20mm 的 0-IIa+IIc 病变

Ⓐ）发红的平坦隆起型病变。

Ⓑ）喷洒靛胭脂后顶部可见浅凹陷。

Ⓒ）超声内镜检查下可见病灶局部紧邻固有肌层，为黏膜下层浸润。

Ⓓ）NBI 放大观察中，表面结构明显不规则，局部模糊不清，血管粗细 / 分布不均，诊断为 JNET 分类 Type 2B。

Ⓔ）结晶紫染色见 pit 边缘不规则，间质区染色低下，pit pattern 诊断为 V_I 高度不规则。

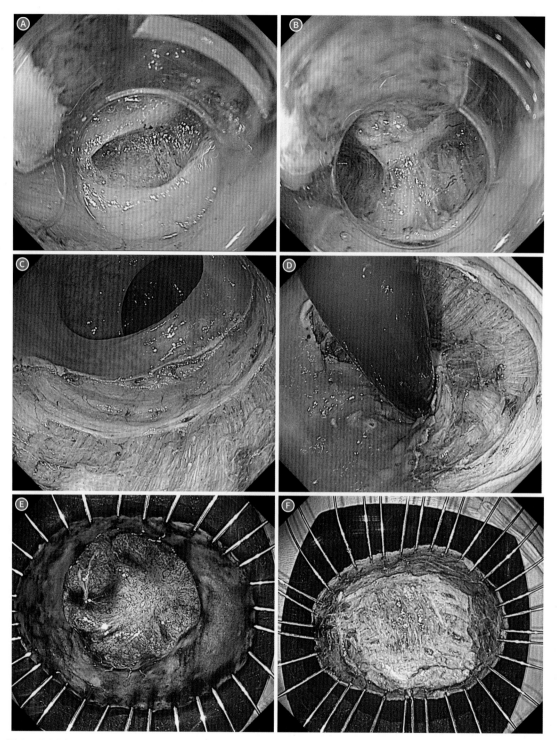

图2　PAEM

Ⓐ）在病变正下方，从肌层的间隙开始，沿着环形肌下缘剥离。

Ⓑ）在环形肌下层可见纵行肌，将环形肌沿其下缘小心剥下来，不损伤纵行肌。

ⒸⒹ）创面中，环形肌切除的部位部分较深，可见纵行肌。

Ⓔ）从黏膜侧观察切除标本。

Ⓕ）切除标本的肿瘤下方可见剥离面有环形肌附着。

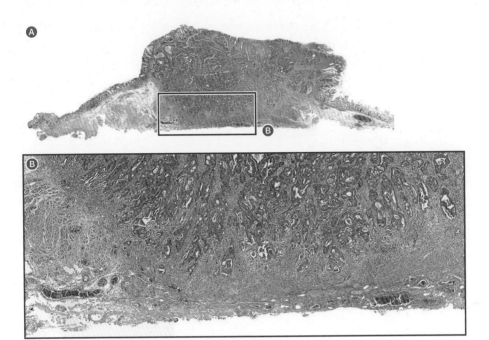

图 3　包含环形肌的术后标本的病理组织学图像

病理组织学结果为腺癌（tub2 ＞ pap ＞ tub1），pT2（MP），Ly1a，V1a，BD3，HM0，VM0，病变浸润至固有肌层，垂直切缘阴性。

📖 参考文献

[1] Toyonaga T, et al：Peranal endoscopic myectomy（PAEM）for rectal lesions with severe fibrosis and exhibiting the muscle-retracting sign. Endoscopy, 50：813-817, 2018.

Case 7　术中发现纤维化时的对策是什么？

池松弘朗

　　70多岁，男性，因便潜血阳性行肠镜检查，乙状结肠可见直径90mm的0-Is+Ⅱa（LST-G结节混合型）病变（图1）。白光观察未见凹陷、皱襞集中等怀疑T1b癌的表现，也未见疑似纤维化的部位（图1**A**）。病变中心可见稍隆起的粗大结节，对该部位行NBI联合放大内镜观察，JNET分类为Type 2B（图1**D**），结晶紫染色放大观察（图1**F**），可见 V_I 型轻度不规则的pit pattern，考虑为非浸润性（non-invasive pattern）。综上所述，诊断该病变以腺瘤（adenoma）为主，粗大结节处最多为Tis-T1a。

　　ESD从正镜开始，尝试按常规方法，先行U形黏膜切开，然后进行黏膜下层剥离。剥离至一半时均无问题，但是剥至病变中央时，在粗大结节下方可见重度纤维化。下一步该如何治疗？

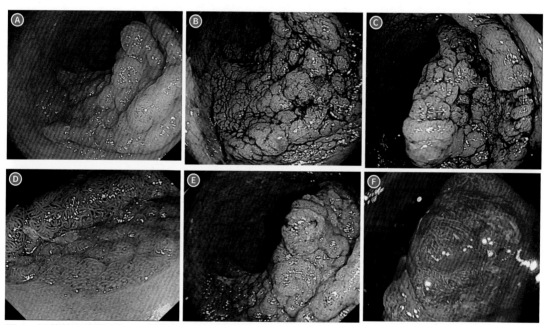

图1　乙状结肠直径90mm的LST-G结节混合型病变

纤维化位于皱襞上时操作非常困难，不过可以先在两侧无纤维化的部位进行剥

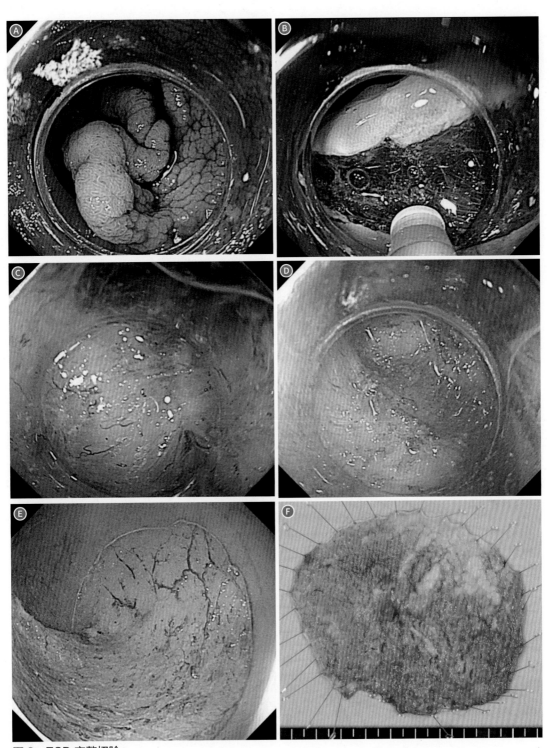

图2 ESD 完整切除

离，分辨出纤维化部位假定的肌层剥离线后，用器械（Dual 刀）前端似触非触那样，稍稍瞄向黏膜侧，以稍微接触产生电火花这样的程度小心剥离（图2**B**）。纤维化部分剥离完后，再按常规方法继续剥离。然后切开口侧黏膜，顺向剥离，完整切除病变，无并发症发生。（图2**C~E**）。病变大小为 95mm × 75mm（标本大小为105 × 95mm），操作时间 125min（图2**F**）。

从病理所见看，内镜下稍隆起的粗大结节与切除时的重度纤维化部位是一致的，可见高分化管状腺癌伴间质浸润。表层腺管仍然保留，肿瘤细胞浸润至黏膜下层，垂直切缘可见肿瘤残留。最终的病理诊断：腺癌（tub1）伴管状腺瘤，pT1b（SM 4，500μm），Ly0，V0，pHM0，pVM1（图3，视频）。

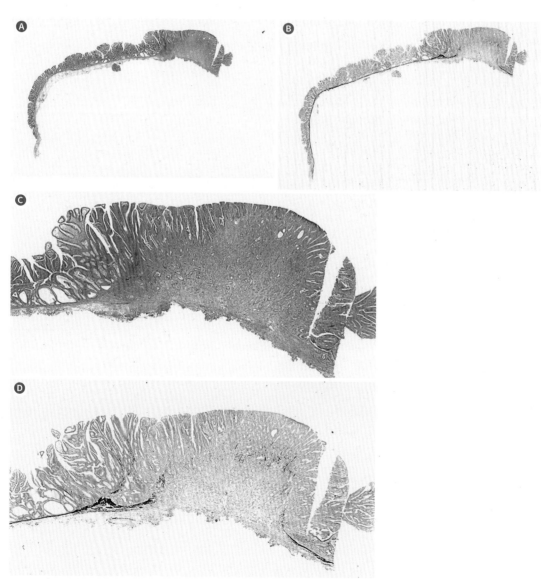

图3　病理组织学图像

术后追加了腹腔镜下乙状结肠切除术，未发现病变残留，有 1 枚淋巴结（No251）转移。按照《日本大肠癌处理规范》，分期为 pT1bN1M0 Ⅲa 期，TNM 分期为 pT1N0M0 ⅢA 期（原文如此，译者注）。

2 纤维化病例的处理

残留病变、存在皱襞纠集、集中的病变以及 LST-NG 常合并纤维化，术前应预测其严重程度。不过，也有类似本例这种术前不能预测是否合并纤维化的病例，尤其是**隆起型**和 T1b 这类病变。针对纤维化的详细对策请参考**第 6 章 -6**。笔者遇到病变合并纤维化时，会像本例那样，先在两侧无纤维化的部位进行剥离，分辨出假定的肌层剥离线后，沿剥离线稍偏向黏膜侧小心剥离。最近也有使用辅助牵引装置、口袋法、水下 ESD 切除的报道，这些方法也有作用。但是应牢记，纤维化的剥离需要术者具备一定经验，还应考虑患者的安全，不能勉强，这点是非常重要的。

答案

ESD。当确认合并重度纤维化时，最好改由熟练者进行操作。

■ 参考文献

[1] 「より上手く！より早く！大圃流 ESD セミナー」（大圃 研，港 洋平／著），羊土社，2016.

[2] Okamoto Y, et al：Clinical usefulness of the S-O clip during colorectal endoscopic submucosal dissection in difficult-to-access submucosal layer. Endosc Int Open, 8：E437-E444, 2020.

[3] Yoshida N, et al：The efficacy of the pocket-creation method for cases with severe fibrosis in colorectal endoscopic submucosal dissection. Endosc Int Open, 6：E975-E983, 2018.

[4] Yoshii S, et al："Underwater" endoscopic submucosal dissection：a novel method for resection in saline with a bipolar needle knife for colorectal epithelial neoplasia. Surg Endosc, 32：5031-5036, 2018.

8 直肠下段有痔疮时，可以行 ESD 吗？

二宫悠樹，岡　志郎

　　60 多岁，男性，发现邻近齿状线的直径 30mm 大的 LST-G，伴有痔疮（图 1）。伴有痔疮的直肠 Rb 肿瘤可以安全地进行 ESD 吗？

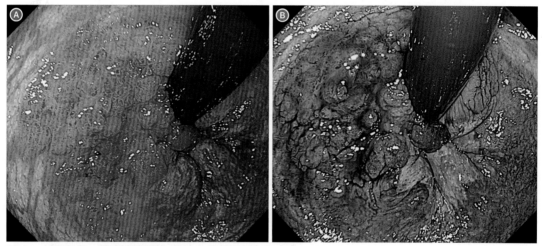

图 1　合并痔疮，邻近齿状线的 30mm 大的 LST-G 病变

Ⓐ）白光观察图像。Ⓑ）靛胭脂喷洒图像。

治疗策略

对于伴有轻度痔疮的病变，按常规方法行 ESD 是没有问题的。但对于像本例这样伴重度痔疮的病例，则需要采取一些不同的方法。

以齿状线为界的肛侧鳞状上皮区域内存在感觉神经。黏膜下注射前，为预防疼痛，需要在病变肛侧的鳞状上皮区域黏膜下注射 1% 盐酸利多卡因数毫升。如果先从病变口侧开始进行黏膜切开和剥离，病变会被牵引至齿状线侧，肛管内手术视野的展开会变得困难，**必须先从病变肛侧开始切开和剥离**（图2**A**~**C**）。对于肛门括约肌功能减退的高龄患者，从肛侧处理病变时，使用较粗的内镜和平行透明帽可减少空气从肛侧漏出。

在笔者科室，通常在黏膜下层注射液中加入 1% 盐酸利多卡因（100mg/10mL）、少量的肾上腺素及靛胭脂。加入少量肾上腺素，可促使局部血管收缩，减少术中出血。

邻近齿状线的直肠 Rb 的黏膜下层存在丰富的静脉丛。从肛侧切开周边黏膜时，为避免损伤静脉丛，切开应控制在较浅的深度。修整前，应一边观察确认静脉丛，**一边充分凝固止血**。用止血钳轻轻抵住静脉丛，使用柔和电凝 [ESG-300（奥林巴斯公司）：柔和电凝 60W，效果 3；VIO300D（ERBE）：柔和电凝，效果 6.5] 通电，淤血的静脉即可快速收缩。另外，由于痔核存在于黏膜下层的深层，行黏膜下层剥离时要注意剥离层次（图2**D**）。应注意，为了避免出血，不要把注射针刺入痔核。待痔核充分暴露后，用止血钳对血管进行准确的凝固止血（图2**E****F**）。

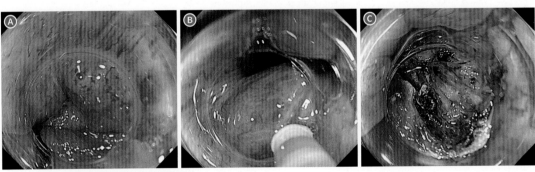

图2　ESD 整块切除病变的实际操作

A）通过 ST 短帽确保肛侧视野。
B）用 Dual J 刀，从肛侧开始进行黏膜切开。
C）从肛侧的鳞状上皮处开始行周边浅切开、修整。

（图 2：续下页）

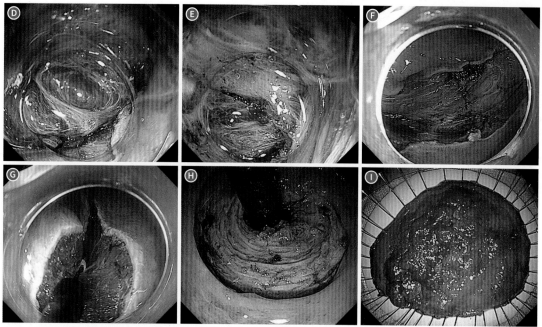

图2 ESD 整块切除病变的实际操作（续）

Ⓓ）辨认痔核的同时，小心进行黏膜下层剥离，以免损伤血管。

Ⓔ）用止血钳对显露的痔核进行凝固止血。

Ⓕ）反转内镜行口侧切开。

Ⓖ）从口侧开始剥离。

Ⓗ）切除后的创面。

Ⓘ）切除标本，病理组织学为腺癌（tub1），pTis，Ly0，V0，HM0，VM0，治愈性切除。

答案

可以安全地进行 ESD。

注意要点：为了避免注射针刺入痔核，黏膜下注射应浅一些。黏膜浅切开，将痔核充分暴露后，用止血钳充分地进行凝固止血，这样可控制术中出血，保证安全切除。

■参考文献

[1] Tamaru Y, et al：Endoscopic submucosal dissection for anorectal tumor with hemorrhoids close to the dentate line：a multicenter study of Hiroshima GI Endoscopy Study Group. Surg Endosc, 30：4425–4431, 2016.

[2] Nakadoi K, et al：Clinical outcomes of endoscopic submucosal dissection for rectal tumor close to the dentate line. Gastrointest Endosc, 76：444–450, 2012.

[3] 二宮悠樹, 他：歯状線に接した下部直腸腫瘍に対するESDのコツ. Gastroenterol Endosc，62：377–385，2020.